保育の現場で役立つ

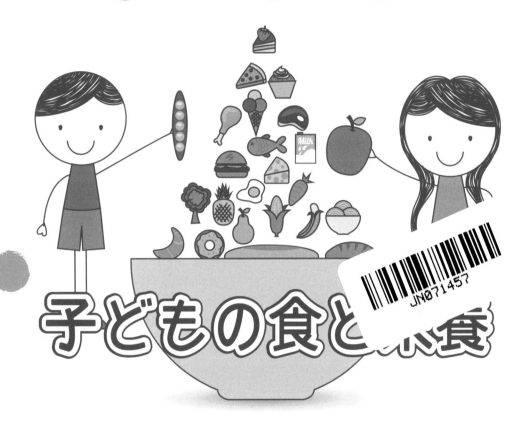

子どもの食と栄養

編著者　小野友紀／島本和恵

アイ・ケイ コーポレーション

　近年，保育現場においては，食物アレルギー児の増加や症状の複雑化，乳児保育の拡充に伴う離乳食をはじめとする乳幼児の発達に見合った食事への対応など，個別的な配慮が求められるようになっている。同時に，乳幼児期の食生活が生涯を通じた健康の基盤となることから子どもや保護者，地域の子育て家庭に向けた食育の活動など，保育者は他職種や他機関と連携して積極的に取り組むことが期待されている。

　成長発達の著しい乳幼児期から思春期，妊娠期とライフステージが進む中で，栄養摂取は身体の発育発達，次世代の健康までも含めて非常に重要であることは言うまでもない。とりわけ乳幼児期の子どもにとって「食べること」は栄養摂取の行為に留まらない。

　保育所や幼稚園，認定こども園に通う子ども達にとって「みんな」で食べる食事の場は，仲間や保育者とのコミュニケーションの場であり，楽しく食べることを通して「食べ物」や食事マナーを含む「食べ方」を学ぶ機会でもある。子どもの食と栄養は，子どもの身体をつくり，豊かな心を育み，社会性を育てていることに繋がるのである。

　本書は2019年に「保育所におけるアレルギー対応ガイドライン」および「授乳・離乳の支援ガイド」の改訂版が提示されたことを受けて，3章と6章に加筆修正を行った。

　社会情勢の変化に伴い，刻々と変化する子どもを取り巻く食の環境に，保育士養成課程において「子どもの食と栄養」を学ぶ意義は，ますます大きなものとなるであろう。

　本書の作成に当たっては，保育現場で必要とされる，わかりやすい「子どもの食と栄養」を目指して次のような特徴をもたせた。

（1）　専門分野からの執筆

　本文の執筆にあたっては，栄養の基礎知識，調理・献立など栄養学に分類される単元では，栄養学を専門として保育士養成にあたる大学教員が，食育，保育所や児童福祉施設の関連単元は保育者・管理栄養士として現場経験のある保育学，発達心理学，栄養学を専門とする教員が担当している。また，アレルギー児，特別な配慮を必要とする食と栄養については医学的な知見をもとに，小児科医で保育士養成にあたる教員が執筆を担当している。このように各専門領域から保育に必要な知識と理論をわかりやすく展開している。

（2）　保育現場に即した話題の提供

　本文中には，保育現場で実践する保育園園長，栄養士，施設栄養士が実践事例を執筆している。また，話題の提供として，コラムを入れ具体的に内容をイメージできるよう

な形式をとっている。

(3) 脇注や巻末で法令や用語の説明

脇注には法令や専門用語が、わかりやすく説明されており、楽しく学習できるようイラストを豊富に収載した。また、巻末には指針やガイドラインの関連部分を参考資料とした。

本書は、学生の教科書としてはもちろん、現場で勤務してからも参考にしていただきたい。また学生のみならず、保育者として勤務する方々など多くの方に手にとっていただき「子どもの食と栄養」を学んでいただけることを願ってやまない。

最後に、本書を作成するにあたり、事例を提供してくださった南砂第二保育園副園長 星陽子氏、くまの・みらい保育園園長 上原玲子氏、元・新田保育園栄養士 田中登代子氏、二葉むさしが丘学園栄養士 田中大介氏、ふきのとう保育園管理栄養士 鈴木ゆかり氏のご協力に心より感謝申し上げる。

出版にあたってアイ・ケイコーポレーションの森田富子社長と編集の信太ユカリ氏に大変なご尽力をいただいた。厚く御礼申し上げる。

令和2年1月

編著者　小野友紀
　　　　島本和恵

目　　次

3章　子どもの発育・発達と食生活

1章　子どもの健康と食生活の意義

Section 1　子どもの心身の健康と食生活

1. 子どもの心身の発達と食生活

● 愛着関係の定義
1969年にボウルビィによって愛着とは「人が生後数か月の間に特定の人（母親や父親）との間に結ぶ情愛的な絆」と定義され，愛着の発達過程を4段階に分けて説明した。
第1段階：誰にでも同じような反応を示す時期
第2段階：母親または父親などに特別な愛着を示し，それ以外の人には「人見知り」的な反応を示すようになる時期
第3段階：はっきりとした愛着行動を示し，母親などと離れることを極端に嫌がるようになる時期
第4段階：一緒にいなくても心理的に安定し，過ごせるようになる時期

「"食べること"には，食べること以上の意味がある」といわれる。しかし，食べることを毎日の当たり前の習慣として特に意識をせずに過ごす人が多いことも事実である。だからこそ，この「食べること」を生活のなかで意識して過ごす人とそうでない人とでは，健康の差，ひいては生活の質（QOL）の差として現れてくる。

乳幼児期の食事には2つの大きな目的がある。1つ目はからだや脳を成長・発達させるための栄養素の補給，2つ目は親（保育者）との信頼関係を築き，心を育成することである。授乳期では，授乳するときには親が子どもを優しく抱き，アイコンタクトをとる，優しい声掛けや，からだのぬくもりを感じながら母乳（ミルク）を飲むことでお腹が満たされるという生理的に満足すると同時に「自分は守られている，愛されている」と実感することで，信頼できる相手をつくる「愛着関係」が形成されていく。

幼児期では食具の使い方や食べ方，食事のマナーだけでなく，親をはじめとする大人や家族と関わりながら，ともに食事をすることで楽しく食べる機会を経験する場である。この時期は楽しく食べることが大きな目標として挙げられる。食事の時間に自然と家族が食卓に集い，コミュニケーションをとりながら食事をすることで，食事は生きるためだけから，心も満足させる原動力へとつながっていくのである。

2. 「食を営む力」

● 食を営む力
　保育所における食育に関する指針（2004）には，生涯にわたって，健康でいきいきとした生活をおくる基礎となる力を養うことが重要とされている。

子どもは周りの大人を通して，食生活や食にまつわるさまざまなことを真似しながら学んでいく。そばにいる大人の食行動が，子どもの食行動を方向づけてしまうこともある。

この乳幼児期の食生活を，どのように過ごさせたかによって「食を営む力」の育成に差が出てくる。そしてこの時期の「差」は，子どもにとっ

ての長い人生の「健康の差」や「生活の質の差」となって現れる可能性が非常に高くなるのである。乳幼児期こそ，食習慣の基盤をつくるための最も大切な時期だということを認識するとともに，親への適切な支援が求められている。

「人の一生は食に始まり食に終わる」といってもよい。卵が先か鶏が先かというたとえ通り，「食を営む力」の育成は，母親の胎内に生命が誕生する以前からすでに始まっているといえる。特に女性の場合は，思春期の第二次性徴が始まったときから，次の世代のことを考えて自分自身の「食を営む力」の強化に努めることが大変重要なことである。

●生活の質（Quality Of Life: QOL）
一人ひとりの生活を収入や財産など物質的な面から量的にのみとらえるのではなく，自分らしい生活を送るなど精神的な豊かさや満足度も含めて，質的にとらえる考え方である。

3.「共食」の重要性

共食とは家族や仲間が一緒に食事をすることである。近年，ライフスタイルの多様化により家族がそろって食事をする「共食」が減少し，一人で食事をする「孤食」が増加している。内閣府が公表した平成23年度の「食育の現状と意識に関する調査」では家族と一緒に食べる頻度について「ほとんど食べない」は，朝食は25.5％，夕食は8.8％と家族そろって食卓を囲む機会が減少している。朝食の孤食が多い子どもたちには食事の量的・質的な栄養の偏りだけでなく，食欲や食事の楽しさ，欠食などの食行動や健康状態へも影響を及ぼすことが知られている。

共食は「その日あった出来事を話し合ったりするコミュニケーションを図る」，「楽しく，おいしく食事をする」など単に栄養をとることだけではなく，食事のマナーや料理についての関心が高まるなど，食への積極的態度や食生活の満足度があがる。また，2世代もしくは3世代が同じ食卓を囲むことで食卓に並ぶ料理数が増え，栄養の偏りも改善される。

●共食による食欲の増進
保育園児を対象とした研究で，2〜5歳児を対象に3人のグループと9人のグループを設定しておやつを食べたとき，9人グループの方がおやつの摂取量が30％多かったという報告がある(Lumeng, J. C. & Hillman, K. H. (2007))。

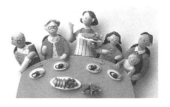

演 習	「食べること」について考えてみよう
目 的	① 「食べること」にはどのような意味があるのか，いくつか挙げてみよう。 ② 「なぜ食べるのか？」の理由をもし子どもに説明するとしたら，どのように行うか？具体的な言葉を考えてみよう。

Section 2　子どもの食生活の現状と課題

1. 食をめぐる現状

(1)　食料自給率

　平成27年度食料自給率は供給熱量（カロリー）ベースで39％である。世界の先進国の食料自給率は50％を超えているなか，日本は最低水準となっており，食料の多くを海外に依存している。国内食料自給率を上げる取り組みとして，地産地消と地域で生産された農産物をその地域で消費することが実施されている。これは学校給食でも実施され，野菜だけでなく，地元産の米や小麦を使用した米飯，パンやうどんが提供されている。

　地産地消は生産と消費を結びつけるもので，「顔が見え，話ができる」関係づくりを行う取り組みでもある。これは食や農に関する理解の向上，地域の伝統的食文化の継承，地域活性化，食料自給率の向上への効果も期待できる。

(2)　食品ロス

　食品ロスとは，店での売れ残りや期限を超えた食品，飲食店や家庭での食べ残しなど本来食べられるはずの食品のことをいう。日本国内における年間食品廃棄量は約2,800万トンで，そのうち約632万トンが食品ロスとされている（日本人一人当たりお茶碗1杯分（約136ｇ）の相当量）。これは平成26年の世界中で飢餓に苦しむ人々に向けた世界の食料援助量（約320万トン）を大きく上回る量である。これは年間の食品ロス全体の約半数である約320万トンは家庭から発生している。その理由として，「鮮度の低下，腐敗，カビの発生」，「消費期限・賞味期限が過ぎた」などが挙げられている。

　日本は食料の大半を海外からの輸入に頼っているなか，大量の食品ロスがある。食べ物をむだなく，大切に消費していくことが必要である。

(3)　孤　食

　両親の共働きが増加している近年，家族が各々で食事をする，孤食が増えている。「食べる」とは，先述したように栄養素を摂取するだけでなく，食事の楽しさ，食事中のマナーなどの食態度，食品の種類・選択などの食行動を学ぶ場でもある。逆に孤食は食欲減退，食事が楽しくな

● 消費期限

　定められた方法で保存した場合に，腐敗・変敗などの品質の劣化に伴う安全性の恐れがないと認められる期限を示す月日のこと。つまり，開封前の状態で定められた方法で保存すれば，食品衛生上の問題が生じないと認められるもの。消費期限を過ぎた食品は食べないようにする。
例：弁当，生菓子，食肉など。

● 賞味期限

　定められた方法で保存した場合に，期待されるすべての品質の保持が十分に可能であると認められる期限を示す年月日。賞味期限を過ぎた食品でも，すぐに食べられなくなる訳ではない。
例：スナック菓子，缶詰，乳製品など。

い，欠食などの食行動により，健康状態へ影響を及ぼす。特に幼少期の食事は，成長後の食生活やライフスタイルに大きく影響を及ぼすことが知られているため，適切な食事環境を整えることが大切である。

（4）　生活習慣の乱れ

　子どもの健やかな成長には適切な運動，調和のとれた食事，十分な休養・睡眠が必要である。しかし近年，基本的な生活習慣である「よくからだを動かし，よく食べ，よく眠る」の乱れがみられる。これは核家族化や共働きの増加，習い事などによる子どもの生活リズムと大人の生活リズムの差が要因となっている。基本的な生活習慣の乱れは学習意欲，体力や気力の低下の要因の一つと指摘されている。

　規則正しい生活とは，早寝早起きをして，正しい食事の習慣によって生体リズムが整っている状態をいう。

　近年，食生活の乱れ（偏った栄養摂取，不規則な食事など）による肥満・やせがみられる。子どもの頃の肥満は，将来の肥満や生活習慣病に結びつきやすいため，幼児期から規則正しい生活習慣の基礎を身につけ，生涯を通した健康づくりを続けていくことが重要である。

● 避けたい「こ食」の例
① 孤食：一人で食べること。
② 個食：同じ食卓でも別々のものを食べること。
③ 固食：同じものばかり食べること。
④ 濃食：味つけの濃いものばかり食べること。
⑤ 粉食：パン・麺など粉から作られたものばかり食べること。
⑥ 小食：食事量を制限して食べること。
⑦ 子食：子どもたちだけで食べること。

（p.66 も参照）

● 生活リズムを整えるためにお便り，試食会，勉強会，講演会など，さまざまな形でのアドバイスや保護者支援がより一層重要である。

2.　保育所における食事提供の現状

　保育所は子どもにとっては，家庭につぐ生活の場であり長時間過ごす場である。保護者の就労形態の変化に伴い，この傾向はさらに長期化している。それだけに乳幼児にとって，保育所で提供される食事は，心身の成長・発達に大きな役割を担うものでなくてはならない。

（1）　保育所の食事提供の経緯
① 保育所に調理室を設け自園調理が原則となる（昭和23（1948）年）。
② 調理業務の委託が可能となる（平成10（1998）年）。
③ 公立で条件付きの給食の外部搬入方式が可能となる（平成14（2002）年）。
④ 公私立問わず，満3歳以上には給食の外部搬入方式が可能となる（平成22（2010）年）。
⑤ 保育所における食育に関する指針「楽しく食べる子どもに」の公表（平成16（2004）年）。「食を営む力の育成」と「期待される5つの子ども像」が掲げられた。

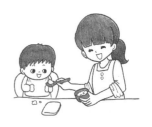

⑥ 「保育所保育指針」では，「食育の推進」が項目として挙げられた
（2008）年改定）「食育」を保育の内容として位置づけ，計画的に実
践していくことが求められた。

(2) 保育所の食事提供の現状
① 全国の保育所の食事提供状況
厚生労働省が全国107自治体の保育所での食事提供調査を行ったとこ
ろ，以下のように自園調理が圧倒的に多い結果になった。

自園調理90.7%　　　　外部委託6.9%　　　　外部搬入2.4%

② 自園調理にした主な理由
保育における食事提供の意義から：養護の観点から食事（栄養管理）は
切り離せないものだから。

きめ細かな食事提供が可能なため：離乳食，アレルギー食などを発達
段階に応じた個別対応の食事提供が可能となるため。

食育の推進のため：調理室と保育室から連携を密にとって，食育につ
いて発信をすることで，子どもと保護者から食育の大切さの理解を得ら
れると考えているため。

(3) 保育所における栄養士（管理栄養士），調理員の役割
保育所では，保育者や入所する子どもの保護者のみならず，地域の子
育て家庭からも栄養・食生活に関する専門的知識を求められることも多
く，栄養・食生活に関する専門的知識を有する職員として，栄養士（管
理栄養士）や調理員が配置されている場合が多い。役割は以下のとおり
である。

① 栄養士（管理栄養士）
食育の計画・実践・評価

授乳，離乳食を含めた食事・間食の提供と栄養管理

子どもの栄養状態，食生活の状況の観察および保護者からの栄養・食
生活に関する相談・助言

地域の子育て家庭からの栄養・食生活に関する相談・助言

病児・病後児保育，障害のある子ども，食物アレルギーの子どもの保
育における食事の提供および食生活に関する指導・相談

食事の提供および食育の実践における職員への栄養学的助言

② 調理員
食事の調理と提供

食育の実践

●保育所での食事
　子どもの食欲を軸とし，自
らの意欲をもって，食事・食
環境に関わる体験の場を構成
する。
　子どもは，毎日の保育所で
の食事を通して，食事を作る
人を身近に感じ，作られた食
事をおいしく楽しく食べ，そ
れが「生きる」ことにつな
がっていく。それを実感でき
る環境を構成する。

●保育所における栄養士の
配置
　児童福祉施設最低基準の人
員配置では，栄養士の必置義
務はない。しかし，多くの保
育所では，栄養士（管理栄養
士）が勤務し，子どもの食事
提供と栄養管理を行っている。

Column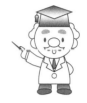

現代の日本の食環境

1 外国人の意見から気づくこと：現代の日本の食環境を考えるときに参考となるのが外国人の意見である。日本人が当たり前と思って見逃しているポイントがあり，認識を新たにさせられることが多い。

- 飲み物の自動販売機の数が多いが容器回収がきちんとされている。
- 日本人は健康志向が強いためか，緑茶のペットボトルを飲む人が多い。
- 町の食堂から高級レストランまで食のレベルが高い。
- デパチカ（デパート地下食品売り場）が充実している。
- 売っている弁当の色合いが美しくバランスよくヘルシーである。
- ラーメンに対する情熱がすごい（各県ごとに自慢ラーメンがある）。
- レトルト食品と冷凍食品が普及している。
- コンビニエンスストアの食のレベルが高く，特にケーキ類が安くておいしい。
- 寿司は街中のどの店に入ってもおいしい（鮮魚が新鮮）。
- 水道水がきれいで飲める。
- 食品衛生のレベルが高く盛り付けも美しい。
- どの店に入っても水やお茶や手拭きが無料で出てくる。
- 来日料理をアレンジした，おいしい和製料理が発達している（カレー，オムライス，ラーメン，ナポリタン，焼き餃子，えびチリ）など。

　これらの意見は，現在の日本の食環境のあり方を世界規模として捉えることができる貴重な機会である。

2 食環境の変遷・変化からみえてきたもの：日本人の食事を戦前・戦後・昭和・平成との流れで捉えた場合，最も大きな変化は食の洋風化である。肉類を多く食べるようになった一方で穀類，特に米の消費量が徐々に減少したことにより，動物性のたんぱく質と脂肪の摂取量が増えた。このことは戦後の子どもの体格を大きくすることに貢献した一方で生活習慣病の増加を招いた。また外食産業の発達・普及，保護者の働き方の変化，子どもの進学志向などから，特に家族団らんの食事の減少や食事内容の悪化が起こるようになった。これらの現象が起こるようになった時期と子どもにまつわるさまざまな問題が噴出した時期とが重なった。

　このことを受けて「食育基本法」が制定され，食教育の重要さが改めて問い直されている。さらに「和食」がユネスコの世界無形文化遺産に登録されたことを受け，「和食」が世界的にも注目され，日本人にとっても改めて見直すきっかけとなっている。

● 「和食」が登録された４つのポイント

　2014（平成26）年12月，「和食」がユネスコの世界無形文化遺産に登録された。これは「和食」文化を今後，保護し改善・発展させ，後世に伝えていくということを約束したことに等しい。

　登録されたポイントとしては以下の４つが挙げられる。

① 海と山の豊富な食材を活かした料理であること。
② 健康に良いバランスの取れた料理であること。
③ 四季の自然の美しさを盛りつけで表現した料理であること。
④ 伝統料理が行事食として根づいた料理であること。

参考文献

厚生労働省：乳幼児食事栄養調査結果の概要（平成27年度）
厚生労働省：「保育所保育指針解説書」（2008）
菅原園ら：発育期の子どもの食生活と栄養，学建書院
堤ちはる，土井正子編著：「子育て・子育ちを支援する子どもの食と栄養」，萌文書林
菅原園ほか：「発育期の子どもの食生活」，学建書院（2015）
厚生労働省：「保育所における食事の提供ガイドライン」（2012）
Lumeng. J.C.& Hillman, K. H. (2007) Eating in larger groups increases food consumption. Archives of Disease in Childhood, **92**, 384-387

2章　栄養の基礎知識

Section 1　栄養の概念と栄養素の種類と機能

1.　栄養学のはじまり

●脚　気

　ビタミンB₁が不足して起こる疾患である。全身の倦怠感，食欲不振，心不全による下肢のむくみ，神経障害による下肢のしびれが起こる。古くは江戸時代から，ビタミンB₁のあまり含まれていない白米食が普及した明治時代以降に急増し，昭和初期まで多くの死者を出した。

　ビタミンという栄養素について研究が進んだ現在では，脚気にかかる人はほとんどみられなくなった。

●現代のビタミンB₁欠乏症

　脚気の患者は，栄養状態が改善されるにつれて減少し，最近まで昔の病気というイメージがあった。しかし，近年，若者にその症状がみられるようになったといわれる。

　原因として，清涼飲料水やインスタント食品などに含まれる糖質の摂取が挙げられる。これらを摂取し過ぎると，糖質を分解するために必要なビタミンB₁が不足する。その結果，からだのだるさ，倦怠感，足のむくみ，動悸，息切れなどの症状を引き起こす。この状態では脚気の症状ではないが，さらにビタミンB₁が不足すると，発症の可能性が高まる。

　現代の日本人が，平均寿命の長さで世界一を誇ってから，かなりの年数が経つ。「不老長寿」といわれた昔から人類の願いの一つ「長生き」を手に入れたことになる。

　戦後70年の間に，飢餓と飽食の両方を経験した国民は，どのような条件下でこれを手に入れたのだろうか。

　平和・経済・教育・衛生・医学などの向上や進歩，食料の増産と流通などを要因として挙げることができる。

　食糧の食べ方も「やっと少し食べられる」，「お腹いっぱい食べられる」，「好きなものをおいしく食べられる」，「考えて選びながらおいしく食べる」という具合に「量」から「質」を問題にすることに変化してきた。これは「欠乏の栄養」から「過剰の栄養」，そして「バランス良く摂るべき栄養」に変化してきたことでもある。「過剰の栄養」から生活習慣病が増加しはじめ，現在でも増加し続けている。つまり，栄養補給が不十分で病気になる時代から，摂取が過剰になっていることが病気の引き金になる時代へと変わってきたのである。

　紀元前5世紀（2500年前）に「医聖」とよばれたヒポクラテス（古代ギリシャの医師）はビタミンの欠乏からくる病気についてすでにふれている。この時代からビタミンの欠乏によって起こる病で多くの命が奪われてきた。また，ヒポクラテスは食べ過ぎによる弊害についても述べている。こうした病から人々を救うために，何をどれだけ食べたらよいのかという研究が栄養学の始まりであった。

　日本においても江戸時代から流行した「江戸煩い」（脚気）は，はじめ細菌によるという説もあったが，明治になってビタミンB₁の欠乏症によって起こる病気だということがわかった。それがわかるまでには，実に多くの命が奪われることになった。栄養学の始まりは，人間がより良く生きていくためにはどうしたらよいか，ということでもあった。人間は過不足なく食べることで初めて栄養状態を良好にして，抵抗力をつけ健康に生きることができる。

つまり，人間は適切な栄養補給がなければ生きてはいけないということである。このように人類の歴史は，十分な栄養補給を勝ちとるための戦いの歴史でもあった。

2. 栄養と栄養素

すべての生物は，生命活動に必要な物質と体内に取り込んだ物質を消化・吸収し，代謝・排泄をしている。生物はこの営みを繰り返して生命を維持している。このような生命現象の営みを「栄養」，食物に含まれる物質のうち，身体に必要不可欠な成分を「栄養素」という。体内での

表2-1　五大栄養素

		エネルギー（熱量素）	生体組織の構成（構成素）	生体組織の調整（調整素）	特記事項
五大栄養素	炭水化物（糖質，食物繊維）	4 kcal/g			● 食物繊維は人の消化酵素では消化されない難消化性多糖類に属する。整腸作用，コレステロール吸収抑制などのはたらきがある
	脂　質	9 kcal/g	○		● 脂肪からのエネルギー摂取は，総エネルギーの20〜25%が良い
	たんぱく質	4 kcal/g	○	○	● 筋肉・脂肪などの生体組織や，酵素・血液・ホルモンなどを形成している。たんぱく質は約20種類ある（うち9種類が必須アミノ酸*）
	ビタミン			○	● エネルギー源にはならないが，生体の機能を調節するはたらきがある
	無機質（ミネラル）		○	○	● エネルギー源にはならないが，骨や歯を形成し，たんぱく質などとともに人体を構成し，血液や体液の浸透圧やpHを調節するはたらきがある

*必須アミノ酸(1. イソロイシン，2. ロイシン，3. リシン(リジン)，4. メチオニン，5. フェニルアラニン，6. トレオニン(スレオニン)，7. トリプトファン，8. バリン，9. ヒスチジン)

Column

なぜ，保育士に栄養の知識が必要か

まず第一に，日々の食事が，子どもの「心とからだを育てる」ための食事になっているかを判断できるようになるためである。

第二に，子どもたちに「食育」として食事や栄養について教えていくためである。食品を教え，その食品に含まれる栄養素を教え，その大切さや有効さについてもわかりやすく説明をしていかなければならない。保育士は，その基礎的事項を理解してこそ，わかりやすい解説ができるのである。

第三に，保護者支援として保護者からの質問や食事指導などに栄養の知識は不可欠だからである。自信をもって説明できてこそ得られる信頼である。

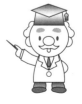

栄養素の主なはたらきは，エネルギー産生，生体組織の構成，生体組織の調整(熱量素，構成素，調整素とよばれる機能調節)の3つである。

　栄養素は炭水化物，たんぱく質，脂質，ビタミン，ミネラルに大別され，これらを五大栄養素(表2-1)といい，そのうち，炭水化物，たんぱく質および脂質は身体の主要な構成物質でありエネルギー産生栄養素である。

3．消化と吸収

　ヒトが口から摂取した食べ物は，咀しゃくされた後，食道を通り胃へと運ばれ消化された後に小腸，大腸へと運ばれ，便として体外へ排出される。食物を摂取してから排出されるまでにさまざまな組織で消化，吸収を経て，からだのエネルギー源となっている(図2-1)。

（1）　口腔内でのはたらき

　食物とは口腔内で歯により細断，小さく噛み砕かれ，舌と口蓋によりさらに磨砕される。この咀しゃくで食べ物は細かく砕かれ，撹拌によって唾液と混ぜ合わさる。唾液中にあるアミラーゼのはたらきによって炭水化物，でん粉が分解される。咀しゃくされ唾液と混合した食物は嚥下によって食道を通り胃へと運ばれる。

（2）　胃でのはたらき

　胃は食道と十二指腸の間にある袋状の器官で，内容物がないときの内腔容積は，成人で約50mL，食後では1,200〜1,400mLになる。

　胃へと送られてきた食物はしばらく停滞し，胃液によって粥状に消化し，少しずつ小腸に送る役目を果たしている。胃液はpH1〜1.5の強酸性でたんぱく質分解酵素であるペプシン，脂肪分解酵素のリパーゼが含まれている。ペプシンのはたらきによりたんぱく質がペプトンへと分解される。

　粥状に消化された食物はさらに消化・吸収をするために小腸へと送られる。

（3）　小腸でのはたらき

　小腸は胃に続く直径3〜6cm，全長6〜7mの器官である。胃の幽門に続き十二指腸，空腸，回腸からなる。十二指腸は胃からつながる小腸

●口　腔
　口の中のことをいい，鼻腔，咽頭につながっている。消化器の入り口としての役割とし，発声器や味覚器のはたらきをする。

●胃液中の胃酸(塩酸)
　胃内を強酸性状態に保ち，ペプシンがはたらきやすい環境をつくっている。食物を殺菌し，腐敗や発酵を防いでいる。

●小腸の内壁
　小腸で主に栄養素の吸収が行われる。そのため小腸壁は絨毛とよばれる突起でおおわれ，小腸内の表面積は突起なしの600倍の200m²にもなっている。これはテニスコート一面に当たる。

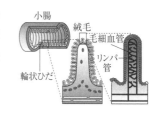

の最初の部分で約25 cmの短い長さでC字型に彎曲している。空腸は残りの2/5，回腸は3/5の長さがある。十二指腸の下降部には総胆管と膵管が開口しており，胆のうから分泌される胆汁と膵臓から分泌される膵液は十二指腸に流入する。それらの分泌液は糖質，たんぱく質，脂質をさらに分解する酵素を含んでいる。

　胃から運ばれてきた食物は十二指腸で膵液，胆汁，腸液によりさらに分解されペプトンはポリペプチド，オリゴペプチドを経てアミノ酸，糖質はぶどう糖，果糖，ガラクトース，脂質は脂肪酸やグリセリンへ消化され小腸粘膜にある微絨毛から吸収，毛細血管やリンパ管を通って体内に吸収される（図2-2）。

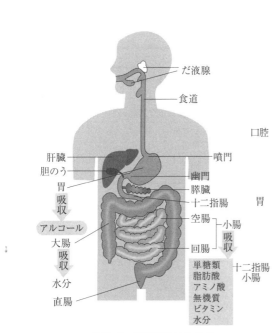

図2-1　消化器のはたらき

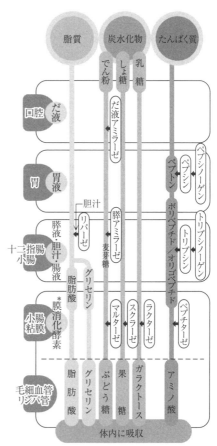

図2-2　消化酵素による栄養素の消化

（4）　大腸でのはたらき

　大腸は消化管の最後の約1.6 mを占める。小腸にくらべて大腸は太く，盲腸，結腸（上行，横行，下行，S状の各結腸），直腸とよばれる3つに大別され，直径は5〜7 cmで小腸の2倍程太い。また，腸内細菌とよばれる多種多様な細菌が生息している。

　大腸では小腸で消化・吸収を経た食物の残渣（食物繊維など）に含まれ

●大腸の腸内細菌
　大腸には約100兆個の腸内細菌が住みついており，消化されなかった栄養素は腸内細菌によって発酵され，糞便がつくられる。細菌のなかに

はビタミンを合成するものがあり，それらのビタミンは大腸から吸収される。また，発酵により腸内ガスが産生される。

る水分の吸収や食物繊維の発酵が行われている。また，ここで便もつくられ，その内容物は食物の未消化物，消化管からの分泌物，消化管粘膜の剥離細胞，胆汁色素，腸内細菌の死骸などである。

4. 栄養素の種類とはたらき

(1) 炭水化物（糖質，食物繊維）

① 炭水化物の種類

炭水化物は糖質と食物繊維に分類される。糖質は炭素，酸素，水素の三元素から構成される。糖質は消化され1g当たりのエネルギー量は4kcalとなるが，食物繊維は消化されないため，エネルギー源とはならない。

糖質の種類（表2-2）は単糖類（糖質の最小単位），単糖類が2〜10個程度結合した少糖類（オリゴ糖），単糖類が数百〜数千結合した多糖類に分類される。

表2-2　糖質（炭水化物）の種類

分類	種　類			性質と所在	
単糖類	グルコース（ぶどう糖）…G		● 甘い ● 水溶性 ● 消化酵素により消化される		動植物界に広く含まれる。果実や根菜類に多い。血糖としても血液中にも含まれる（約0.1％）
	フルクトース（果糖）…F				果実やはちみつに多い。糖類のなかで最も甘い糖
	ガラクトース……Ga				ぶどう糖と結合して乳糖として乳に含まれる
少糖類	しょ糖（スクロース）				砂糖とよばれるもので，さとうきびの茎，てんさいの根に含まれる
	麦芽糖（マルトース）				麦芽からつくる水あめに多く含まれる
	乳糖（ラクトース）				母乳（約7％），牛乳（約4.5％）に含まれる。乳糖分解酵素が少ない人の場合，乳糖不耐性となる
多糖類	でん粉			● 甘くない ● 不溶性 ● 消化される	植物の重要なエネルギー貯蔵体　穀類，いも類，糖類に多く含まれ，アミロース，アミロペクチンがある
	デキストリン*				でん粉を加水分解したときにできる
	グリコーゲン				動物のエネルギー貯蔵物の一つ 筋肉，肝臓に含まれる
	食物繊維	不溶性	セルロース	● 消化酵素では消化されない ● 大腸で腸内細菌により一部分解	植物の細胞壁の主成分であるため，植物性食品に多い
		水溶性	ペクチン		果皮に多く，果実，野菜に含まれる
			グルコマンナン		こんにゃくの主成分

＊デキストリンには消化されにくいものもある。

食物繊維とはヒト消化酵素で消化されない食物中の難消化性成分の総体と定義され，水に溶ける水溶性食物繊維と水に溶けない不溶性食物繊維に分類される。人体にとって重要なはたらきをしており，1日の摂取目標量は成人男性で20g以上，女性では18g以上である。

② 炭水化物の消化と吸収

炭水化物（糖質）の一部は口腔内の唾液に含まれるアミラーゼによって，でん粉からデキストリンや麦芽糖へと分解される。小腸ですべての糖質が膵液や腸液によって少糖類（麦芽糖，しょ糖，乳糖）へ分解された後，小腸の微絨毛で膜消化され，単糖類に分解され毛細血管から吸収，門脈を経て肝臓へ送られる。

食物繊維は唾液や小腸に含まれる消化酵素では消化されない。一部は腸内細菌によって分解されるが，ほとんどが便として排泄される。

③ 炭水化物（糖質）のはたらき

体内に吸収されたぶどう糖は，主にエネルギー源として利用される。エネルギー量の多い脂質と比べて分解・吸収が早く，即効性がある。ぶどう糖をエネルギー源として利用する組織は脳，神経組織，赤血球，腎尿細管，精巣や酸素が不足した骨格筋などである。血液中のぶどう糖濃度は血糖値といい，常に約0.1%濃度をホルモンにより調節・維持されている。また，すぐにエネルギー源として使われない過剰なぶどう糖は肝臓や筋肉内でグリコーゲンとして蓄積し，それ以上に過剰になると脂肪組織において体脂肪として蓄積される。一方，不足すると先ず，肝臓や筋肉内に蓄積されたグリコーゲンが分解され，血中にぶどう糖が供給される。それでも不足している場合はからだを構成しているたんぱく質や体脂肪といったアミノ酸や脂肪酸などの糖以外の栄養素からぶどう糖を合成し供給される。このことを糖新生という。

④ 食物繊維のはたらき

水溶性食物繊維は胃内滞留時間が食物より長いため，食後血糖値の急激な上昇を抑制する。胆汁酸やコレステロールを吸着し体外へ排出，栄養素の吸収阻害による肥満や糖尿病，脂質異常症などの生活習慣病の予防などの効果がある。

不溶性食物繊維は主に野菜に含まれる糸状の長い筋のもので良く咀しゃくするため，咀しゃく力向上だけでなく食べすぎ防止，顎の発育を促す効果がある。大腸内では保水性により腸の蠕動運動が活発化することで大腸機能を改善するはたらきがある。

不足すると便秘の原因となり，腸内環境が悪化する。一方，過剰摂取では必要な栄養素の吸収を妨げられる可能性がある。

●水溶性食物繊維

こんぶやわかめなどの海藻類や熟した果物，こんにゃく，さといもなどに含まれる。水に溶けることで粘着性を上げる。それによって胃内の停留時間を延ばして満腹感を与える。

●不溶性食物繊維

野菜，穀物，豆類などに多く含まれる。水に溶けないが，胃や腸で水分を吸収して大きく膨らむ。便の容積の増大，腸を刺激し蠕動運動を促進して排便を促すはたらきがある。また，有害な物質を吸着し便と一緒に排泄するはたらきもある。

●食物繊維が健康に良いとされる理由

食物繊維は「ヒトの消化酵素では消化されない食物成分である」と定義されている。

日常の食生活において摂取される食物繊維のほとんどは，植物由来の難消化性多糖類である。消化されないことで，消化管を移行して大腸に至る過程にいろいろな機能やはたらきをするのである。

(2) たんぱく質

たんぱく質は，アミノ酸がペプチド結合で連なった高分子化合物であり，炭素，水素，酸素，窒素を含む。たんぱく質には，植物性たんぱく質と動物性たんぱく質がある。アミノ酸は約20種類あり，さまざまな並び方や組み合わせで結合している。ヒトを構成する細胞の主成分で血液，血管，皮膚，臓器，筋肉の主要な材料であり，酵素，ホルモン，免疫抗体などの合成にも使われる。1g当たりのエネルギー量は4kcalである。

人体を構成する20種類のアミノ酸のうち，体内で合成できる11種類のアミノ酸を非必須アミノ酸，合成できないもしくは合成量が必要量に満たない9種類（乳幼児は10種類）のアミノ酸を必須アミノ酸（表2-3）という。必須アミノ酸は食事から摂取する必要がある。

表2-3　食品中のアミノ酸

必須アミノ酸	非必須アミノ酸
バリン，ロイシン，イソロイシン，スレオニン，メチオニン，フェニルアラニン，トリプトファン，リジン，ヒスチジン（＊アルギニン）	アスパラギン酸，グルタミン酸，グリシン，アラニン，アスパラギン，グルタミン，セリン，システイン，チロシン，プロリン，アルギニン

＊乳幼児体内では充分量合成できないため，必須アミノ酸となる

① たんぱく質の消化と吸収

摂取したたんぱく質は胃液に含まれるペプシンによってペプトンに分解される。ペプトンは十二指腸で膵液に含まれるトリプシンによってポリペプチドに分解される。その後，小腸においてペプチダーゼによってアミノ酸へと分解された後，小腸の微絨毛から吸収され，門脈を通り肝臓へと送られる。

② たんぱく質のはたらき

人体を構成する血液，血管，皮膚，臓器，筋肉の主要な材料であるたんぱく質はアミノ酸に分解され吸収された後，各組織でたんぱく質に再合成，分解が行われる。摂取したたんぱく質（アミノ酸）および体たんぱく質が分解されたアミノ酸はアミノ酸プールに入り，そこでたんぱく質が合成される。体内では常に体たんぱく質の分解および合成が繰り返されている。半分の量が置き換わる時間を半減期といい，約80日で体全体のたんぱく質が新しく置き換わっている。

体たんぱくの合成には，人体に効率良く合成される質の良い栄養価の高いたんぱく質を摂取することが必要である。特に成長期の子どもの場合は体たんぱくの合成が盛んに行われるため，不足させないように十分な配慮が必要となる。たんぱく質の栄養を評価する指標の一つとして「アミノ酸スコア」がある。アミノ酸スコアとは，基準となるアミノ酸

● 動物性たんぱく質

主に肉，魚，卵など動物由来の食品に多く含まれる。特に含有量が多い食品は，しらす干し（半乾燥），いわし，いくら，すじこ，牛肉（腱）などである。

● 植物性たんぱく質

主に豆，穀物，野菜などの植物由来の食材に含まれる。動物性たんぱく質に比べると，必須アミノ酸が一部不足しているので，上手に摂取するためには，食品の組み合わせが大切になる。
組み合わせ例
・ごはん×納豆
・ごはん×卵
・ごはん×卵×肉など

● 体たんぱく質

からだを構成している体たんぱく質は，合成と分解を繰り返して，体たんぱく質が常につくりかえられることで生命を維持している。

その代謝には，アミノ酸が利用されている。

の値（アミノ酸評点パターン）に対して，どのくらいのアミノ酸が含まれているのかを示すものである。各必須アミノ酸の値が100に近いほど良いとされている。アミノ酸評点パターンを表2-4に示す。このアミノ酸評点パターンは，ヒトがたんぱく質栄養を満たす理想的な必須アミノ酸の組成から成る。

表2-4　アミノ酸評点パターン（学童前期2〜5歳）

mg/gN（窒素1g当たり）

バリン	220	リジン	360
トリプトファン	70	ロイシン	410
スレオニン	210	イソロイシン	180
フェニルアラニン＋チロシン	390	ヒスチジン	120
メチオニン＋システイン	160		

食品たんぱく質の栄養価としての「アミノ酸スコア」2005 Japan Food Research Laboratories（http://www.jfrl.or.jp/jfrlnews/files/news_no46.pdf）より改変

食品中に含まれる必須アミノ酸の充足率がその基準値よりも低いものを制限アミノ酸といい，最も低いアミノ酸を第一制限アミノ酸という。図2-3に示すように，例えば必須アミノ酸がすべて100％である理想的なたんぱく質があるとする。植物性たんぱく質である小麦たんぱく質における第一制限アミノ酸はリジンであるため，他のアミノ酸のアミノ酸スコアが100％以上でも，第一制限アミノ酸によって充足されていないこととなる。一方，動物性たんぱく質である牛乳はいずれのアミノ酸も100％を超えている。一般的に植物性たんぱく質よりも動物性たんぱく質のほうがアミノ酸スコアは高い。

● 低栄養

　たんぱく質やエネルギーが不足して，ヒトの生体の必要量より栄養素の摂取が不足しているときに起こるからだの状態を低栄養という。高齢者に多いと思われがちだが，過度のダイエットや偏食により，食事が偏ることで低栄養となるリスクが高まる。

● アミノ酸補足効果

　制限アミノ酸を多く含む植物性たんぱく質（豆，穀物や野菜など）に動物性たんぱく質（卵，肉や魚，乳製品）を組み合わせることで必須アミノ酸を補い，摂取することで体たんぱく質の合成効率を上げることができる。このことをアミノ酸補足効果という。

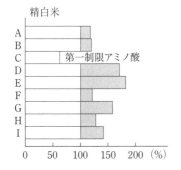
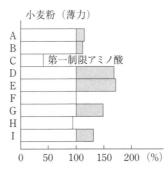
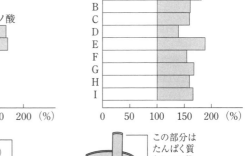

A＝イソロイシン（Ile）　　B＝ロイシン（Leu）　　C＝リジン（Lys）
D＝システイン（Cys）＋メチオニン（Met）
E＝フェニルアラニン（Phe）＋チロシン（Tyr）
F＝スレオニン（Thr）　　G＝トリプトファン（Trp）
H＝バリン（Val）　　I＝ヒスチジン（His）

＊各食品のアミノ酸量は「アミノ酸成分表2010」より

この部分はたんぱく質としての役割を果たさない。

第一制限アミノ酸（いちばん低いところ）

アミノ酸スコアの樽イメージ

図2-3　アミノ酸スコアの樽モデル

● クワシオルコル

　栄養失調の一つの症状で主にたんぱく質欠乏によりみられる。特徴は足の浮腫，腹部の膨張，脂肪肝，脱毛，肌の脱色や皮膚炎のほか，生育不良や体重減少である。多くは小児にみられるが，成人でもみられることがある。

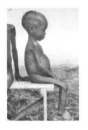

　たんぱく質の摂取量が不足すると体たんぱく質の分解が促進され，体重減少や貧血を起こす。強い欠乏状態が続くとクワシオルコルといった欠乏症が全身状態にあらわれる。これは発展途上国によくみられることで知られている。

（3）　脂　質

　脂質は糖質と同様に炭素，酸素，水素の3元素からなる有機化合物であり，単純脂質，複合脂質，誘導脂質の3種類に分類される（表2-5）。水には溶けないが有機溶媒（クロロホルム，エーテル，ベンゼンなど）に溶ける性質をもつ。構造はグリセリンに脂肪酸が結合したもので細胞膜，核酸，神経組織などの構成成分として重要な物質である。脂質の1g当たりのエネルギー量は9kcalである。

表2-5　脂質の種類

分　類	種　類	構　造	性質と所在
単純脂質	中性脂肪 ろう	脂肪酸＋グリセリン 脂肪酸＋高級アルコール	エネルギー源として，生体組織中に存在する。食物中の脂肪の大部分を占める
複合脂質	リン脂質	単純脂質の一部にリン酸，糖質などを含んでいる	細胞膜の構成成分 脳組織に広く分布
誘導脂質	脂肪酸 ステロイド 脂溶性ビタミン	コレステロール，胆汁酸，カロテノイドなど	ホルモンやビタミンなどの機能性をもつ

①　脂質の種類

● 脂肪と脂質

　「脂質」は水に溶けず，有機溶媒に溶けやすいものの総称で中性脂肪やコレステロールなどが含まれる。

　「脂肪」は一般的に中性脂肪のことを指し，「皮下脂肪」，「内臓脂肪」，「脂肪細胞」といった解剖学的な組織などを指すことが多い。しかし，脂肪と脂質を明確に区別する定義はない。

　中性脂肪（トリグリセリド）を構成する脂肪酸の分子内に二重結合がないものを飽和脂肪酸，二重結合を有するものを不飽和脂肪酸といい，体内での生理作用はそれぞれ異なる。

　また，不飽和脂肪酸のうち，分子内の二重結合が1つのものを一価不飽和脂肪酸，2つ以上あるものを多価不飽和脂肪酸という。多価不飽和脂肪酸のうち，二重結合の初めの位置がメチル基から数えて3番目にあるものをn-3系脂肪酸，6番目にあるものをn-6系脂肪酸（図2-4）という。

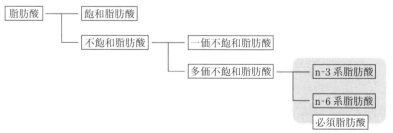

図2-4　脂質とその構成

　食物から摂取した脂質は体内で脂肪酸へと分解されるが，体内で合成

されない脂肪酸を必須脂肪酸といい，n-3系脂肪酸およびn-6系脂肪酸が必須脂肪酸である。これらの脂肪酸が欠乏すると，皮膚炎や成長不良などを発症する。

② 脂肪酸の合成

食物から摂取する必要のある必須脂肪酸(n-6系のリノール酸とn-3系α-リノレン酸)は体内へ取り込まれた後，酵素のはたらきによって二重結合の付加(不飽和化)と炭素鎖の延長(鎖長延長)が繰り返され異なる脂肪酸に代謝されていく。

リノール酸はγ-リノレン酸，ジホモγ-リノレン酸，アラキドン酸，ドコサテトラエン酸を経て最終的にドコサペンタエン酸が生成される(n-6系)。

α-リノレン酸はステアリドン酸，エイコサテトラエン酸，エイコサペンタエン酸(EPA)，ドコサペンタエン酸を経てドコサヘキサエン酸(DHA)が生成される(n-3系)。

n-3系脂肪酸は血中中性脂肪の低下や血液の塊である血栓の生成を抑制するはたらきがあるなど生活習慣病を予防する効果がある。特にDHAやEPAは脳卒中や心臓病の予防する効果があることから，18歳以上でEPAおよびDHAを1日1g以上摂取することが望ましい(1日当たり魚を約90g以上摂るとその量を満たすことができる)。

③ 脂質の消化と吸収

食事から摂取する脂質のほとんどを脂肪(中性脂肪)から摂取している。脂肪は十二指腸で胆汁酸によって乳化されることで膵液から分泌されるリパーゼが作用し脂肪が脂肪酸とグリセロール，モノグリセリドに分解される。小腸壁で中性脂肪に再合成され，リン脂質やコレステロール，たんぱく質を取り込んだキロミクロンが合成される。キロミクロンはリンパ管から吸収され脂肪組織，肝臓やその他の組織へ運ばれ，エネルギーとして利用される。

④ 脂質のはたらき

脂質やコレステロールは細胞膜の主要な構成成分である。脂質は効率の良いエネルギー源であり，過剰に摂取された脂肪酸は中性脂肪として皮下，腹腔内，筋肉などに貯蔵脂肪として蓄えられる。また，脂溶性ビタミンやカロテノイドの吸収も助ける。

コレステロールは胆汁酸，性ホルモンや副腎皮質ホルモンなどのステロイドホルモンの原料，ビタミンDの前駆体となる。

必須脂肪酸の多価不飽和脂肪酸はさまざまな酵素によって脂肪酸の不飽和結合の増加(不飽和化)や炭素2個伸長(脂肪酸鎖伸長)してより不飽

● 脂肪酸の代謝

n-6系脂肪酸
リノール酸
⇩
γ-リノレン酸
⇩
ジホモγ-リノレン酸
➡
アラキドン酸
➡
ドコサテトラエン酸
➡
ドコサペンタエン酸

n-3系脂肪酸
α-リノレン酸
➡
ステアリドン酸
⇩
エイコサテトラエン酸
➡
エイコサペンタエン酸
⇩
ドコサペンタエン酸
➡
ドコサヘキサエン酸

➡ 不飽和化酵素
⇨ 伸長酵素

● トランス脂肪酸

不飽和脂肪酸には，炭素の二重結合のまわりの構造の違いにより，シス(cis)型とトランス(trans)型がある。

天然の不飽和脂肪酸のほとんどが，シス型として存在している。トランス脂肪酸には油脂の加工や精製する工程でできるものがる。室温では液体状である植物油に水素を添加しトランス脂肪酸にすることで固体となり，運搬しやすく油臭くなりにくい便利さからマーガリンやファストフードの揚げ油，菓子やパンなどに多く含まれている。トランス脂肪酸は血中のLDLコレステロールが増加し，HDLコレステロールが減少することが報告され，健康への悪影響が懸念されている。

● DHAとEPA

　n-3系脂肪酸でいわし，さんま，まぐろ，さばなどの魚には豊富に含まれている。

　DHAは脳，網膜のリン脂質に含まれる脂肪酸の主要成分である。また，血中脂質である中性脂肪やコレステロールを調整するはたらきがある。

　EPAは免疫や炎症などにおいて過剰な反応を抑える，炎症抑制作用がある。

和度の高い多価不飽和脂肪酸を合成する。

　ドコサヘキサエン酸（DHA）やアラキドン酸は神経組織の重要な構成脂質であり，脳，神経シナプスや網膜の光受容体に多く存在している。特に胎児期から幼児期にかけてDHAおよびアラキドン酸は臓器の形成とその機能形成，免疫機能，脳および網膜形成に重要な役割を担っている。そのため，妊娠中だけでなく授乳期間中においてもより多くのDHAをはじめとするn-3系脂肪酸の摂取が必要である。前述のようにα-リノレン酸から一部（エイコサペンタエン酸）EPAやDHAに変換されるが，これらは魚由来の脂肪酸であるため，魚を摂取することで効率的にEPAおよびDHAを摂取することができる。

　過度の脂質摂取は肥満，メタボリックシンドローム，動脈硬化，冠動脈性心疾患のリスクが高くなることが知られている。なかでも飽和脂肪酸の過剰摂取は動脈硬化性疾患，特に心筋梗塞といった循環器疾患のリスクとなる。

（4）　ビタミン

　ビタミンは，生体内の代謝や生理機能調節に不可欠な有機化合物であ

表2-6　ビタミン

	ビタミン	作　用	欠乏症	多く含まれる食品
脂溶性	ビタミンA	目や肌の健康維持	夜盲症，角膜乾燥症	レバー，緑黄色野菜，うなぎ，乳製品など
	ビタミンD	カルシウムの吸収促進	骨粗しょう症，くる病，骨軟化症	干しいたけ，レバー，卵黄，バター，牛乳など
	ビタミンE	老化防止，貧血予防，血行をよくする	脂肪吸収障害	アーモンド，大豆，落花生，うなぎなど
	ビタミンK	血液の凝固，骨の健康維持	血液凝固の不良	納豆，緑黄色野菜，牛乳，乳製品，肉，卵など
水溶性	ビタミンB₁	糖質の代謝，神経のはたらきを整える	脚気，多発性神経炎	豚肉，米ぬか，卵黄，豆類など
	ビタミンB₂	皮膚や粘膜の健康維持，糖質・脂質の代謝	口内炎，口角炎	レバー，貝類，卵，米ぬか，大豆，落花生など
	ビタミンB₆	たんぱく質・脂質の代謝，皮膚や粘膜の健康維持	皮膚炎，口内炎	酵母，レバー，豆類，緑黄色野菜など
	ビタミンB₁₂	貧血の予防，神経系のはたらきを整える	巨赤芽球性貧血	レバー，牛乳，卵，チーズ，緑黄色野菜など
	ビタミンC	コラーゲンの生成，抗酸化作用，鉄の吸収促進	貧血，壊血病，骨形成不全	野菜，果物，いも類，柑橘類，緑茶など
	ナイアシン	糖質・脂質・たんぱく質の代謝	ペラグラ，口角炎	牛乳，レバー，肉，卵，小麦など
	葉　酸	貧血の予防，胎児の健康維持	巨赤芽球性貧血	かき（貝），レバー，緑黄色野菜など

る。しかし，体内では合成されないか，合成されても十分ではないため食品から摂取しなければならない，微量栄養素である。摂取が不足するとさまざまな欠乏症の症状がでることで知られている。

① ビタミンの種類

溶解性によって脂溶性ビタミン(A，D，E，K)と水溶性ビタミン(B₁，B₂，B₆，B₁₂，C，ナイアシン，葉酸)の2種類に分類される。脂溶性ビタミンは過剰摂取により体内に蓄積されるため，過剰症がみられるが，水溶性ビタミンは過剰に摂取しても尿中に排泄されるため，毎日摂取することが必要である。

② ビタミンのはたらき

ビタミンの種類およびそのはたらきは表2-6に示した通りである。

(5) 無機質(ミネラル)

無機質(ミネラル)は人体の構成成分のうち約5%しか占めないが，骨，歯，筋肉などの生体組成の構成成分である。体内では合成されないため，食事から摂取が必要である。摂取不足になるとさまざまな欠乏症の症状があらわれ，過剰摂取では過剰症の症状がみられる。また，体内で起こる化学反応の酵素の成分でもある。体液中では細胞内の浸透圧維持，心筋活動や神経，筋肉の活動に関与している。

● ビタミンD

ビタミンDは太陽の光によって体内のコレステロールが変化して合成される。よって健康な骨や歯をつくり健康で若々しくいるために役立つビタミンDを補うため，適度な日光浴が推奨されている

● ビタミンK

ビタミンKは，血液を凝固させ出血を抑えるはたらきがあるが，母乳中には，このビタミンKが少ない。ビタミンKの不足は頭蓋内出血を起こす原因となることがある。したがって，母乳栄養児がそうならないようにするためには，ビタミンKのシロップなどを経口授与することで補う必要がある。

表2-7　無機質(ミネラル)

ミネラル	作　用	欠乏症	多く含まれる食品
カルシウム (Ca)	骨や歯などの組織をつくる。神経系のはたらきを整える	骨粗しょう症	乳製品(牛乳，チーズ，ヨーグルト)，小魚，緑黄色野菜，大豆・大豆製品，海藻など
リン (P)	骨や歯などの組織をつくる。疲労を回復する	新陳代謝の低下，けん怠感，筋力の低下	魚類，肉類，チーズ，加工食品など
カリウム (K)	心臓のはたらきを正常に保つ。疲労感・脱力感を防ぐ	高血圧，不整脈，筋力低下	さつまいも，大豆，いわし，バナナ，トマト，すいかなど
マグネシウム (Mg)	心臓や筋肉のはたらきを正常に保つ。便通を良くする	虚血性心疾患，骨や歯の形成障害	豆腐，ナッツ，玄米，緑の野菜，ひじき，納豆，大豆など
ナトリウム (Na)	消化液や分泌液を調整する。神経の伝達を助ける。浸透圧や生体機能を調整する	食欲不振，めまい	梅干などの塩蔵品，加工食品など
亜鉛(Zn)	味覚，嗅覚，聴覚を正常に保つ	味覚障害，皮膚炎	かき(貝)，小麦胚芽，ごまなど
鉄 (Fe)	貧血を予防する。免疫力を高める	鉄欠乏性貧血	レバー，赤身の肉・魚，卵，大豆・大豆製品，緑黄色野菜など
ヨウ素 (I)	甲状腺ホルモンの調整・基礎代謝の促進など	甲状腺腫 甲状腺機能低下症	こんぶ，わかめ，ひじきなど
銅 (Cu)	貧血を予防する。鉄の生成をサポートする	貧血，骨粗しょう症	ごま，アーモンド，そらまめなど

① ミネラルのはたらき

　無機質（ミネラル）の種類およびそのはたらきは表2-7に示した通りである。

（6）水　分

　人体を構成する物質のうち，水分が一番多く占めている。生体内にある水分を体液といい，体重に占めるその割合は，新生児で約80％，乳児で70〜75％，大人で60〜65％である。

　生命維持に最も必要な物質で，体内での栄養素の消化・吸収，老廃物の運搬，消化酵素やホルモンの分泌，浸透圧の調節や体温調節など生命維持活動のすべてに関わっている。

　体内で栄養素がエネルギーになる際に生成される水分を代謝水という。また，汗や尿として水分が排泄される以外に皮膚や呼吸器から知らないうちに蒸発する水分を不感蒸泄といい，皮膚表面からの蒸発が約600 mL，呼吸器（肺や気管）からの蒸発が約300 mLである。不足すると脱水症があらわれ，特に喉の渇きを訴えられない，もしくは気づきにくい乳幼児や高齢者は脱水症状に注意が必要である。

　1日の水分出納を表2-8に示す。

●1日に必要な水分

　健康なヒトの体内水分量は，適度な摂食や飲水，発汗や排尿によってほぼ一定に保たれており，1日の変動は体重の1％以下である。ヒトの1日に必要とする水分量は，体重1kg当たり以下の通りである。

生後3か月	140〜160 mL
1歳	120〜135 mL
6歳	90〜100 mL
18歳	40〜 50 mL

　乳幼児で最も多く，加齢とともに減少する。

表2-8　成人の1日当たりの水分出納量

摂取量(mL)		排泄量(mL)	
飲　　料	1,600	尿	1,500
食　　物	600	不感蒸水	900
代 謝 水	300	大　　便	100
合　　計	2,500	合　　計	2,500

Column

近代栄養学の幕開け

　江戸患い（脚気）の正体がビタミンB₁不足にあることが解明するまでには、実に多くの犠牲が出た。

　明治に入ってもその原因がわからず、二つの説の争いとなった。高木兼寛海軍軍医（後に総監、イギリス留学経験）が提唱した「栄養欠乏説」と森林太郎（鴎外）陸軍軍医（後に総監、ドイツ留学経験）が提唱した「病原菌説」である。鈴木梅太郎博士のビタミンB₁の結晶抽出で「栄養欠乏説」という決着を見るが、それまでには多くの死者を出した。日露戦争では陸軍兵士約108万人中、脚気患者が約30万人出てそのうち約3万人が戦争ではなく脚気で死亡したという。一方「栄養欠乏説」を唱えていち早く対処した海軍では脚気患者も死者も出さずにすんだという。

　「富国強兵」という明治時代のスローガンにとっても栄養学の大切さが身に沁みるエピソードである。

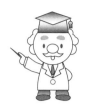

Column

なぜ，豚肉を食べても豚さんにならないの？

　このような質問を子どもからされても，決していい加減な対応はせず，まじめに答えよう。なぜなら研究者がこの問いを追及したことで，それぞれの分解酵素の発見へと導かれたからである。「なぜかしらね？本当に不思議ねえ〜。大きくなったらきっとわかるわよ」と答えておこう。

　人間の消化器官には，長い年月をかけてさまざまな消化酵素や細菌が存在し，私たちの摂取した食物を分解してくれている。それを私たちのからだが使いやすい形につくり直して利用している。分解できなければ再利用もできないわけだから，少なくとも豚肉を摂取したからと言って豚のからだになることはできないのである。

　近頃フランスの研究所が，世界中で日本人だけがもっているバクテリア（細菌）を発見したというニュースがあった。千年以上前から海苔を食べ続けている日本人は，初めは生の海苔を食べていたらしく，その過程で海苔を分解するバクテリアが腸に住みついたということである。今や，このバクテリアをもっていることが日本民族の証となるのかもしれない。

参考文献

高内正子・今津屋敷直子：「子どもの食と栄養」，保育出版（2014）
文部科学省　科学技術・審議会資源調査分科会：ビジュアルワイド食品成分表，東京書籍（2010）
細谷憲治治：「人間栄養とレギュラトリーサイエンス」，第一出版（2010）
いとう総研資格取得支援センター編集：「介護福祉士国試ナビ」，中央法規（2014）
藤沢良知・矢島麻由美：「ローティンのための食育1　心と体を育てる食育」小峰書店（2006）
小野章史ら：「栄養学　人体の構造と機能3」医学書院（2016）
Kevin B. Hadley et al.　The essentiality of arachidonic acid in infant development.　Nutirents 216：（8）5-47 2016

Section2　食品と栄養素

1. 6つの基礎食品群と3色食品群

　　食品の種類，生理作用やはたらき，主な栄養素などによって食品は各グループに分類される(図2-5)。

①　6つの基礎食品群

　　主な栄養素によって6つに分類したものである。

　「1群」主にたんぱく質を含む魚，肉，大豆や卵など。

　「2群」主にカルシウムを含む牛乳，乳製品や小魚など。

　「3群」主にカロテンを含む緑黄色野菜

　「4群」主にビタミンCを含む3群以外の野菜や果物

　「5群」主にエネルギー源となる米，パン，麺やいも類

　「6群」主にエネルギー源となる油脂

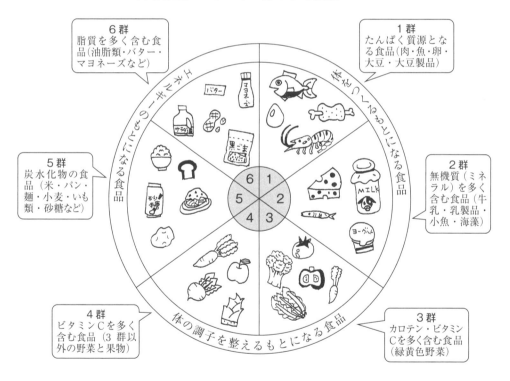

図2-5　6つの基礎食品群

②　3色食品群

　　からだに対する栄養素の働きによって食品を3つの色「赤・緑・黄色」に分類したものである。

「赤」は血や肉，骨など体を作るもとになる食品
「緑」は体の調子を良くするもとになる食品
「黄」は体を動かすもとになる食品

　6つの食品群および3色食品群の中からバランス良く摂取することが大切であるが，必ず2群，3群，4群が不足しないようにすることが重要となる。また，6群は過剰摂取にならないように気をつけることも必要である。

2. 基本モデル「一汁三菜」

　一食に何をどれだけ食べたら健康を維持できるのであろうか？その答えの一例が日本型食事の代表である「一汁三菜」である。「一汁三菜」の基本は，主食，主菜，副菜，副々菜，汁物をそろえることにある。

　「一汁三菜」の優れたことの一つは，その量と組み合わせで摂取した栄養素が一食に適したエネルギー量と栄養素量を含んでいることである。
・汁　物：みそ汁，スープなど。
・主　食：米飯，パン，麺，パスタなどの炭水化物
・主　菜：肉，魚，大豆製品，卵などのたんぱく質を食材にした料理
・副　菜1：野菜サラダ，野菜などの煮物類など。
・副　菜2：お浸し，酢の物，漬物など。
　その他としては，果物と牛乳・乳製品がある。

● 一汁三菜
　一汁三菜とは，「ご飯」と「汁」と「香の物」にいくつかの「菜」が添えられているという組み合せである

主菜となる食品群：1群
主食となる食品群：5群
副菜となる食品群：2〜4群

3. 食事バランスガイド

　2005年に1日に「何を」「どれだけ」食べたらよいかを「主食」「副菜」「主菜」そして「牛乳・乳製品」「果物」を用いて示した食事バランスガイドが厚生労働省と農林水産省から公表された。この食事バランスガイドの詳細な使用についてはSection 3-2(2)の献立作成を参照すること。

参考文献
上田玲子編著：「新版　子どもの食生活」，ななみ書房(2015)，p.46
堤ちはる・土井正子編著：「子育て・子育ちを支援する　子どもの食と栄養」，萌文書林
中谷豊・宮本賢一編著：「エッセンシャル基礎栄養学」，医歯薬出版(2005)，p.92

Section 3 献立作成，調理の基本

1. 日本人の食事摂取基準（2020年版）

● 日本人の食事摂取基準
（2020年版）対象者の範囲
　健康な個人並びに集団には，
生活習慣病等に関する危険因
子を有していたり，また高齢
者においては，フレイルに関
する危険因子を有していても，
おおむね自立した日常生活を
営んでいる者を含む。

　日本人の食事摂取基準は，国民の健康の保持・増進，生活習慣病の予防のために参照するエネルギーおよび栄養素の摂取量の基準を示すものである。対象は健康な個人ならびに集団であり，平成17（2005）年より5年ごとに改定され，2020年版の使用期間は令和2（2020）年度から令和6（2024）年度の5年間である。エネルギーと34の栄養素について策定された（巻末 p.175 参照）。

2. 献立作成

（1）　献立作成の意義

　乳幼児期は生涯の食習慣の基礎を形成する時期であり，生活習慣病予防の観点からも，乳幼児期における食事の意義は大きい。乳幼児期の食事は，単に健康の維持・増進のために栄養素を摂取するためだけでなく，精神的な発達においても重要である。

　乳幼児期は咀しゃく・嚥下機能や食行動の発達が著しいため，食べる機能に応じた食事の提供が必要である。また，味覚や消化・吸収機能も未熟なため，これらの発育・発達に適した食事でなければならない。発育・発達には個人差があるので，一人ひとりに応じた献立作成が必要となる。

　献立作成とは，さまざまな食品のなかから数種類の食品を選び，重量を決め，料理をつくることである。続いて，料理の種類や組み合わせ，順序の予定を立てることである。献立作成を行った食事を提供することにより，乳幼児の発育・発達を促し，望ましい食習慣の基礎を培うことができる。

● 食品構成表を利用した献立
作成の手順
①日本人の食事摂取基準に基
　づいてエネルギーおよび栄
　養素摂取量を決定する。
②食品群別荷重成分表を利用
　し，食品構成表を作成する。
　食品構成表とは，食品に含
　まれる栄養素成分の種類や
　量の特徴によって類似した
　食品を分類し，各食品群か
　ら1日にどれくらいの量を
　食べれば食事摂取基準の範
　囲を充足することができる
　かを示したものである。
③食品構成表に基づき料理を
　主食→主菜→副菜→必要に
　応じて汁物・デザートの順
　に決定する。

（2）　献立作成の留意点

① 　安全性：食品添加物や残留農薬などを考慮した食材を選択し，食中毒が起こらないようにする。

② 　栄養性：適切な栄養素を摂取できる献立とする。

③ 　献立の目的：日常食もしくは行事食など目的に応じた献立とする。

④ **嗜好性**：多様な食品を使用，幅広い献立とすることで対象者の嗜好を満たす。また，色彩や形態，温度，盛付けにも考慮する。

⑤ **季節性**：食材には旬があり，旬の食材を使用することで季節感を感じることができる。旬の食材は味が良く新鮮で，栄養価も高く，安価である。

⑥ **文化性**：郷土料理を取り入れ，日本の食文化を大切にする。

⑦ **環境性**：エコクッキングや地産地消など環境に配慮する。

（3） 食事バランスガイドを用いた献立作成の手順

2005（平成17）年に厚生労働省と農林水産省が，1日に「何を」「どれだけ」食べたら良いかを示した食事バランスガイドを決定した。これは，2000（平成12）年に当時の文部省・厚生省・農水省の3省が出した食生活指針（p.112参照）を日常の食生活で実現するためにつくられたものである。

食事バランスガイドは，コマのイラストで描かれている。十分な水分摂取を軸とし，バランスの良い食事をし，さらに適度な運動をすることでコマが安定して回転することを示している。菓子・嗜好飲料は食生活のなかの楽しみとしてとらえ，コマのイラストの本体には含めず，ヒモとして表現されている。

● 年中行事と主な料理

正月：雑煮，屠蘇，お節
七草：七草粥
小正月：小豆粥
節分：煎り大豆，鰯，巻き寿司
桃の節句：菱餅，雛あられ，白酒，ちらし寿司，潮汁
端午の節句：粽，柏餅
七夕：素麺
盆：精進料理
月見：月見団子，里芋（きぬかつぎ）
彼岸：おはぎ
冬至：柚子，南瓜
大晦日：蕎麦

表2-9　対象別1日に必要なサービング数

女 性	・6〜11歳，70歳以上 ・12〜17歳，18〜69歳 （身体活動量※；低い）	・12〜17歳，18〜69歳 （身体活動量※；ふつう以上）	
男 性	・6〜9歳 ・70歳以上 （身体活動量※；低い）	・10〜11歳 ・12〜17歳，18〜69歳 （身体活動量※；低い） ・70歳以上 （身体活動量※；ふつう以上）	・12〜17歳，18〜69歳 （身体活動量※；ふつう以上）
	⬇	⬇	⬇
エネルギー	1,400〜2,000 kcal	2,200 kcal ± 200 kcal	2,400〜3,000 kcal
主 食	4〜5つ	5〜7つ	6〜8つ
副 菜	5〜6つ	5〜6つ	6〜7つ
主 菜	3〜4つ	3〜5つ	4〜6つ
牛乳・乳製品	2つ（子どもは2〜3つ）	2つ（子どもは2〜3つ）	2〜3つ （子どもは2〜4つ）
果 物	2つ	2つ	2つ

※身体活動量のレベルを次の3段階とし，「ふつう」と「高い」を「ふつう以上」としている。
注）①低　い：1日のうち，ほとんど座っている人
　　②ふつう：座っている仕事が中心だが，軽い運動や散歩などをする人
　　③高　い：立ち仕事や移動が多い，または活発な運動習慣をもっている人

●主な調味料の重量

調味料	小さじ(5mL)	大さじ(15mL)	1カップ(200mL)
酢, 酒	5	15	200
上白糖, 小麦粉, 片栗粉	3	9	110
油 バター マヨネーズ	4	12	190
しょうゆ, みりん, みそ, 食塩	6	18	230

バランスの良い食事とは, 性別・年齢・身体活動量に応じた栄養素摂取量を充足している食事である。

しかし, 栄養素や食品の専門知識をもっていなければ, 食品を選択して料理を考え, その料理を組み合わせてバランスの良い食事の献立作成を行うことは難しい。

そこで, 食事バランスガイドでは, 誰もがバランスのよい食事計画を立てられるように, 1日の望ましい食事を栄養素や食品ではなく, 「主食」「副菜」「主菜」「牛乳・乳製品」「果物」の5区分の料理で示している。ただし, 油脂・調味料については示されていないので注意する。

「何を」「どれだけ」食べたらよいかは, 性別・年齢・身体活動量により異なるので, 食事バランスガイドを用いて(p.77参照)献立作成を行う場合には, 表2−9を参考に1日に必要なサービング数(つ：サービングSV)を確認する。

3. 調理の基本

(1) 調理の意義と目的

調理とは, 食品をおいしく食べられるように調整することである。狭義では, 食品にさまざまな調理操作を加え, 料理にするまでをいう。広義では, 献立作成をはじめとした食事計画を立て, それに従って食品材料を選択, 調理し, 盛付け, 後片づけまでを含める。

調理の目的は大きく3つある。

① 安全性：有害なものを取り除いて無毒化し, 安全で衛生的なものとする。

② 栄養性：食品に含まれる栄養素を効率良く消化・吸収できるようにする。また, 食品を組み合わせることにより, 栄養素の吸収が高まる。

③ 嗜好性：嗜好性は食べ物の化学的要因(味・におい)や物理的要因(テクスチャー・外観・温度・音), 食べる側の生理・心理状態および文化や環境により異なる。

これらの嗜好性に関連する要因を整え, 喫食者の嗜好性を高めることにより, QOL の向上につながる。

●野菜の切り方

輪切り　平月切り

いちょう切り　拍子木切り

さいのめ切り 角切り　短冊切り

色紙切り　乱切り

みじん切り　せん切り

(2) 調理法

調理法は, 非加熱調理と加熱調理の大きく2つに分けられ, ほぼすべての調理に調味が加わる。非加熱調理として, 計る, 洗う, 切る, その他を行う。

- 計る：無駄が少なく，再現性のある調理を行うために，計量・計測を行う。材料の重量や容量を計量し，調理時間や温度を計測する。
- 洗う：食品に付着している土泥や害虫，農薬などの食べるのに有害なものを除去し，安全性を高める。また，不味成分や悪臭を除き，嗜好性を高める目的もある。
- 切る：包丁や機械を使用して食品を切ることで，①食品の不要の部分を除去する，②形や大きさを整える，③表面積が大きくなるので熱伝導をよくする・味を浸み込みやすくする，④食べやすくする目的がある。
- その他：漬ける，つぶす，裏ごす，おろす，する，混ぜる，泡立てる，こねるなど。

　加熱調理は，①水を利用する加熱の「煮る」（調味しない場合は「茹でる」），「蒸す」，②水を利用しない加熱の「焼く」「炒める」「揚げる」，③電磁調理器（IH器）を用いた誘導加熱，④電子レンジを用いた誘電加熱に分けられる。

　電子レンジによる加熱では，食品自体が発熱するので短時間での加熱が可能であることが特徴である。加熱時間は食品の重量にほぼ比例する。水溶性の栄養素の損失は少ないが，水分の蒸発が大きく，乾燥しやすい。また，加熱ムラができやすい。使用できる容器が限られているので注意する。

　電磁調理器は，火を使わないので安全性が高く，ガスや電気に比べて熱効率が良い。ただし，使用できる鍋は鍋底が平らで，鉄，ホーロー，ステンレスなどの磁石がくっつく材質のものに限られる。アルミニウム，銅，耐熱ガラス，土鍋などは使用できない。

(3) 衛生管理

　調理を衛生的に行うために，調理者は身支度を整え，手を丁寧に洗うことが大切である。

　食品，添加物，器具若しくは容器，包装に起因して発生する衛生上の危害や健康障害を食中毒という。

　食中毒原因となる菌は，①微生物（細菌，ウイルス），②自然毒，③化学物質である。

　平成27年食中毒統計資料によると，3種類の原因菌のうち微生物による食中毒が最も多く発生している。微生物による食中毒の種類とその特徴を示した（表2-10）。食中毒を予防するための三原則は，細菌を①つけない，②増やさない，③やっつけるであり，調理においてこのポイントを注意する。

● 水加減

ひたひた
材料が汁から少しでている状態

かぶるくらい
材料が完全に汁のなかに入っている状態

たっぷり
汁が材料の倍くらいの状態

● 電子レンジで使用する容器

使用できる容器	使用できない容器
・耐熱用ガラス容器 ・耐熱性ポリプロピレン容器 ・陶磁器 ・シリコン製容器 ・ラッピングフィルム	・一般ガラス容器 ・一般プラスチック容器 ・漆器 ・金属製の装飾をした容器 ・金属容器（アルミ・ホーロー，ステンレスなど） ・アルミホイール ・木製の器

表2-10　微生物性食中毒の種類とその特徴

種類			原因微生物	主な原因食品・感染源	潜伏期間	症状	備考
微生物性食中毒	細菌型	感染型[1]	サルモネラ属菌	保菌者および保菌動物（家畜，鶏，ねずみ，犬など）の糞便，下水や河川水，食肉（特に鶏肉）およびその加工品，鶏卵，複合調理食品	12〜24時間 平均18時間	発熱（38〜40℃）全身倦怠，頭痛，食欲不振，腹痛，下痢，嘔吐	2〜3日で回復するが，症状消失後も排菌あり
			カンピロバクター	鶏肉，飲料水	1〜7日	腹痛，下痢まれに嘔吐，発熱	近年，多発傾向。回復期，まれにギランバレー症候群発症
			エルシニア	畜肉食品，保菌獣から飲食物を介して感染	2〜3日 ときに10日	腹痛発熱，頭痛を伴って集団発生することがある	65℃以上の加熱で容易に死滅する。0〜5℃でも増殖可
			下痢型セレウス菌	シチューなどの肉，スープ	8〜16時間	下痢，腹痛	芽胞は100℃ 30分でも死滅しない
			腸炎ビブリオ	海産魚介類，折詰弁当，漬物	6〜18時間 平均12時間	激しい腹痛，下痢，嘔吐，発熱（38℃前後）	2日内外で治癒
			腸管出血性大腸菌	家畜，特に牛 汚染を受けた食品，保菌者，水	7〜10日	激しい腹痛，下痢，血尿重症の場合は鮮血便，溶血性尿毒症症候群	O157は75℃ 1分の加熱で死滅
			ウェルシュ菌	食品，魚介類の加熱調理済み食品	8〜20時間 平均12時間	腹痛，下痢，まれに嘔吐，発熱	耐熱性芽胞菌である。1〜2日で症状回復
		毒素型[2]	黄色ブドウ球菌	穀類およびその加工品，複合調理食品，菓子類，魚介類	30分〜6時間 平均3時間	頭痛，下痢，吐き気，嘔吐，腹痛，通常無発熱	24〜48時間で回復。経過良好人および動物の化膿巣 自然界（空気，水など）に存在
			ボツリヌス菌	いずし，ハム，ソーセージ，缶詰，はちみつなど	12〜36時間	視力低下，口渇，腹部膨満感，四肢運動まひ，呼吸まひ	芽胞は耐熱性で調理程度の加熱では死滅しないが，毒素は熱に弱い
			嘔吐型セレウス菌	チャーハン，ピラフなどの米飯	30分〜5時間 平均3時間	吐き気，嘔吐	芽胞は100℃ 30分加熱でも死滅しない。黄色ブドウ球菌の症状と類似
	ウイルス性		ノロウイルス	生がき，保菌者，汚染物	24〜48時間	嘔吐，激しい下痢	酸，消毒用アルコールで不活化されにくく，85℃ 1分以上の加熱推奨。手洗いの徹底。症状消失後もウイルス排出

注〕1）感染型：細菌が食品とともに摂取され，その細菌が組織や細胞に侵入して発病，あるいは腸管内で増殖または芽胞を形成するときに産生する毒素によって発病するもの。
2）毒素型：あらかじめ食品中で産生された毒素を経口摂取して発病するもの。

七訂　食品成分表（2016）資料編，p.89

Column

なぜ，焼きいもはオーブンを利用すると甘いの？

　さつまいもはでん粉が分解し，麦芽糖が生成することで甘味を感じる。でん粉を分解するのはβ-アミラーゼで，50〜55℃で最もよく作用する。オーブンは温度の上昇が緩やかだが，電子レンジは短時間で高温となるため，β-アミラーゼが失活してしまう。よって，オーブンを利用した方がβ-アミラーゼが作用して麦芽糖が多く生成されるので電子レンジ加熱よりも甘くなる。

演習1 | 食中毒について考えてみよう

目 的
① 実際にあった食中毒の事例を調べてみよう。
② 私たちができる予防について話し合ってみよう。

演習2 | 自分の食生活を見直そう

目 的
食事バランスガイドで自分の1日の食事をチェックし，食生活で改善できる点を挙げる（p.77図3−6参照）。

手 順
① 年齢，性別，身長，体重，腹囲，BMIを記入する。

年齢 _____ 歳

性別 　　男　　女

身長 _____ cm

体重 _____ kg

腹囲※1 _____ cm

BMI※2 _____

※1　男性の腹囲≧85 cm，女性の腹囲男性の腹囲≧90 cmの場合，内蔵脂肪型肥満の疑いあり。
※2　BMI18.5未満「やせ」，18.5以上25未満「普通」，25以上「肥満」と判定する。
　　　BMI＝体重(kg)÷［身長(m)×身長(m)］

② 自分の1日に必要なサービング数(つ)をp.25 表2−9で確認し，記入する。
③ 自分の食べた料理(平均的な1日)を記入し，料理区分ごとに1日のサービング数を計算する。

自分の食べた料理	主　食	副　菜	主　菜	牛乳・乳製品	果　物
朝　食					
昼　食					
夕　食					
間　食					
合　　計	つ	つ	つ	つ	つ
1日に必要なサービング数	つ	つ	つ	つ	つ

④ 料理区分ごとに自分の食べたサービング　　⑤ 運動習慣について記入する。
　数の色をぬる。

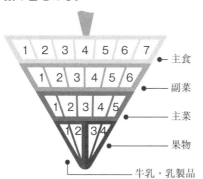

主食
副菜
主菜
果物
牛乳・乳製品

運動習慣

⑥ 自分の食生活で改善できる点を３つあげる。

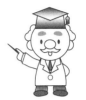

Column

なぜ，たくさん噛んだほうがいいの？
　たくさん噛むことで8つの効用があると言われている。
「ひみこのはがい〜ぜ」

- ㋖　肥満防止
- ㋯　味覚の発達
- ㋙　言葉の発音はっきり
- ㋤　脳の発達
- ㋩　歯の病気，予防
- ㋕　がん予簿
- ㋑　胃腸快調
- ㋜　全力投球

　脂質が多く，口当たりのよい食べ物は噛む回数が少なくなる。たくさん噛むためには脂質にかたよらず主食・主菜・副菜がそろった栄養バランスのとれた食事をとることが大切である。また，噛みごたえのある食材を使用したり，ちいさく切りすぎないように工夫することでたくさん噛むことにつながる。

参考文献

厚生労働省：「日本人の食事摂取基準(2020年版)」策定検討会報告書，https://www.mhlw.go.jp/content/10904750/000586553.pdf

「調理学　健康・栄養・調理」，p.154‑190，（株）アイ・ケイ　コーポレーション(2009)

「調理学　おいしく安全に調理を行うための科学の基礎」，p.24‑48，（株）化学同人(2011)

サクセス管理栄養士講座　食べ物と健康Ⅲ［食品加工学］［調理学］，p.131‑137，第一出版(株)(2011)

「エキスパート管理栄養士養成シリーズ11　調理学(第3版)」，p.43‑71，化学同人(2012)

3章　子どもの発育・発達と食生活

Section 1　乳児期の授乳・離乳の意義と食生活

1. 乳児期の食べる機能の変化

●新生児期と乳児期
　出生〜28日までを「新生児期」，新生児期以降満1歳までを「乳児期」という。

　人間は出生すると乳汁から栄養を摂る。乳児の口腔内は乳汁を吸うのに適した形態をしている。上顎の中央にへこみ(吸啜窩)があり，頬の内側は乳首をくわえて乳汁を吸うときに陰圧になるように膨らんでいる(Bichatの脂肪床)。乳汁の摂取には，哺乳反射により口唇・舌・顎が一体となって動く。探索反射(左右の口角や頬に乳首が触れると，触れた方に頭を動かし，口を開いて乳首を取り込もうとする)→口唇反射(乳首を唇で捕えようとする)→吸啜反射(乳首を吸啜窩に押しつけて乳汁を吸う)→嚥下反射(乳児の場合，重力により乳汁が食道に送られる)といった一連の哺乳反射により，乳児は乳汁を摂取する。

●哺乳反射(原始反射)
　哺乳反射は生まれつき備わっている原始反射の一つである。次の4つの哺乳反射により乳汁を吸う。
①探索反射
②口唇反射
③吸啜反射
④嚥下反射

　生後5〜7か月頃になると哺乳反射が減弱・消失する。吸啜窩の側面が広がり，脂肪床も消失し始めるため，口腔内の形態が乳汁を摂取するのに適さなくなる。また，口唇・舌・顎の動作が分離することで複雑な摂食機能を獲得できるようになり，食物から栄養を摂るようになる。

2. 乳汁栄養

　乳汁栄養の方法は3つあり，母乳栄養，人工栄養，混合栄養である。

(1)　母乳栄養

●乳汁方法と肥満との関係
　母乳栄養が小児期の肥満のリスクを低減させるとの報告がある。しかし，母乳栄養児と混合栄養児との間に肥満発症の差はなく，人工栄養で肥満になるということではない。

　母乳は乳児と母親の両者にとって最も自然な乳汁である。母乳は世界的に推奨されており，2019年(平成31年)厚生労働省が公表した「授乳・離乳の支援ガイド(2019年改訂版)」において，WHO/UNICEFが2018年に改訂した「母乳育児成功のための10のステップ(2018年度改訂)」(表3−1)が示されている。

①　母乳栄養の意義
＜乳児側の利点＞

- 乳児の発育・発達に必要な栄養素を含む。その成分組成も最適であり，消化・吸収がよく代謝の負担が少ない。

表3-1　母乳育児成功のための10のステップ（2018年改訂）（仮釈）

―「赤ちゃんに優しい病院運動」を実施しようとする
産科施設等のための実践ガイダンス（＊）より―

＜重要な管理方法＞
1a　母乳代用品のマーケティングに関する国際規約及び関連する世界保健総会の決議を確実に遵守する。
1b　定期的にスタッフや両親に伝達するため，乳児の授乳に関する法人を文書にする。
1c　継続的なモニタリングとデータマネジメントのためのシステムを構築する。
2　スタッフが母乳育児を支援するための十分な知識，能力と技術を持っていることを担保する。
＜臨床における主要な実践＞
3　妊婦やその家族と母乳育児の重要性や実践方法について話し合う。
4　出産後できるだけすぐに，直接かつ妨げられない肌と肌の触れ合いができるようにし，母乳育児を始められるよう母親を支援する。
5　母乳育児の開始と継続，そしてよくある困難に対処できるように母親を支援する。
6　新生児に対して，医療目的の場合を除いて，母乳以外には食べ物や液体を与えてはいけない。
7　母親と乳児が一緒にいられ，24時間同室で過ごすことができるようにする。
8　母親が乳児の授乳に関する合図を実施認識し，応答出来るよう母親を支援する。
9　母親に哺乳瓶やその乳首，おしゃぶりの利用やリスクについて助言すること。
10　両親と乳児が，継続的な支援やケアをタイムリーに受けることができるよう，退院時に調整すること。

＊　WHO／UNICEF「IMPLEMENTATION GUIDANCE：Protecting, promoting and supporting breastfeeding in facilities providing maternity and newborn services: the revised baby-friendly hospital initiative」

- 感染防御因子を多く含むため，感染症の発症及び重症度が低い。
- 顔全体の筋肉や顎を発達させる。
- 乳幼児突然死症候群（SIDS）の発症リスクを下げる。
- 母親への愛着と信頼関係を育みやすい。
- 新鮮で衛生的であり，適温である。

＜母親側の利点＞

- オキシトシンが，母体の子宮回復を促進する。
- プロラクチンが，母乳の分泌を促すとともに精神的に安定させる。
- 乳がん・卵巣がんの発症率が減少する。
- 衛生的で手間もかからず，経済的である。

②　母乳の成分

　初乳は，分娩後3〜5日頃までに分泌される母乳で，分娩後10日ほどで成（熟）乳となる。初乳から成乳までの母乳を移行乳という。

たんぱく質：たんぱく質は乳清たんぱく質とカゼインからなり，乳清たんぱく質のほうが多い。カゼインは胃酸やたんぱく質分解酵素により凝

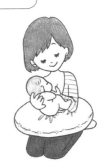

●初　乳
　黄色みを帯びており，粘稠性がある。成乳に比べ，たんぱく質やミネラルを多く含むが，糖質・脂質が少ない。免疫学的作用をもつ感染防御因子である分泌型免疫グロブリン（IgA）・ラクトフェリン・リゾチームを多く含む。
　この免疫作用は約6か月間効果があり，この間に乳児は自身の免疫力を高めていく。

● 成(熟)乳
　淡黄白色でやや芳香があり，甘味がある。初乳に比べ，たんぱく質やミネラルが減少し，糖質や脂質が増加する。たんぱく質が減少するのは，感染防御因子が減るからである。

● 黄　疸
　血中のビリルビン(胆汁色素)が増加し，皮膚や眼球粘膜が黄色く見える状態をいう。

● 母乳の味に影響する要因
　母乳は血液からできている。母親の食事内容が影響し，その内容により味や成分が変わってくる。そのため，母親はバランスのよい食事を摂り，規則正しい生活を送ることが大切である。

● 乳幼児突然死症候群(SIDS)
　それまでの健康状態，および既往歴からその死亡が予測できず，しかも死亡状況調査および解剖検査によってもその原因が同定されない。原則は1歳未満の児に突然の死をもたらした症候群と定義されている(厚生労働省)。
　主に睡眠中に発症し，生後2〜6か月児に多い。
　発症率を低くするために，次の3つのポイントがあげられている。
① 1歳になるまでは，寝るときはあおむけに寝かせましょう。
② できるだけ母乳で育てましょう。
③ たばこをやめましょう。

固し，カードを形成し，消化・吸収しにくい。しかし，母乳中にはカゼインが少ないため，消化・吸収がよい。アミノ酸組成が最適で，神経細胞の発達に必要なタウリンを含む。

脂　質：脂質の大部分は中性脂肪である。必須脂肪酸であるリノール酸，α-リノレン酸を含み，必須脂肪酸の組成は母親の食事に由来する。ドコサヘキサエン酸(DHA)，アラキドン酸などの多価不飽和脂肪酸を多く含み，脳の発達に寄与している。

糖　質：糖質のほとんどが乳糖であり，エネルギー源としてだけでなく，中枢神経の発達やカルシウムなどのミネラルの吸収を促進する。オリゴ糖も含まれており，ビフィズス菌を増殖し感染から守る。

ビタミン：ほとんどのビタミンを含むが，ビタミンK含有量が少ない。

ミネラル：ミネラル含有量が少なく，腎臓への負担がかからない。ミネラルの配分もよく，利用効率がよい。

③　母乳の留意点

母乳性黄疸：新生児は，生後3〜4日で黄疸が現われ，7〜10日で消える。これは病的なものではなく，生理的黄疸という。生後1週間で黄疸の症状が強くなり，3か月頃まで続く場合の母乳性黄疸(新生児遷延性黄疸)がある。原因は，母乳により肝臓でのビリルビンの分解が妨げられ，血中に間接ビリルビンが増加することによる。予防として，生後すぐに授乳を頻回に行うことがあげられる。予後は良好であり，基本的に母乳を中断する必要はない。

ビタミンK欠乏症：ビタミンK不足により，生後1〜2か月頃にビタミンK欠乏性出血症がみられる。症状は，痙攣や意識障害，脳性麻痺などである。母乳中にビタミンKが少ないこと，母乳栄養児の腸内はビフィズス菌が多いためにビタミンKの産生が少ないことによりビタミンK不足となる。しかし，哺乳確立時(出生時)，生後1週間または産科退院時のいずれか早い時期，その後は生後3か月まで週1回のビタミンK_2シロップを投与するようになってから発症はほとんどみられない。

薬　剤：ほとんどの薬剤は，母乳に移行する。少量であるので特殊な薬剤(抗がん剤，特殊なホルモン剤，抗精神薬剤など)を除いて乳児への悪影響はほとんどないとされている。しかし，乳児は薬剤を処理する肝臓や腎臓の発達が未熟なために，少量でも影響がでることがある。そのため，医師には授乳中であることを伝え，医師の指示に従う。

たばこ：たばこを1日4本以上喫煙している妊婦は，非喫煙の授乳婦より母乳の分泌量が10〜20%低下したとの報告がある。さらに20本以上の喫煙により，乳児に不眠・嘔吐・下痢の症状が現われている。そして

両親が喫煙している家庭は非喫煙家庭よりも乳幼児突然死症候群（SIDS）のリスクが約5倍である。さらに，授乳婦の受動喫煙により乳児の目・鼻・喉・気管などに悪影響を与えることからも，家族や周囲の人に禁煙を求める必要がある。

アルコール：アルコールは摂取後30〜60分後に血中濃度が最高値に達し，母乳へ移行する。多量の飲酒や長期的な飲酒により，プロラクチン分泌が低下し，母乳の分泌が低下する。生後1か月以内の乳児のアルコール分解能力は大人の半分程度しかないため，飲酒により乳児の成長を抑制する。そのため，授乳中は禁酒とする。

カフェイン：カフェインは，コーヒー，紅茶，緑茶・チョコレートなどに含まれ，摂取後15〜30分以内に母乳へと移行する。カフェインは中枢神経を刺激するので乳汁の分泌が減少する。

感染症：成人T細胞白血病（HTLV-1），AIDS（ヒト免疫不全ウイルス：HIV），サイトメガロウイルス（CMV）は母子感染の頻度が高い感染症である。授乳については，医師の指示に従う。

環境汚染物質：ごみの焼却で発生するダイオキシン類や農薬・殺虫剤・枯葉剤などに使われる有機塩素系農薬（DDT，BHC，Dieldrin，PCBなど）は，現在使用が禁止されている。これらの物質は分解されにくいので，食品が高濃度に汚染される。その食品を摂取した母体にも蓄積されるため，母乳中へ移行する可能性がある。

しかし，その量は問題ないとされ，厚生労働省では母乳を推奨している。WHOでも同様の方針である。

④ 授乳の開始と授乳リズム

出産後は母親と子どもが終日，一緒にいられる環境をつくり，できるだけ早く触れ合って母乳を飲めるように支援する。生後間もない時期は母乳の分泌量が十分でなく，子どももうまく飲むことができないため，回数にはこだわらず授乳する。授乳リズムが整うまでの期間は子どもによって個人差があるが，基本的に授乳は子どもが欲しがったときに，欲しがるだけ与える自律授乳とする。

⑤ 冷凍・冷蔵母乳の保存および解凍法

母親が就労などしていて直接授乳できない場合，冷蔵・冷凍母乳を用いることができる。

搾　乳：衛生に留意し，搾乳後は殺菌した専用の母乳パックに入れ，空気を抜き，口を閉じる。搾乳日時・量をパックに記載する。

保　存：搾乳後，冷蔵または冷凍して保存をする。

運　搬：保冷剤を入れた専用の保冷バックを使用する。

● 授乳回数の目安

出生後から2〜3か月頃は7〜8回／日，3〜5か月頃は，6〜7回／日程度である。母乳の胃内停滞時間は，人工乳より短いため，授乳回数は，人工栄養児に比べ母乳栄養児の方が多くなる。

● 哺乳量の目安

生後0〜1か月80mL，1〜2か月120〜150mL，3〜4か月150〜160mL，5か月以降は160〜200mLである。これはあくまでも目安量であり，乳児により個人差があり，日時により異なる。

● 授乳時間の目安

母乳の分泌が十分で，乳児の吸啜がよければ，授乳時間は通常1回15分程度である。最初の5分で全哺乳量のうち50〜60％，次の5分で30〜40％を哺乳する。

● 母乳不足

授乳回数が頻回，1回の授乳時間が30分以上，排尿排便回数が少ない，機嫌がわるいなどの場合，母乳不足が考えられる。乳幼児身体発育曲線で発育状況を確認し，支援を行う。実際に足りていても母親の心理的不安により母乳不足を感じている場合があるので，母親の気持ちに寄り添い支援を行う。

● 母乳の保存期間の目安

搾乳後の新鮮な母乳の場合，室温（25℃）で4時間，冷蔵庫（4℃）で72時間，2ドア冷蔵冷凍庫（-20℃）で3〜6か月である。

● 解凍した母乳の保存の目安

　冷蔵庫(4℃)で24時間の保存が可能である。解凍した母乳は再冷凍しない。また,一度飲んだ乳汁は保存しないで廃棄する。

● 乳児用調製液状乳(液体ミルク)

　液状の人工乳を容器に密閉したものである。2018年(平成30年)に乳児用液体ミルクの製造・販売を可能とするために,「乳及び乳製品の成分規格等に関する省令」に関して改正省令が公布された。乳児用液体ミルクの規格基準が定められ,国内で製造・販売することが可能となった。水や燃料などを使用せずに授乳することができるので,災害時の備えとして活用することができる。

解　凍：流水または微温湯で解凍,もしくは一晩冷蔵庫での自然解凍とする。IgA,ラクトフェリン,リゾチームなどの感染防御因子は過熱により減少するので,電子レンジや熱湯での解凍は行わない。

授　乳：解凍後は,殺菌した哺乳瓶に移して,体温程度に温めて授乳を行う。

⑥　授乳の終了

　授乳終了の考え方として,子どもが自ら自然に母乳を飲むことをやめる「卒乳」が一般的である。保育者は母乳をやめる時期について相談を受けた場合,母親の話をじっくりと聞くことが大切である。そして,子どもの発育や,母親と子どもの情緒の状態を踏まえ,母親自身が判断できるような情報提供・支援を行う。

(2) 人工栄養

　人工栄養とは,母乳不足や授乳障害など母子のさまざまな理由により母乳栄養を行うことができないため,母乳以外の乳汁で乳児の栄養を行うことをいう。

表3-2　人工乳の種類と特徴

種　類		特　徴
調製乳	乳児用調製粉乳・液状乳	• 健康増進法に基づき,特別用途食品として「乳児用食品」に指定されている • 母乳に近づけるため,以下のような工夫がされている 　たんぱく質：原料の牛乳はたんぱく質が多く,腎臓への負担が大きいまた,乳清たんぱく質よりカゼインが多いため,消化・吸収しにくい 　そのため,たんぱく質を減量し,カゼインを減量するとともに乳清たんぱく質を増やしてアミノ酸組成を母乳に近づけている 　タウリン・アルギニン・ヒスチジンを添加している 　脂質：牛乳の脂肪酸は飽和脂肪酸が多く,消化・吸収されにくいそのため,乳脂肪の大部分を植物油・魚油に置換し,多価不飽和脂肪酸を増やすとともに必須脂肪酸バランス(n-3/n-6の比率)を母乳に近づけている 　ドコサヘキサエン酸(DHA)やアラキドン酸も強化している 　炭水化物：乳糖を母乳の組成に近づけ,オリゴ糖を添加している 　ビタミン：日本人の食事摂取基準に合わせてビタミンを調整している 　ビタミンK・ビタミンE・β-カロテンが強化されている 　ミネラル：牛乳中のミネラルは母乳の約3倍含まれるため,腎臓への負担が大きいそのため,ミネラルを減量している 　また,Ca：PとNa：Kのバランスを母乳に近づけている 　鉄・亜鉛・銅が添加されている 　その他：ビフィズス菌・ラクトフェリンが添加されている

調製乳	フォローアップミルク	• たんぱく質・カルシウム・鉄・ビタミン類が強化された牛乳の代替品である。たんぱく質を多く含むため，腎臓への負担が大きい。そのため，生後9か月以降からの使用とする • 母乳や乳児用調製粉乳の代替品でないため，亜鉛・銅の添加はされておらず，1歳までは母乳または乳児用調製粉乳を基本とする • 離乳食が順調に進まず，鉄不足のリスクが高い場合の使用とし，離乳食からの栄養補給を基本とする
	低出生体重児用粉乳	• 出生体重が2,500 g未満の乳児を低出生体重児という。低出生体重児は保温・栄養・感染予防の観点から，母乳栄養が最も望ましい。しかし，乳児の状態により，乳児用調製粉乳か低出生体重児用粉乳を用いる • 体重2,000 g以上で家庭での育児が可能ならば乳児用調製粉乳を用いる。NICU（新生児集中治療室）での治療が必要な場合に低出生体重児用粉乳を使用する • 乳児用調製粉乳に比べ，たんぱく質，無機質，ビタミンが多い
	ペプチドミルク	• アレルゲンとなる牛乳の乳清たんぱく質を部分的に酵素分解によってペプチドにした調製粉乳である。乳児の消化負担を減らし，アレルゲン性を低くしてある • ミルクアレルギー予防・ミルクアレルギー疾患用ではない
市販品特殊ミルク	加水分解乳	• 牛乳や大豆にアレルギーがある乳幼児に用いる • アレルゲンである乳清たんぱく質を除去し，さらにカゼインを酵素分解によりポリペプチドやアミノ酸にまで分解し，アレルゲン性を低減したミルクである
	アミノ酸乳	• 重篤な牛乳アレルギー児に用いる • 母乳のアミノ酸組成に基づいて，アミノ酸をバランスよく混合した粉乳である。ビタミン・ミネラルを添加している
	無乳糖粉乳	• 乳糖不耐症児に用いる • 乳糖を分解する酵素が欠損または活性が低いために下痢や腹痛をおこしてしまうため，乳糖をぶどう糖に置き換えたミルクである
	大豆たんぱく調製粉乳	• 牛乳アレルギー児に用いる • 大豆たんぱく質を原料としたミルクであり，大豆に不足しているヨード・メチオニンを添加し，ビタミン，ミネラルが強化されている
	MCT乳	• 脂肪吸収障害症児に用いる • 脂肪の組成を中鎖脂肪酸（MCT）にしたミルクである
	低ナトリウム粉乳	• 心臓，腎臓，肝臓の疾患があり，強度の浮腫がある場合に用いる • ナトリウム含有量を通常の1/5にしたミルクである
市販外特殊ミルク	登録特殊ミルク	• 先天性代謝異常であるフェニルケトン尿症，楓糖尿症（メープルシロップ尿症），ホモシスチン尿症，ガラクトース血症児に用いる • 医師の処方をもとに，国や乳業メーカーから無償供給される
	登録外特殊ミルク	• 各種代謝異常に対し，乳業メーカーの負担で製造され，医師の処方をもとに乳業メーカーの負担で無償供給される
	薬価収載特殊ミルク	• アミノ酸代謝異常・糖質代謝異常用に医薬品として薬価収載されているミルクである

人工栄養では母乳の代替品としての育児用ミルクが用いられる。育児用ミルクとは，乳児用調製粉乳及び乳児用調製液状乳（液体ミルク）を指す。育児用ミルクは母乳の成分に近づけるようにつくられている。人工乳には育児用ミルクの他に，フォローアップミルク，医師の指示のもとに使用する特殊ミルク（市販品，市販外）がある（表3-2）。

① 人工乳首，哺乳瓶の種類

人工乳首は，乳児の口腔の形態や吸啜力に応じて選択する。乳首のカットや穴の大きさ（表3-3），材質（表3-4）により分類できる。1回10〜15分で必要なミルクを飲めるように乳首を選択する。

哺乳瓶は，ガラス製とプラスチック製のものがある。ガラス製は重くて割れやすいが，煮沸消毒に強く，長期間使用することができる。また，汚れが落ちやすく，傷もつきにくい。それに対し，プラスチック製は軽

表3-3　人工乳首の大きさによる種類

吸い穴	丸　穴(S)	スリーカット(Y)	丸　穴(M)	丸　穴(L)	クロスカット(×)
月　齢	0か月〜	2,3か月〜	2,3か月〜	ー	ー
形　状	◯	Y	◯	◎	×
使用の目安	生後2,3か月くらいまでを目安とする	乳児の吸引力によりミルクの流量を調整できる 遊び飲みが始まった頃に用いる	Yではうまく飲めない，飲むのに時間がかかる場合に適する	MやYより多く飲む場合に適する	果汁などの濃度が濃い飲み物を飲める

表3-4　人工乳首の素材による分類

材　質	シリコンゴム製	イソプレンゴム製	天然ゴム製
色	無色透明	薄い黄色	茶色
乳首に近い感触	△	◯ 乳首に近い感触	◎ 乳首に最も近い感触
弾力性	× 硬い	◯ やや弾力あり	◎ 弾力あり
ゴム臭	× ゴム臭なし	△ かすかなゴム臭（天然ゴムよりは臭わない）	◎ 特有のゴム臭
耐久性	◎ 熱や薬品に強い	△ やや熱に弱い	× 熱に弱い
その他	傷や引き裂きに弱い 臭いや色を吸着しやすい	ー	傷がつきにくい

くて持ち運びしやすいが，長期間使用すると傷がつき透明度も失われる。

② 調乳の方法

<乳児用調製粉乳>

　調乳は無菌操作法と終末殺菌法で行われる。家庭や少人数の保育所では無菌操作法，病院や乳児院，保育所など多人数分の調乳を行う場合に終末殺菌法で行う。無菌殺菌法は，器具を消毒した後，必要量の粉ミルクを哺乳瓶に入れ，70℃以上のお湯を出来上がりの2/3量入れて粉ミルクと溶かしたあと，出来上がり量までお湯を加える。そして体温程度に冷まして授乳する方法である（表3−5）。消毒方法には，煮沸消毒，薬剤消毒，電子レンジ消毒がある（表3−6）。終末殺菌法は，調乳した哺乳瓶ごと消毒し，冷却後，必要に応じて温めて授乳する。

　WHO/FAOより「乳児用調製粉乳の安全な調乳，保存および取扱いに関するガイドライン」が公表された。厚生労働省では，このガイドラインに基づき，感染症のリスクを最小限におさえるため，70℃以上のお湯を使用すること，調乳後2時間以内に使用しなかったミルクは廃棄することとしている。

<乳児用調製液状乳（液体ミルク）>

　乳児用調製液状乳は，調乳の手間がなく，消毒した哺乳瓶に移し替えて，すぐに飲むことができる。常温で長期保存が可能であるが，製品により，容器や設定されている賞味期限，使用方法が異なる。使用する場合は，製品に記載されている使用方法等の表示を必ず確認することが必要である。

③ 授乳方法

　授乳方法は，母乳の場合と同様に，乳児が覚醒しているときに与え，保育者は手および乳児の口のまわりを清潔にし，落ち着いた環境で与える。ミルクの温度と流量を確かめる。ミルクが出すぎると吸啜が不十分になり，顎の発達不良につながるので注意する。保育者は，乳児をゆったりと安定した姿勢で支える。最後に，母乳の授乳時と同様に，ミルクと一緒に吸い込んだ空気を吐き出させるために，乳児を縦に抱き，背中を軽く叩いて排気させる。飲み残したミルクは廃棄する。

● 哺乳瓶の口への入れ方

　ミルクがぽたぽたと落ちる程度に哺乳瓶を傾け（水平と30〜40度），空気を吸い込まないように乳首を深く含ませる。

表3-5　無菌殺菌法

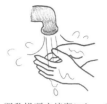

① 調乳場所を清潔にし，手指を石鹸などできれいに洗う

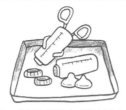

② 必要な器具を煮沸消毒し（表3-7参照），乾かし，清潔な場所に保管しておく

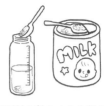

③ 必要量の粉ミルクを粉ミルク缶のすり切りで正確に計量し，哺乳瓶に入れる

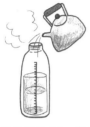

④ 一度沸騰させた70℃以上のお湯を出来上がり量の2/3程度入れる

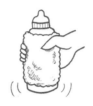

⑤ 哺乳瓶が熱いので，清潔なタオルを巻いて持ち，静かに振って完全に溶かす

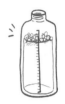

⑥ 出来上がり量までお湯を加える。このとき，泡の下の目盛りに合わせる

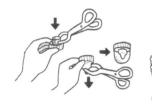

⑦ 乳首をしっかりつけ，キャップをし，哺乳瓶に清潔なタオルを巻いて静かに混ぜる

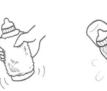

⑧ 直ちに，流水または冷水の入った容器で体温程度（37 ～ 40℃）に短時間で冷ます。乳首に水がかからないように注意する

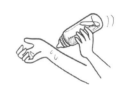

⑨ 上腕の内側にミルクを少量垂らし，体温程度かを確認する。熱い場合は，もう一度⑧を行い，冷ます

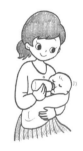

⑩ 授乳する

（3）　混合栄養

　母乳栄養と人工栄養を併用することを混合栄養という。混合栄養の方法には，次の3通りがある。

① 母乳を飲ませた後に，母乳不足分を人工乳で補う。

　　毎回乳首の刺激があるので，母乳分泌は減少しない。母乳栄養を続けるには最も適した方法だが，人工乳首のほうが吸啜しやすいために，人工栄養に移行する場合も少なくない。

表3-6　調乳器具の消毒方法

消毒方法	方　法	メリット	デメリット
煮沸消毒	①調乳場所を清潔にし，手指を石鹸等できれいに洗う ②必要な器具を煮沸専用の鍋に入れ，かぶるくらいの水を入れる。沸騰後10分煮沸する(乳首は最後の3分)。 ③煮沸消毒した瓶バサミで清潔な布などの上に取り出す	・家庭でもある器具でできる ・経済的である ・一度にたくさんの器具を消毒できる	・必要な器具が多い ・湯を沸かす時間が必要で，人がついていなければならない ・煮沸する時間が長いと器具が劣化しやすくなる
薬剤消毒	メーカーで指示された水で薄めた薬液(次亜塩素酸ナトリウムを主成分とする)に，調乳器具をつけおきする	・つけおきだけで手間がかからない ・薬液につけたまま保管ができる	・薬液と専用の容器が必要である ・薬液の臭いが残る場合がある
電子レンジ消毒	①電子レンジ専用の容器に調乳器具と水を入れる ②電子レンジで指示された時間加熱する ③容器内の水を捨て，水を切る	・家庭用の電子レンジを使用することができる ・短時間で，簡便にできる ・水をきった容器でそのまま保管できる	・専用の容器が必要である ・電子レンジにかけられる材質の調乳器具しか使用できない

② 母乳と人工乳を交互に与える。

　1回の哺乳量を確保できるまで，人工栄養とする。乳首の刺激が少ないため，次第に母乳分泌量が減少していくことが多い。乳首を刺激するために，授乳が1日3回以下にならないようにする。

③ 母親の就業により，母乳を与えられない時間帯に人工乳を与える。

　母乳をためた状態にしておくと，母乳分泌量は減少する。そのため，母親は勤務中でも授乳時間になったら搾乳しておいたほうがよい。搾乳の際は，手指を清潔にし，衛生面に気をつける(表3-6参照)。

●乳児の便

　母乳栄養児と人工栄養児では，乳汁の成分が異なることから便も異なる。人工栄養児の排便回数は母乳栄養児に比べて少ない。また，淡黄色で硬い。

3. 離　　乳

（1）　離乳の定義

　「授乳・離乳の支援ガイド（2019年改訂版）」において，離乳とは，「成長に伴い，母乳または育児用ミルクなどの乳汁だけでは不足してくるエネルギーや栄養素を補完するために，乳汁から幼児食に移行する過程をいい，その時に与えられる食事を離乳食という。この間に子どもの摂食機能は，乳汁を吸うことから，食物をかみつぶして飲み込むことへと発達する。摂取する食品の量や種類が徐々に増え，献立や調理の形態も変化していく。また摂食行動は次第に自立へと向かっていく」と定義されている。

（2）　離乳の必要性

①　エネルギーや栄養素の補給

　成長に伴い，母乳だけでは必要なエネルギーや栄養素が不足する。また，母乳の分泌量も減少してくる。そこで母乳以外の食物から栄養を摂ることにより，母乳では不足するエネルギーや栄養素を補給する。

②　消化機能の発達

　生後5～6か月頃，唾液などの消化液の分泌量が増加する。この時期に離乳食を与えることにより消化酵素が活性化することが認められており，消化機能の発達を促すことができる。

③　摂食機能の発達

　離乳食を摂取することにより，捕食→咀しゃく→嚥下の一連の行動である摂食機能を獲得する。この摂食機能を獲得できていない場合には幼児期以降，噛まない，丸飲み，飲みこまずに口にため込むなどの問題が生じる。

④　望ましい食習慣の形成

　離乳食の味・におい・食感・形・色などが，味覚・嗅覚・触覚・聴覚・視覚などを刺激する。

　離乳食を決められた場所・時間・回数で与えられることにより，適切な生活リズムが形成される。

（3）　離乳の開始

　生後2か月頃から指しゃぶりをしたり，生後4か月になると玩具しゃぶりなどして離乳の開始に備えている。

　離乳の開始とは，なめらかにすりつぶした状態の食物を初めて与えた時をいう。その時期は生後5～6か月頃が適当である。

●離乳食
　WHOでは「Complementary Feeding」といい，「補完食」と訳されることがある。

●離乳食の開始時期
　生後4か月以前に離乳食を開始すると，小児期の過体重や肥満のリスクとなる。

●乳児型嚥下から成人型嚥下へ
　乳汁を飲むときの嚥下は乳児型嚥下であり，呼吸しながら哺乳する。しかし，離乳食を開始する生後5～6か月頃には成人型嚥下へと移行する。成人型嚥下では口を閉じて呼吸を止めて飲み込む。

離乳の開始前の乳児にとって，最適な栄養源は乳汁（母乳または育児用ミルク）である。果汁やイオン飲料を離乳の開始前に与えることの栄養学的な意義は認められていない。また，ハチミツは乳児ボツリヌス症を引き起こすリスクがあるため，1歳未満では与えない。

（4） 離乳の進め方の目安
① 食べ方の目安

授乳・離乳の支援ガイドで離乳の進め方の目安について示されている（図3-1）。個人差が大きいので，あくまでも目安とする。

	離乳の開始 ＝＝＝＝＝＝＝＝＝＝＝＝＝＝＞ 離乳の完了			
	以下に示す事項は，あくまでも目安であり，子どもの食欲や成長・発達の状況に応じて調整する。			
	離乳初期 生後5,6か月頃	離乳中期 生後7〜8か月頃	離乳後期 生後9〜11か月頃	離乳完了期 生後12〜18か月頃
食べ方の目安	○子どもの様子をみながら，1日1回1さじずつ始める。 ○母乳やミルクは飲みたいだけ与える。	○1日2回食で，食事のリズムをつけていく。 ○いろいろな味や舌ざわりを楽しめるように食品の種類を増やしていく。	○食事のリズムを大切に，1日3回食に進めていく。 ○共食を通じて食の楽しい体験を積み重ねる。	○1日3回の食事リズムを大切に，生活リズムを整える。 ○手づかみ食べにより，自分で食べる楽しみを増やす。
調理形態	なめらかにすりつぶした状態	舌でつぶせる固さ	歯ぐきでつぶせる固さ	歯ぐきで噛める固さ
1回当たりの目安量				
I 穀類(g)	つぶしがゆから始める。すりつぶした野菜なども試してみる。 慣れてきたら，つぶした豆腐・白身魚・卵黄などを試してみる。	全がゆ 50〜80	全がゆ 90〜軟飯80	軟飯80〜 ご飯80
II 野菜・果物(g)		20〜30	30〜40	40〜50
III 魚(g)		10〜15	15	15〜20
または肉(g)		10〜15	15	15〜20
または豆腐(g)		30〜40	45	50〜55
または卵(個)		卵黄1〜全卵1/3	全卵1/2	卵黄1/2〜2/3
または乳製品(g)		50〜70	80	100
歯の萌出の目安		乳歯が生え始める。	1歳前後で前歯が8本生えそろう。 離乳完了期の後半頃に奥歯（第一乳臼歯）が生え始める。	
摂食機能の目安	口を閉じて取り込みや飲み込みが出来るようになる。 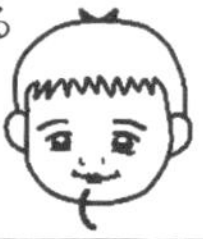	舌と上あごで潰していくことが出来るようになる。 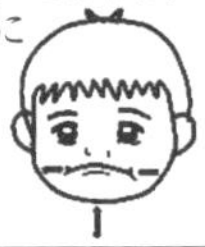	歯ぐきでつぶすことが出来るようになる。 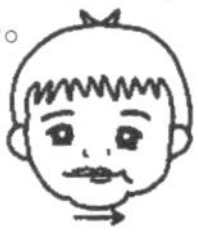	歯を使うようになる。

注〕衛生面に十分に配慮して食べやすく調理したものを与える。

図3-1　離乳食の進め方の目安

厚生労働省　授乳・離乳の支援ガイド(2019年改訂版)

● 離乳食開始の発達の目安
① 首のすわりがしっかりして寝返りができる。
② 5秒以上座れる。
③ スプーンなどを口に入れても舌で押し出すことが少なくなる(哺乳反射の減弱)。舌の押し出しが強い，奥歯の歯茎に物が触れたときに強く噛む場合には開始を待つ。
④ 食物に興味を示す。

● 離乳の開始前に果汁を与えることについて
　果汁の摂取によって，①乳汁の摂取量が減少すること，②乳汁の摂取量低下によるたんぱく質，脂質，ビタミン類や鉄，カルシウム，亜鉛などのミネラル類の摂取量低下が危惧されること，③乳児期以降における果汁の過剰摂取傾向と低栄養や発達障害との関連が報告されており，離乳開始前に果汁を与える必要はない。

● イオン飲料の多量摂取について
　イオン飲料の多量摂取による乳幼児のビタミン B_1 欠乏症が報告されている。授乳および離乳期には基本的にイオン飲料の摂取は必要なく，必要な場合には医師の指示に従う。

固形物と水分摂取の発達

固形物とスプーンでの水分摂取の発達過程は異なる。スプーンでの水分摂取は生後7,8か月頃より始める。コップなどから連続して飲めるようになるのは1歳前後である。

離乳食の味付け

生後5〜6か月頃は調味料を使用しない。7〜8か月頃はごく少量のしょうゆ,みそ,9〜11か月頃には砂糖,酢を使うようになる。

人間は生まれながらにして甘味,塩味,うま味を好むが,酸味と苦味に対しては拒絶反応を示す。好きな味である甘味,塩味,うま味は濃くしても受け入れられ,濃い味に慣れてしまうので,濃くならないように注意する。

食品本来の味を大切にし,12〜18か月頃の味付けは薄味(塩分0.5%以下,甘味1〜3%程度)を基本とする。

乳幼児の咀しゃく機能の発達には,口腔,舌や口唇の発達,歯の生え方(図3-2)が関わっており,摂食機能の発達段階に合わせた離乳食の支援が重要である(表3-7)。

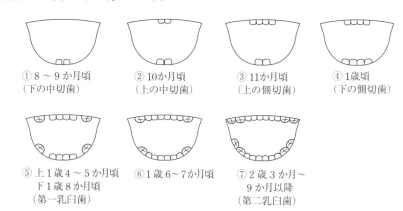

①8〜9か月頃（下の中切歯）　②10か月頃（上の中切歯）　③11か月頃（上の側切歯）　④1歳頃（下の側切歯）

⑤上1歳4〜5か月頃　下1歳8か月頃（第一乳白歯）　⑥1歳6〜7か月頃　⑦2歳3か月〜9か月以降（第二乳白歯）

図3-2　歯の生える順序
小児科と小児歯科の保険検討委員会:「小児歯科学」医歯薬出版(2005)

5〜6か月頃:1日1回1さじずつ始める。舌ざわりや味に慣れることが目的である。また,口唇を閉じて,スプーンから食物を取り込む動きを覚える時期である。舌が前後にしか動かないので,口に入ったものを飲み込むことができるように,調理形態はなめらかにすりつぶした状態のものを与える。食事介助は,下唇にスプーンをのせ,上唇がおりてくるのを待ってからスプーンをまっすぐ引き抜く。スプーンを上唇にこすりつけたり,口の奥に入れないようにする。介助用のスプーンの幅は乳幼児の口角の2/3程度で,ボウル部が平たく浅めがよい。舌と床が水平になるように乳幼児の姿勢は少し傾ける。母乳または育児用ミルクは乳幼児の欲するままに与える。

7,8か月頃:1日2回食となる。上唇の機能が発達し,スプーンのうえの食物を取り込むことができようになる。舌が上下に動くようになるため,舌でつぶせる固さのものを与える。左右の口角が同時に伸縮し,口唇は左右対称に引かれる。食事介助は,舌の前方部に食物がのるようにする。スプーンを舌の後方に置いてしまうと,丸飲みにつながるので注意する。食物をつぶすための力が必要なため,乳幼児の両足が床につくような安定した姿勢がよい。介助用のスプーンはボウル部があまり深くないものがよい。母乳は乳幼児の欲するままに,育児用ミルクは1日3回程度与える。

9〜11か月頃:1日3回食へと進める。離乳食の後に母乳または育児用ミルクを与える。このほかに,母乳は乳幼児の欲するままに,育児用ミルクは1日2回程度与える。舌が左右に動くようになるため,口に入っ

表3-7　摂食機能の発達段階に合わせた離乳食の支援

	離乳初期 生後5〜6か月頃	離乳中期 生後7〜8か月頃	離乳後期 生後9〜11か月頃	離乳完了期 生後12〜18か月頃
獲得する食べる機能	スプーンから食物を唇で取り込み，口を閉じて飲み込む	• 上唇の機能が発達し，上唇でスプーンの上の食物をこそげ取るようにして口のなかに取り込む • 上顎(口蓋)に舌を押しつけ，食物をつぶす	• 食物を舌で歯茎(将来，奥歯が生えるところ)へ送り，歯茎でつぶし，唾液とよく混ぜる • 手づかみ食べや前歯で噛みとる練習をし，自分で食べるための準備をする	• 口へ詰め込みすぎたり，食べこぼしたりしながら，一口量を覚える • 上下の切歯が萌出している場合には，手づかみ食べにより大きな食品を前歯でかじり取る練習をする • 手づかみ食べが上手になるとともに，食具を使った食べる動きを覚える
獲得する舌の動きと役割	舌が前後に動くことにより，舌で食物を後方へ移動させる	舌を上下に動かすことができるようになり，食物を舌と上顎でつぶす	舌を左右に動かすことができるようになり，食物を歯茎の上にのせる	
口腔の発達	• 下の歯が生え始めるために歯ぐきが高くなり，舌が前方に突出するのを抑えている。また，口の容積が狭いことにより，舌で口の中がいっぱいになり，食物を喉の方まで送ることができる	• 下顎が前方に成長し，顎の高さが増すことにより，口の容積が広がる。このため，舌が動きやすくなる。また，下の前歯が生えるので舌が前に出ないので舌が上下に動きやすい	• 奥歯が生える準備段階に入り，歯槽提が成長して幅が広くなり，食物をつぶしやすくなる	
口唇の動き	• 上唇の形は変わらず，下唇が内側に入る • 口角は動かない • 口唇を閉じて飲み込む	• 上下唇がしっかり閉じてうすく見える • 左右の口角が同時に伸縮する(左右対称)	• 上下唇がねじれながら協調する • 咀しゃく側の口角が縮む(左右非対称)	
調理形態	口に入ったら飲み込めるように，なめらかにすりつぶしたペースト状(ポタージュくらいが目安)。ややゆるめから始め，嚥下の動きの発達に合わせ，水分量を減らす。初めのうちは粒状の固形物が混在する食品は好ましくない	舌でつぶせる固さ(豆腐くらいが目安)が適当である。まだ飲み込む力が弱いため，つぶして唾液と混ぜ飲み込む状態にできないので，とろみをつける	歯茎で押しつぶせる固さのもので(指でつぶせるバナナくらいが目安)，唾液と混ざり，口の中でまとまりやすい形態のものがよい	歯茎で噛みつぶせる固さのもの(肉団子くらいが目安)がよい

	離乳初期 生後5〜6か月頃	離乳中期 生後7〜8か月頃	離乳後期 生後9〜11か月頃	離乳完了期 生後12〜18か月頃
食事を与える姿勢	• 乳幼児が口を開けた時，舌と床が水平になるように，乳幼児の姿勢を少し後ろに傾ける 	• 押しつぶしながら食べるために，顎や舌の力が必要である。足底が床か椅子の補助板につく安定した姿勢とする 	• 自分で食べる行動が始まるので，自分の手が届くテーブルで，からだがやや前傾した姿勢がとれるような椅子とテーブルの位置関係にする 	• 自分で食べる動きが活発になる。乳幼児の上体と高さの目安は，足底が床につく（補助板）姿勢で椅子に垂直に座り，上腕をからだからやや離したときに肘の関節がテーブルにつく程度の高さとする
食具・食器	スプーンのボウル部は平たく浅めで，先のとがっていないもの，幅は口角の2/3程度が適当である 介助用 左：シリコンゴム製 右：ステンレス製 ボール部が平たく浅めである	スプーンのボウル部はあまり深くないもの，幅は口角の2/3程度ががよい 介助用 左：シリコンゴム製 右：ステンレス製	スプーンはボウル部がやや深いもので，口唇の力をつける。幅は口角の2/3程度がよい。自分で持ちたがる場合は持たせてもよいが，手づかみ食べをする時期であるので，乳幼児が使って食べるためのものではない 介助用 (乳幼児が持ちたがった場合に持たせる)	スプーンはボウル部が深すぎないもの，幅は口角の2/3程度で，柄の長さや太さは手の大きさに合うものがよい。食器は重みがあり，動きにくいもので，すくいやすいように縁が内側に返っているものがよい 自食用
食事介助の方法	下唇にスプーンで軽く触れる，口を開けたら，下唇の中心に乳幼児の顔と垂直になるようにスプーンを置く。 上唇がおりてくるのを待ち，上唇が閉じたら，スプーンをまっすぐ引き抜く。このとき，スプーンを上唇にこすりつけたり，口の奥に入れたりしない	スプーンの先端部に食物をのせ，下唇に置く。上唇でスプーンの食物をこそげとることにより，舌の前方に食物がのるようにする。食物が舌の中央部より後方に置かれると，舌と上顎で押しつぶすことなく嚥下してしまい，丸飲みにつながる	下唇に，食物がのったスプーンをのせ，上唇がおりてくるのを待つという介助方法は9か月以降も変わらない。しかし，自分で食べる行動が始まるので，介助しすぎず，乳幼児が自分で食べる環境づくりをする。食物を手で触ることにより，食物の大きさや感触などを認識することができるので，この動きを止めないようにする。そして，前歯でかじりとらせるようにすることで，咀しゃくの基礎を学ぶ	手づかみ食べを中心とした自分で食べることを基本とする。手づかみ食べの最初の頃は，顔と口が手に持った食物をむかえにいき，口角部から食物を入れ，指の第1〜第2関節が口の中に入り込む。また，食物を口に押し込んだり，引きちぎったりする。次第に顔を動かさずに口の中心部から手づかみした食物を口腔内に取り込めるようになり，指も口に入らず噛みとることができるようになる

	離乳初期 生後5〜6か月頃	離乳中期 生後7〜8か月頃	離乳後期 生後9〜11か月頃	離乳完了期 生後12〜18か月頃
回数と乳汁の与え方	・開始後ほぼ1か月間は，離乳食を1日1回，母乳または育児用ミルクは，乳幼児の欲するままに与える ・開始後1か月を過ぎた頃から，離乳食を1日2回にしていく。母乳または育児用ミルクは離乳食の後にそれぞれ与え，離乳食とは別に，母乳は乳幼児の欲するままに，育児用ミルクは1日3回程度与える		・離乳食は1日3回にし，食欲に応じて離乳食の量を増やす ・離乳食の後に母乳または育児用ミルクを与える ・離乳食とは別に，母乳は乳幼児の欲するままに，育児用ミルクは1日2回程度与える	・1日3回の食事とする
水分摂取の発達と介助方法		・スプーンを横にして，下唇の上に置く。口を軽く閉じ，スプーンから水分をすするのを待ってから，スプーンを少し傾けて少量ずつ与える	・縁の薄いコップを準備する。コップの縁を上唇と下唇で挟み，上唇に水分が触れるまで傾けることにより，口腔内へ入る水分量を調節するようにして介助するとよい。水分をコップからすすり込むことができるようになるが，連続して飲むことはできない	・手付きのコップを自分の手で支え，連続して飲むことができるようになる

た食物を歯茎へ送り，歯茎でつぶして唾液と混ぜることができるようになる。噛んでいる方の口角が縮み，口唇は左右非対象の動きとなる。生後9か月頃になると，乳幼児自身が食物を手にとり，口まで運ぶ「手づかみ食べ」がみられる。食べ物を触ったり，握ったりすることで食べ物の固さや触感を体験し，食への関心につながるとともに自分で食べたいという意欲にもつながる。乳幼児の手がテーブルに届くように，からだがやや前傾した姿勢をとれるようにする。介助用のスプーンはボウル部がやや深いものとし，口唇の力をつける。

乳幼児がスプーンなどの食具を持ちたがる場合に持たせる。

12〜18か月頃：1日3回の食事のリズムを大切にする。手づかみ食べを中心とした自分で食べることを基本とする。手づかみ食べにより，一口量を覚え，前歯でかじりとる練習をする。乳幼児がスプーンなどの食具を使って食べる場合には，ボウル部は深すぎず，柄の長さや太さは乳幼児の手に合ったものとする。食器は重みがあり，動きにくいものがよい。自分で食べる動きが活発になるので，乳幼児の姿勢は，足底が床につき，垂直に座ったときに肘の関節がテーブルにつく程度の高さとする。

② 食事の目安

食品の種類と組合わせ 離乳の開始ではアレルギーの心配の少ないおか

● **手づかみ食べの家庭への支援**

乳幼児の手づかみ食べの頻度と家庭での介助との関連についての調査では，手づかみ食べを多くする乳幼児の家庭では，手づかみ食べの重要性を認識していて，食事場面で乳幼児に介助し過ぎず，乳幼児が主体的に食べていたと報告されている。乳幼児が手づかみ食べをすると，周りが汚れて片づけが大変だったり，食事に時間がかかるという保護者もいる。しかし，乳幼児の手づかみ食べは食行動の発達のうえで重要であるため，保育所は家庭へ手づかみ食べの大切さを伝え，乳幼児が主体的に食べる環境をつくるように支援することが必要である。

● 母乳栄養と鉄欠乏について

　母乳栄養の場合，生後6か月頃の時点でヘモグロビン濃度が低く，鉄欠乏を生じやすい。よって，母乳栄養児では生後6か月以降，鉄を多く含む食品を取り入れるようにする。

ゆ（米）から始める。新しい食品を始める時には離乳食用のスプーンで一さじずつ与え，乳児の様子をみながら量を増やしていく。慣れてきたらじゃがいもやにんじんなどの野菜，果物，さらに慣れたら豆腐や白身魚，固ゆでした卵黄など，種類を増やしていく。

　離乳が進むにつれ，魚は白身魚から赤身魚，青皮魚へ，卵は卵黄から全卵へと進めていく。食べやすく調理した脂肪の少ない肉類，豆類，各種野菜，海藻と種類を増やしていく。脂肪の多い肉類は少し遅らせる。野菜類に緑黄色野菜も用いる。ヨーグルト，塩分や脂肪の少ないチーズを用いてもよい。牛乳も飲用として与える場合は，1歳を過ぎてからが望ましい。

　離乳食に慣れ，1日2回食に進む頃には，穀類，野菜，果物，たんぱく質性食品を組み合わせた食事とする。また，家族の食事から調味する前のものを取り分けたり，薄味のものを適宜取り入れたりして，食品の種類や調理方法が多様となるような食事内容とする。

調理形態・調理方法：離乳の進行に応じて食べやすく調理したものを与える。子どもは細菌の抵抗力が弱いので，調理を行う際には衛生面に十分に配慮する。

① 　米がゆは，始めは「つぶしがゆ」とし，慣れてきたら粗つぶし，つぶさないままへと進め，軟飯へと移行する。

② 　野菜類やたんぱく質性食品などは，始めはなめらかに調理し，次第に粗くしていく。離乳中期になると，つぶした食べ物をひとまとめにする動きを覚え始めるので，飲み込みやすいようにとろみをつける工夫も必要となる。

③ 　離乳の完了

　離乳の完了とは，形のある食物を噛みつぶすことができるようになり，エネルギーや栄養素の大部分が母乳または育児用ミルク以外の食物からとれるようになった状態をいう。その時期は生後12〜18か月頃である。母乳または育児用ミルクを飲んでいない状態を意味するものではない。

● ベビーフードの義務表示（例）

ベビーフードの義務表示（例）
名称又は品名
原材料名
添加物名アレルゲン（食品表示基準）
内容量
賞味期限
保存方法
栄養成分表示等

（5）　ベビーフード

　ベビーフードは，日本ベビーフード協議会の自主規格第V版において，「乳児および幼児の発育に伴い，栄養補給を行うとともに，順次一般食品に適応させることを目的として製造された食品をいう」と定義されている。

　市販されているベビーフードは，大きく分けてウェットタイプとドライタイプがある。ウェットタイプは，レトルトパウチ，瓶またはその他

表3-8　ベビーフードを利用するときの留意点

◆子どもの月齢や固さのあったものを選び，与える前には一口食べて確認を。
　子どもに与える前に一口食べてみて，味や固さを確認するとともに，温めて与える場合には熱すぎないように温度を確かめる。子どもの 食べ方をみて，固さ等が適切かを確認。

◆離乳食を手づくりする際の参考に。
　ベビーフードの食材の大きさ，固さ，とろみ，味付け等が，離乳食を手づくりずる際の参考に。

◆用途にあわせて上手に選択を。
　そのまま主食やおかずとして与えられるもの，調理しにくい素材を下ごしらえしたもの，家庭で準備した食材を味つけするための調味ソースなど，用途にあわせて種類も多様。外出や旅行のとき，時間のないとき，メニューを一品増やす，メニューに変化をつけるときなど，用途 に応じて選択する。不足しがちな鉄分の補給源として，レバーなどを取り入れた製品の利用も可能。

◆料理や原材料が偏らないように。
　離乳が進み，2回食になったら，ごはんやめん類などの「主食」，野菜を使った「副菜」と果物，たんぱく質性食品の入った「主菜」が揃う食 事内容にする。ベビーフードを利用するに当たっては，品名や原材料を確認して，主食を主とした製品を使う場合には，野菜やたんぱく質 性食品の入ったおかずや，果物を添えるなどの工夫を。

◆開封後の保存には注意して。食べ残しや作りおきは与えない。
　乾燥品は，開封後の吸湿性が高いため使い切りタイプの小袋になっているものが多い。瓶詰やレトルト製品は，開封後はすぐに与える。 与える前に別の器に移して冷凍又は冷蔵で保存することもできる。食品表示をよく読んで適切な使用を。衛生面の観点から，食べ残しや 作りおきは与えない。

厚生労働省　授乳・離乳の支援ガイド(2019年改訂版)

● ベビー飲料について
　平成15年にベビー飲料容器として，500mL ペットボトルが登場した。平成20年にはベビー飲料の自主規格が制定された。この規格で，ベビー飲料とは「乳児および幼児の水分補給，栄養補給および離乳を補助する目的で製造された食品。育児用調製粉乳（粉乳調製用の水を含む）は除く」と定義された。

容器に密封する前後に殺菌したもので，そのままもしくは必要に応じ希釈・調理等をして摂取するものをいう。ドライタイプは，噴霧乾燥，真空凍結乾燥等により乾燥したもので，必要に応じ水，またはその他のものによって還元調製するもの，もしくは調味等の目的で米飯等とともに摂食する粉末状，顆粒状，フレーク状，固形状のものをいう。

　賞味期限は容器包装製造形態別に上限が定められており，ウェットタイプの瓶詰は2年6か月，ウェットタイプの合成樹脂製ラミネート容器とドライタイプが1年6か月である。

　ベビーフードは塩分と，かたさが配慮されている。12か月までの商品のナトリウム含量は100g当たり200mg以下，12か月以降の商品のナトリウム含有量は100g当たり300mg以下であることと定められている。果実類への食塩添加は認められていない。そして，食べるときの物性は，①均一の液状，②なめらかにすりつぶした状態，③舌でつぶせるかたさ，④歯茎でつぶせるかたさ，⑤歯茎で噛めるかたさのいずれかの

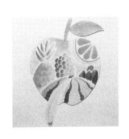

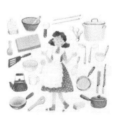

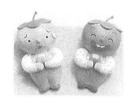

状態であることとされている。

　ベビーフードを使用する者が増加するなか，次にあげるベビーフードの利点と課題を理解し，適切に使用することが重要である。

利　点：①単品で用いる他に，手作りの離乳食と併用すると食品数，調理形態も豊かになる。②月齢に合わせて粘度，固さ，粒の大きさなどが調整されているので，離乳食を手作りする場合の見本となる。③製品の外箱などに離乳食メニューが提案されているものもあり，離乳食の組み合わせの参考になる。

課　題：①多種類の食材を使用した製品は，それぞれの味や固さが体験しにくい，②ベビーフードだけで1食をそろえた場合，栄養素などのバランスがとりにくい，③製品によっては乳幼児の咀しゃく機能に対して軟らかすぎることがある。ベビーフードを利用するときの留意点を表3−8に示す。

（6）　離乳期における家庭への支援

　保育所では保育士と栄養士や調理従事者が連携し，家庭での乳幼児の哺乳量，食事内容・形態，食事摂取状況，食べ方，排便，健康状態等を詳細に把握する。そして，家庭と保育所で離乳食の進め方について相談することが必要である。保育所は離乳食のサンプルを展示したり，離乳食講習会や試食会を実施するなどして家庭への支援も行う。

（7）　乳児期の食生活の問題点

　乳幼児期には下記のような問題が起こる場合があるので，栄養士や調理従事者と連携して個別に対応する。

ミルク嫌い：育児用ミルクを飲んでいる乳児のうち生後2〜4か月頃，哺乳量が減少する場合がある。原因は，体調不良や育児用ミルクメーカー・乳首の変更や授乳環境の変化などさまざまである。発達が良好である場合には，無理に乳汁を与える必要はなく，機嫌のよいときに与えるなどする。発達が良好でない，ずっと機嫌がわるい場合には医師に相談する。

摂食機能の獲得：摂食機能の獲得には個人差があり，保育者は乳児が摂食機能を適切に獲得しているかを把握し，栄養士に伝える必要がある。摂食機能の発達が順調でない場合には，食べさせ方に問題はないか，摂食機能の発達段階に合った調理形態で提供されているかなどの問題点を探し，摂食機能と調理形態が合っていない場合には，離乳食の段階をもどす。

●食欲の減退
　味覚の発達が著しい時期であるため，食事内容が単調な場合にも食欲が減退することがある。このような場合には，外遊びをするなどして食事時間に空腹感を感じられるようにしたり，調理法を変えるなどするとよい。

乳汁と離乳食のバランス：離乳食が進むと乳汁の摂取量が極端に少なくなることがある。しかし，離乳食から必要な各種ビタミン，ミネラルなどの微量栄養素を摂取することは難しいため，満1歳頃までは乳児に必要な栄養素がバランスよく含まれている乳汁を摂取する必要がある。

食欲不振：離乳食が1日3回になる生後9か月頃に食欲不振がみられることがある。体重増加の割合がこれまでより緩やかになり，必要なエネルギーや栄養素が減少することが原因として考えられる。

演 習	いろいろな種類の人工乳を調乳して試飲してみよう
目 的	① 人工乳の種類と特徴を理解する。 ② 調乳の方法を習得する。 ③ 乳首の吸い穴や素材を確認し，授乳の方法を習得する。 ④ さまざまな人工乳の味を確認する。

参考文献

厚生労働省：「授乳・離乳の支援ガイド（2019年改訂版）」，https://www.mhlw.go.jp/content/11908000/000496257.pdf

柳澤正義監修：母子衛生研究会編集，「授乳・離乳の支援ガイド　実践の手引き」，p22-106，母子保健事業団（2008）

「食べる機能の障害　その考え方とリハビリテーション」，p12-35，医歯薬出版

「乳幼児の摂食指導」，p8-106，医歯薬出版（2000）

池谷真梨子，柳沢幸江，「乳幼児の手づかみ食べの発達過程および類型」．小児保健研究（2015）；74：884-895

Mariko IKEYA, Yukie YANAGISAWA, Analyses of Cooked Food Factors Relating to Finger feeding by Infants. Journal of Home Economics of Japan 2016；67：55-56

「授乳・離乳の支援ガイドにそった離乳食」，p10-41，芽ばえ社（2008）

Section 2　幼児期の心身の発達と食生活

1.　幼児期の発育・発達と食生活

（1）　身体の発育

●乳児期と幼児期
　0〜1歳の乳児期に続き，1〜6歳(入学前)までを幼児期といい，1〜2歳を幼児前期，3〜6歳を幼児後期という。
　なお，これに続く6〜12歳までを学童期という。

　乳児期に比べて身体の発育は緩やかだが，4歳で身長は出生時の約2倍，体重は約5倍になる。骨格・筋肉，内臓諸器官，血液量が著しく増大する。また身長の伸びも著しく，乳児期より細長い体型となり，歩く，走る，飛ぶなど運動機能も発達し，運動量が増える。

　幼児期の子どもの身体の発育や運動量に見合ったエネルギー，および栄養素を十分に摂る必要がある。

（2）　精神の発達

　精神発達も著しい幼児期である。精神の発達を食行動との関連でみる。1歳前後は自我が芽生え，できなくても自分で食べようとする。2歳頃は指先の動きも急速に発達し，盛んに周りの人の食べ方を模倣するようになる。しかし，思い通りにできずにかんしゃくを起こしたり，反抗して自己主張をするようになる。3歳頃には社会性が芽生え，友達と一緒に食事を楽しめるようになるが，まだ自己中心的である。4歳頃になると，自分自身の気持ちを抑えることや，我慢もできるようになり，嫌いな食べ物も食べてみようとする。5歳頃になると社会性も発達し，食事をしながら人とコミュニケーションを楽しむこともできるようになる。

　保育者は，このような幼児の精神の発達の過程が食行動に与える影響を理解する必要がある。幼児期は食べ物への興味も旺盛であることから，共食(p.61,114参照)を通して食べる意欲を育むことが重要である。

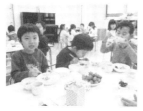

写真提供：菊川保育園
楽しい食事♪♪

2.　摂食機能の発達

（1）　消化機能の発達

●咀しゃくの大切さ
①あごの骨や顔の筋肉が発達し，丈夫なあごをつくる。あごが充分に発達していないと歯並びがわるくなったり，噛み合わせがわるくなったりする。その結果，

　炭水化物の消化・吸収に必要な十二指腸内のアミラーゼ活性は3歳頃，たんぱく質を分解する酵素の活性は1歳頃に成人と同程度になる。脂肪の分解・吸収に必要な膵リパーゼ活性の成熟は2〜3歳頃，腸管の免疫機能も2〜3歳頃である。また，細菌に対する抵抗力は大人に比べて弱いため，食中毒などには気をつけなければならない。

乳歯は2～3歳頃までに上下10本ずつ計20本となり，乳臼歯(奥歯)で食べ物を噛み砕くこともできるようになる。

(2) 口腔機能の発達

　乳歯が生えそろっても(p.44参照)，口腔内の容量は小さく，顎も未発達なために十分な咀しゃくはできない。咀しゃく力が備わるのは3歳をすぎた頃である。そのため，口腔機能の発達と食形態が合っていない場合，繊維のある肉・野菜や生野菜，弾力の強い食品などは噛んだだけで口から出してしまったり，丸のみしたり，口の中にためて飲み込まないといったさまざまな食べ方がみられる。幼児の口腔機能にあった食べ物の固さや調理形態に気をくばる必要がある。他方，食べ過ぎによる消化不良を起こすこともあるので，一度に与える量の配慮も必要である。

(3) 食べ方の発達
① 手づかみ食べ

　1～1歳6か月頃には，手づかみ食べからスプーンなどの食具を用いて食べる食事の自立の機能を獲得する時期である。手づかみ食べの上達は，目と手と口の協調運動であり，食器や食具が上手に使えるようになるという摂食機能を発達させるうえで，重要な役割を担っている。

　また，前歯を使って，自分なりの一口量をかじりとることができるようになり，咀しゃく・嚥下(飲み込み)能力の発達にも大きな影響を及ぼす。

② スプーン食べ，フォーク食べ

　手づかみ食べが上手にできるようになってきたら，次第にスプーン食べへと移行させる。スプーン食べで自分の一口量を調整し，唇を閉じて上手に食べることができるようになったら，フォークを使用する。それより前にフォークを頻繁に使用すると，口を閉じて食べる練習が十分にできない。

　スプーンやフォークなどの握り方は，手指機能の発達に伴い，手のひら握り→指握り→鉛筆握りへと変化する。

③ 箸食べ

　手指機能が発達し，指先に力が入れられるようになる3歳頃からの使用が望ましい。4～5歳頃から徐々に上達する。5～6歳頃では箸で食べる機能は成人に近づいてくる。

箸は高度な指の巧緻性，視覚，口と手の協調運動が必要になるため，スプーンやフォークを使いながら，持ち方，動かし方，口への入れ方などをゆっくり学習できるようにする。

運動能力が低下するなど，さまざまな健康を害する問題につながる。

②唾液の分泌がよくなる。唾液の分泌量が増えると，胃腸での食べ物の消化吸収が促進される。また，唾液に含まれる免疫物質が細菌を減少させ，口腔内が清潔に保たれ，むし歯や歯周病の予防につながる。

③肥満防止の効果がある。満腹を感じさせるホルモンが分泌するまでには，やや時間がかる。十分に咀しゃくし，食事に時間をかけることで満腹感が得られ，食べ過ぎを防ぐことができる。

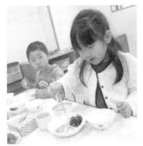

写真提供：菊川保育園
箸上手に使えます(4歳児)

3. 食事時間と生活リズム

（1）　食事時間と生活リズム

　健康づくりの基本は，生活リズムの確立である。食事は生活の中心となることから，食事や間食の時間を決めて規則的に摂ることによって生活リズムを整えるようにする。しかし，近年，親の夜型の生活の影響を受け，幼児の3〜4人に1人が夜10時以降の就寝となっている。このため，朝食時間が乱れ，1日の生活リズムの確立に悪影響を与えている例もある。

　幼児期は，睡眠，食事，遊びなどの活動にメリハリをつけるための，生活リズムの確立期でもある。

（2）　食事時間と生活リズムの設定

　図3-3に，睡眠時間を10時間とした幼児の生活リズムの一例を示す。次に，生活リズムの確立方法，食事時間との関連を考えてみる。

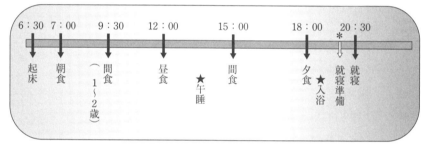

＊すぐに寝つくことができない場合も多い。就寝時間の約30分前には準備をする。
　絵本の読み聞かせなど静かな雰囲気で，就寝へ促すとよい。

図3-3　幼児の生活リズムの一例

①　睡眠時間

　幼児の午睡を除いた夜の平均睡眠時間は9〜10時間とされる。この間に，抗癌作用や老化，情緒安定，第二次性徴を抑制するメラトニン，脳や身体の成長や新陳代謝を促す成長ホルモンなどが大量に分泌される。

　睡眠時間は個人差も大きいため，子どもをよく観察し，その子に応じた必要な睡眠時間を把握する。また，子どもはすぐに寝つくことができない場合も多い。就寝時間の30分ぐらい前から絵本の読み聞かせなどをして，静かな雰囲気で就寝へ促すとよい。子どもの健全な発育のために，十分な睡眠時間を確保することが重要である。

②　起床時間と就寝時間

　家庭や集団生活とのかね合いから起床時間を決め，そこから睡眠時間

を逆算し，就寝時間を決めると具体的で実行しやすくなる。

③　朝食時間

朝食を摂ることで，睡眠中に下がっていた体温を上げ，日中，元気に活動できる状態になる。そのためにも朝食摂食は必須である。起床後，自律神経が正常にはたらき，食欲が出るまでには10〜15分かかる。そのため，朝食は起床時間から30分ぐらいあけて設定するとよい。

④　夕食時間

子どもは夕方以降，体温が下がりはじめる。そして，体温が下がったところで眠りに入る。つまり，夜遅くに夕食を与えることは，眠りに入るために下がってきた体温を上昇させてしまうことになる。その結果，就寝時間が遅くなり，子どもの発育・発達に重要な成長ホルモンの分泌に必要な睡眠を妨げることになる。さらに，夜遅くの夕食は幼児の消化器官では消化不良となり，翌朝の食欲がなく，朝食を食べられない原因の一つとなる。夜遅くの夕食は避けるべきである。

⑤　間　食

間食は新陳代謝が活発な幼児にとって，栄養摂取上重要である。時間を決めて，補食として適量を与えることが大切である。

⑥　午　睡

午睡は仮眠であるが，長さや時間帯によって，夕食や就寝時刻が乱れる原因になる。

とがメラトニンの分泌をよくする。

またこのメラトニンは，昼間にしっかり太陽の光を浴びることによって，夜によく分泌される。

● 成長ホルモン

脳やからだの新陳代謝の活性や成長に大きく関係するホルモンである。

眠りについてから4〜5時間分泌される。とくに，夜9〜12時の間は他の時間の2倍も分泌される。夜8時頃に眠れば，熟睡したときに成長ホルモンの分泌が一番活発な時間となる。

4.　食事の内容

(1)　幼児期の食事摂取基準と食事バランスガイド

栄養必要量の目安となる「日本人の食事摂取基準(2020年版)」(巻末p.177参照)では，幼児の体重1kg当たりのエネルギー，たんぱく質，鉄，カルシウムなどの摂取基準は，成人に比べ2〜3倍多い。しかし，消化器官の発達や消化吸収力が未熟なため，一度に多量の摂取はできない。このため，必要なエネルギーや栄養素は朝・昼・夜の食事と間食に分け，1日4〜5回で摂取する。

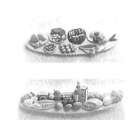

(2)　食事の目安量

1日のエネルギーの食事摂取基準は1〜2歳で男子950kcal，女子900kcal，3〜5歳は男子1,300kcal，女子1,250kcalである。これを3回の食事と間食へ配分した例を表3−9(比率)，表3−10(エネルギー)に示す。

次に，食事摂取基準に示された各栄養素の1日量を満たすために幼児が1日に摂取すべき食品の目安量を表3-11に示す。これを表3-10の比率に基づいて摂取する。ただし，体格，運動量の違いなどの個人差は配慮する必要がある。

表3-9　1日の食事と間食のエネルギー配分比率（%）

食事回数	1〜2歳	3〜5歳
朝　食	25〜30	20〜25
昼　食	30	30
夕　食	30	30
間　食	15〜20	10〜15

表3-10　1日の食事と間食のエネルギー配分例（kcal）

食事の回数	1〜2歳		3〜5歳	
	男　子	女　子	男　子	女　子
	950	900	1300	1250
朝　食	240〜285	225〜270	260〜325	250〜300
昼　食	285	270	390	375
夕　食	285	270	390	375
間　食	145〜190	135〜180	130〜195	125〜190

表3-11　1日の食品摂取の目安量

主菜／副菜／主食	食　品		1〜2歳	3〜5歳
たんぱく質源（主菜）	魚[1]・肉[2]		35g	40g
	卵		35g（Lサイズ1/2個）	40g
	大豆製品[3]	納豆	30g（3/4パック）	40g（1パック）
	乳・乳製品	牛乳	200mL	200〜300mL
ビタミン・ミネラル源（副菜）	緑黄色野菜[4]		90g	90g
	淡色野菜[5]・きのこ類		120g	150g
	果物[6]		100g	100〜150g
	海藻類		少量	少量
炭水化物源（主食）	穀類	ごはん	子ども茶碗	子ども茶碗
			90g（子ども茶碗1杯）	110g（子ども茶碗1杯半）
		パン	60g（8枚切り1枚）	70g（6枚切り1枚）
		ゆでうどん	140g（3/2玉ぐらい）	170g（4/3玉ぐらい）
	いも類	じゃがいも	40g（中1/4個）	60g（中1/3個）
	砂糖（主食からは除く）		10g	10g
脂質源	油脂類	サラダ油	10g（大さじ1弱）	15g（大さじ1強）

〈目安量の参考〉

注］ [1]魚切り身　　　1切れ80g　　　[5]たまねぎ　　　中1/4個50g
　　 [2]ロース肉　　　中一枚40g　　　　きゅうり　　　1/3本40g
　　 [3]豆腐　　　　　1丁300g　　　　 キャベツ　　　中1枚50g
　　 [4]にんじん　　　中1/4本60g　　　[6]みかん　　　1個100g
　　 　ほうれんそう　1株30g　　　　　 りんご　　　　中1/4個50g

（3）　献立と調理の注意点
①　調理形態

　口腔機能，消化・吸収機能が未発達であり，栄養素摂取のためには食品を個々の幼児の摂食機能に合わせた形態にする必要がある。口腔内の形態的要素・咀しゃく力を考慮することなく，かたい食品や繊維の強いものを与えると，処理しきれない食べ物を丸飲みすることに繋がりかねない。また，軟らかすぎるものを与えると，ほとんど咀しゃくせずに飲み込むため，咀しゃく力の発達の妨げとなる。食事は幼児自身がしっかり噛んで食べられる状態であることの必要性を認識し，手づかみ食べ，もしくは使用食具も考慮した調理形態にする必要がある。

②　献　立

　1回の食事ごとに，主食・主菜・副菜（表3-11参照）を摂ると，栄養バランスのよい献立となる。さらに汁物を加えることで，より充実した内容となる。しかし，汁物が献立にある場合，同時に水・お茶を食卓に並べることは，よく噛まずに食べ物を流し込む恐れがあるので注意する。

③　味付け

　塩味などの味覚の閾値は年齢に比例しており，乳幼児は閾値が低い。つまり，大人向けの味付けは子どもにとっては濃い。また，世界保健機関（WHO）では食塩摂取目標を1日5g，子どもはこの半量としている。しかし，日本人の食塩摂取量は平均10.6gと大幅に上回っており，生活習慣病に悪影響を及ぼしている。生活習慣病予防の観点から，食塩（ナトリウム）のみならず，糖質や脂質の過剰摂取にならない食習慣を幼児期から身につけさせることが必要である。

　味覚形成の基礎をつくる幼児期の味付けは，素材本来の味を生かした薄味にするように注意する。

④　窒息の原因になりやすい食べ物

　乳幼児では，食物を間違って飲み込むこと（誤嚥）による窒息事故が多い。喉に詰まりやすい食べ物については，p.137「誤嚥しやすい食品の形態」を参照する。この他にご飯やパンなどでの誤嚥事故が起きている。喉に詰まりやすいものを食べる場合には，ほおばらず，慌てずにゆっくりよく噛んで食べる習慣をつけるようにする。大豆やピーナッツは気道に入りやすい大きさや形状をしているうえ，奥歯（臼歯）がなく，食べ物を噛んですりつぶすことのできない幼児には与えない。

●味　覚

　動物の五感の一つであり，舌の表面に分布する味覚受容器である味蕾（みらい）で感知する。生理学的には，甘味，塩味，酸味，苦味，うま味の5つが基本味に位置づけられている。

●閾　値

　味や香りを感じるのに必要最小の刺激の量のことを指す。

●誤嚥と誤飲

誤嚥：食べ物は，食道を通って胃の中に入らなければならないが，誤って気管内に入ってしまうこと。通常は気管内に異物が入ると，人体の防御反応が働き，異物を外へ出そうとして咳などの反射が起こる。誤嚥による事故は乳幼児や高齢者に多い。

誤飲：食べ物以外の有害なものや危険なもの（たばこ，洗剤，ボタン電池など）を，間違えたり誤ったりして（食道を通して）呑み込んでしまうこと。誤飲による事故は5歳以下の子どもに多い。

5. 間　食

（1）　間食の必要性と役割
①　栄養的な役割

　幼児期は身体発育が著しく，運動機能の発達に伴い運動量も増す。こ
れらを充足する十分なエネルギーや栄養素を，小さなからだの未発達な
消化器で摂るため間食が必要となる。そのため，間食は食事の一部とし
ての役割がある。1〜2歳児では，3回の食事と1〜2回の間食で1日4〜
5回食，3〜5歳児では，3回の食事と1回の間食で1日4回食と考えて与
える。

②　精神的な役割

　間食は，食事とは異なる調理方法や食品なども与えられるため，幼児
の楽しみでもある。また，活発な幼児の生活の休息であるため，食卓に
座って食べる習慣を身に付けさせるようにする。さらに，子どもだけで
なく，親や養育者，保育者がゆったりとした気持で向き合いながら食べ
ることで，気分転換となり，楽しい空間づくりの場ともなる。

③　教育的な役割

　楽しみな間食場面では，手洗いや「いただきます」「ごちそうさま」の
あいさつ，食事のマナーなどを食習慣として無理なく身につける機会で
ある。

（2）　間食の与え方
①　間食の適量・回数

　1日の食事と間食のエネルギー配分比率（表3−10）とエネルギー配分
例（表3−11）に示した通り，1〜2歳児の間食の適量としてのエネル
ギーは15〜20％の135〜190 kcal，3〜5歳児は10〜15％の125〜
195 kcalである。これを1〜2歳児では1〜2回，3〜5歳児では1回の間
食に与える。ただし，運動量，年齢，性別などから個人差があるので，
子どもに応じた配慮が必要である。

②　間食の時間

　間食は食事までに2〜3時間空くように時間を決めて，規則的に摂る
ことができるようにする。子どものほしがるままに不規則に何度も与え
ることは，虫歯（う歯）や肥満の原因となる。また，食事のときに空腹に
ならず，食欲がわかないために，偏食や遊び食べなどに繋がることもあ
る。

● 間食（おやつ）の役割
　幼児にとって，間食は，食
事の代わりとして栄養素を補
うだけではなく，新しい食べ
物と出合いや味覚の形成など
重要な役割がある。
　「おやつ」という言葉は，親
子のふれ合いから，ぬくもり
が感じられる。
　子どもと一緒におしゃべり
をしながら夢をふくらませる
ことができる。おやつは心の
栄養でもある。

● おやつ（市販）のエネルギー

ヨーグルト1個

141 kcal

ポッキーチョコ1箱

380 kcal

アイスクリーム1個

280 kcal

ホットケーキ2枚

400 kcal

③ 望ましい食材

食事と同様の食材を，食事の一環として与える。とくに，牛乳・乳製品，穀類，いも類，豆類，小魚，季節の果物や野菜などが望ましい食材である。味つけは，素材の味を生かした薄味，もしくは自然のままの味が望ましい。

市販品の場合，塩味，甘味，脂質，香辛料の強いものは避ける。また，着色料や人工甘味料などの食品添加物の使用が少ないものを選ぶようにする。そして，パッケージごとではなく皿などに移して適量を与える。一緒に牛乳・乳製品，果物といった自然のものをセットにするよう考えるとよい。

⑤ 水分の補給

間食は水分補給をする重要な機会でもある。カフェインを含まない麦茶や水などが適している。間食や間食以外の水分補給として，市販のイオン飲料はからだによいと思い，積極的に与える事例がある。これらは糖分，塩分を含んでおり，多過ぎると食事量に影響をおよぼし，肥満や痩せ，虫歯の原因となる。さらに，腎機能に負担をかけることもある。

また果汁や加糖飲料，乳酸菌飲料は，通常冷たい状態で飲むため，甘さの閾値が高く，多くの糖分を摂ることになる。そのため，食事量にも影響をおよぼし，肥満や痩せ，虫歯の原因になる。これらの飲料には注意が必要である（表3-12）。

表3-12 飲みものに含まれる砂糖の量

種類	内容量 (mL)	スティック シュガー (1本3g)
果汁100%オレンジジュース	200	7
イオン飲料	350	8
果汁10%オレンジジュース	280	10
ドリンクタイプヨーグルト	200	13〜14
乳酸菌飲料	80	4
野菜ジュース	200	3

6. 弁　当

（1） バランスのよい弁当

次のような弁当のつめ方をすると，栄養素とエネルギーのバランスが整う。

① 弁当箱の大きさ

日本人の食事摂取基準に示された1日のエネルギー量を1日3食から摂取する場合，1食に必要なエネルギーの目安量は1〜2歳で300〜330kcal，3〜5歳では400〜430kcalである。弁当箱の容量（mL）＝弁当の中身のエネルギー（kcal）となる。子どものエネルギー必要量に合った弁当箱を選ぶようにする。

② 主食・主菜・副菜のバランス

弁当箱の表面積を主食：主菜：副菜＝3：1：2のバランスとなるようにつめる。そして，3/6を主食（炭水化物源），1/6を主菜（たんぱく質

●弁当箱の主食・主菜・副菜の比率

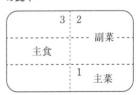

源），2/6に副菜（ビタミン・ミネラル源：野菜類）をつめる（表3-13）。

表3-13　基本的な弁当のつめ方

	比率	主な栄養素	お弁当に入れやすい食品
主　食	3	炭水化物	ご飯，パン，麺など
副　菜	2	ビタミン・ミネラル	野菜類，いも類など
主　菜	1	たんぱく質	肉，魚，卵など

●バランスのよい弁当
　子どもの好みをとり入れながら，理想的な栄養バランスのとれた弁当づくりを心がけたい。

③　彩りを良くする

　赤・黄・緑・白・黒の五色がそろうと，彩りも栄養バランスも良くなる。

④　同じ調理法のおかずを重ねない

　油脂使用量の多い揚げ物や食塩の使用量の多い佃煮や漬物などはそれぞれ1品までとする。調理法を重ねないことで，味のバランス，食事全体のエネルギー量や食塩量のバランスをとることができる。

⑤　動かないようにつめる

　お弁当の中身が動かないようにつめることは，見た目の美しさや彩りを保ち，食欲増進に繋がるだけでなく，1食分の栄養素やエネルギー摂取のために必要である。

（以上①～⑤はNPO法人食生態学実践フォーラムHPを参考とした）

（2）　弁当づくりの注意点

①　中まで火を通す

　食材は中心までしっかり火を通す（加熱後，中心温度75度を1分以上保てば，ほとんどの菌は死滅）。前日に調理したものは再度加熱する。

②　水気，汁気をしっかりきる

　水分が多いと最近が繁殖しやすい。汁気は煮切ってからつめる。

③　十分に冷ましてからつめる

　細菌の繁殖は30～40℃で最も増殖が盛んになる。この温度帯を避けるために，30分以内に20℃以下にするようにする。また，温かいまま蓋をすると，湯気が水滴となり細菌の繁殖の原因となる。十分冷ましてからつめて，蓋をする。

●食中毒を引き起こす主な原因
　「細菌」と「ウイルス」である（p.27表2-10参照）。細菌は温度や湿度などの条件がそろうと食べ物のなかで増殖し，その食べ物を食べることで食中毒を引き起こす。
　一方，ウイルスは低温や乾燥した環境中で長く生存する。ウイルスは，細菌のように食べ物のなかでは増殖しないが，食べ物を通じて体内に入ると，人の腸管内で増殖し，食中毒を引き起こす。

④　子どもに合わせたお弁当をつくる

　食べやすい調理形態であること，お弁当箱の目安量にこだわり過ぎずに，子どもの食事量に応じた大きさ（内容量）の弁当箱を選ぶようにする。弁当をきれいに残さず食べることは，結果的に栄養素やエネルギーの充足のみならず，子どもの達成感にもつながる。

7. 幼児の食事の環境

（1） 共 食

　幼児期は食べ物に対する関心を広げる時期であり，さまざまな食べ物の味を経験させることが重要である。しかし，人間は雑食性の動物のため，害のない食べ物を選択しないと生命が脅かされる。そのため，新奇性恐怖といって，はじめて見る食べ物に対して恐怖心をもち，警戒する行動式が備わっている。幼児も新しい食べ物を食べるときに食わず嫌いになることがある。そのとき，一緒に食卓を囲む人が「おいしいね」と言葉をかけると，食べ物に向き合うことの恐怖心が薄らぎ，安心して食べることができる。親や保育者が子どもの手本となるよう，栄養バランスのとれた食事を正しいマナーで一緒に食べるようにすることが，子どもの食機能，コミュニケーション能力，食べる意欲を育てることになるのである。

●共 食
　子どもが，家族や親しい大人と一緒に「食事」を共有すること。
　社会性が芽生える幼児期は，家族や友だちと一緒に食事をすることで，コミュニケーションを楽しむことができるようになる。

（2） 幼児の食事の姿勢

　椅子はテーブルの高さに合わせて，子どもの両肘がテーブルに対して直角（90度）につき，足底全体が床または補助台にしっかりつくように調節する。臀部は椅子の座面で安定していること，また，テーブルと子どもの身体の間に握りこぶし一つ分空いていることが大切である。このような安定した座位姿勢をとることで，テーブルの上の食事を見ることができ，両手を自由に使い捕食し，咀しゃく，嚥下を無理なく行うことができる。

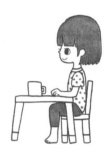

正しい姿勢

（3） 幼児の食具

① スプーン，フォーク

　スプーンやフォークは柄の部分が太く，子どもが握りやすく長すぎないもの，口の中に入るボール部分は大きすぎないものを選ぶ。

② 食 器

　食器を自分で扱いはじめたころの汁椀はボール型でなく，両手で包むように持ち，置いたときに安定しているものが適当である。皿についてはふちが垂直に立ち上がっていると，スプーンですくいやすい。さらに，立ち上がりの内側にくぼみがあると，食具を使いはじめのころには，よりすくいやすい。茶碗は子どもが手を開いて親指で茶碗の縁を，その他の指で糸底をもつことができる大きさを選ぶ。

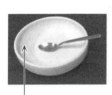

スプーンが当たり，すくいやすくなっている

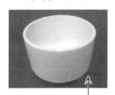

置いたときに安定している形状

写真提供：菊川保育園
皿と汁椀

③　箸

　材質は木製で，丸くない角のあるものが滑りにくく，使いやすい。また，手の大きさに合った箸の長さを選ぶことが重要である。使用する箸の長さが適切でないと，上手に使えないことがあるため，幼児の手の大きさに合わせた長さのものを選択するとよい。幼児の手のひらの長さより，2〜3cm長い箸が扱いやすいと考えられている。

　箸を正しく持つためには，親指・人さし指・中指の動きがポイントとなる（図3-4）。遊びを通して指の動きを練習するとよい。

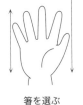

箸を選ぶ

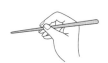

①えんぴつのように箸を1本持つ

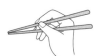

②もう1本の箸を親指のつけ根と薬指の先ではさむ

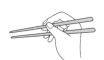

③上の箸を動かす下の箸は動かさない

図3-4　正しい箸の使い方

箸の練習に繋がる指先を使った遊びの実践事例

指人形で遊ぼう（ステップ1）
親指・人差し指・中指指人形を付け，くっつけたり離したり，3本指を立てたりしていろいろな指の動きを練習しましょう。

アクセサリーを作ろう（ステップ2）
指先を器用に動かす練習をしましょう。大き目のビーズで首飾りや腕輪を作ります。短く切ったストローを毛糸に通してもいいでしょう。

いろいろなものを挟んでみよう（ステップ3）
大きさや形，素材の違いや固さによって，箸の使い方が違うことを，遊びながら学びましょう。発達の違いに合わせた材料選びも大切です。

★手づくりのお箸セットで楽しく使い方を覚えましょう。適当な大きさの空き箱に仕切りを作ったり，蓋付きのケースを用意してお弁当箱に見立てて遊ぶと楽しいでしょう。

市販の割り箸は，大人用なので上を少し切って，カラーテープを巻いて，上下がわかるようにしてあげましょう。

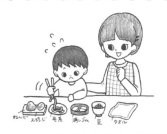

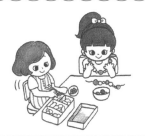

8. 幼児期の食生活上の問題

　幼児の母親への調査で子どもの食事で困っていることを図3−5に示す。子どもの食事について困っていることは，2〜3歳未満では「遊び食べをする」と回答した母親が最も多く，3〜4歳未満，4〜5歳未満，5歳以上では「食べるのに時間がかかる」と回答した母親が最も多かった。また，子どもの食事について困っていることは「特にない」と回答した母親が最も多かった5歳以上でも2割強であり，約8割の母親が子どもの食生活上の問題を抱えている現状がみられた。

　これら食生活上の問題解決への望ましい共通の対応として，生活リズムを整える，間食の与え方を正しくする，適度な運動を心がける，共食などが挙げられる。これにより，空腹感をもって食事に向き合えるようになり，食生活上の問題点の軽減に繋がる。

　次にそれぞれの問題点への望ましい対応を述べる。

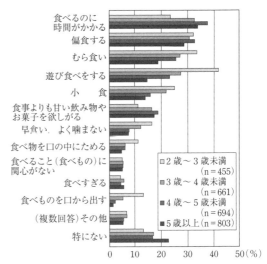

図3−5　子どもの食事で困っていること
（回答者：2〜6歳児の保護者）

平成27年度乳幼児栄養調査　厚生労働省

（1）　食べるのに時間がかかる，遊び食べ

　子どもが食器の中の食べ物を手でこねる，落とす，口に入れたり出したり眺めたりといった行動は，一見遊び食べや散らかし食いにみえる。しかし，子どもにとっては，自分の手で食べ物を確認・納得し，受け入れるための学習である。そのため，食べるのに時間がかかってしまうこともある。

　これらは子どもの心身の発達過程で現れる食行動であり，成長に伴い減少する。しかし，誤った対応は，食習慣に悪影響を与える恐れがある。子どもの気持ちを理解しつつも，けじめのある食習慣を身につけさせたい。望ましい対応としては，食事に集中できるように食卓の近くに子どもの気を引くものを置かない，テレビはつけないようにする。また，気を散らさないために，周囲の人も一緒に食卓につき，他のことをしないようにする。そして，子どもが食べたくなさそうなときは無理強いせず，食事も30分程度で切り上げるなどである。

（2）　偏食，むら食い

　栄養学的には，特定の食品を嫌っても，同様の栄養価のある食品を食

●乳幼児栄養調査
目的：授乳・離乳の支援や乳幼児の食生活の改善のための基礎資料を得る。
調査対象：平成27年6歳未満（6歳4か月未満）の乳幼児3,871人とその世帯
調査内容：母乳育児（授乳）と離乳食・幼児食の現状，子どもの生活習慣，健康状態など。
調査時期：昭和60年度開始。10年周期で調査年9月中の1日　　（厚生労働省）

● 本当に小食？食欲がない？
① 目安量以上に多く盛り付けていないか

少なめに盛り付けて，全部食べられたらおかわりにすると，負担にならず，全部食べる励みとなる。
② 間食の与え方は適切か

不規則な与え方や，不適切な量や内容は，食事の時に空腹感がない。
③ 外で遊んでいるか

体を動かさなければ，お腹は空かない。
④ 生活リズムは規則的か

早寝，早起きそして食事やおやつの時間が決まっていないと，特に朝食の食欲がない。
⑤ 一人で食べさせていないか

子ども一人では，楽しくなく，気が散ってしまう。共食により，食べる意欲を引き出す。
⑥ 子どもが自分で食べているか

いつまでもおとなが食事介助をしていると，食べる意欲がわきにくい。

べていれば問題はない。しかし，幼児期は味覚を育て，食べ物への興味を広げる時期でもあり，さまざまな食べ物を経験させる必要がある。匂いや食感，かた過ぎるものや，噛みにくいものなど幼児の口腔機能に合わないものは嫌がる傾向がある。そのため，調理形態や調理法にも配慮する。

また，幼児は偏食があるようにみえてもしばらくするとそれが消え，次は別の食べ物を嫌がる。この時期の偏食は固定化しないため，一時期特定の食品を嫌っても，偏食と決めつけないようにする。

（3） 小食，食欲がない

空腹感をもって食事に向き合えるように配慮しても，発育・発達に問題がなくとも，食が細い子どもはいる。その場合，保育士は母親や養育者の悩みを傾聴し，不安を軽減させるように対応することが大切である。

（4） 早食い，よく噛まない

その子の咀しゃく機能に対し，かたすぎたり，柔らかすぎたりする食べ物はよく噛まずに飲み込むことがある。自分の一口量を獲得していない場合は，スティック状のパンなどを前歯で噛みとらせて自分の一口量を覚えさせる。

また，食事中に汁物や水分を与え過ぎると，噛まずに食べ物を流し込む習慣がつきやすくなる。そして，急がせたり，無理強いしたりしないようにする。

参考文献

大澤清二：子どもの発育の現状の分析—幼児期の発育が日本人の身長の大型化をもたらした—，母子保健情報，7(65)，pp.19 - 22(2012)

小児歯科学会．小児の咀嚼機能に関する総合的研究—食生活，食べ方，生活環境等について—．小児歯科学雑誌，36(1)，pp.1 - 21(1998)

Emmett P, North K, Noble S.: Types of drinks consumed by infants at 4 and 8 months of age:a descriptive study. The ALSPAC Study Team. *Public Health Nutr,* 3(2), pp.211 - 7,2000

島本和恵，反町吉秀，岩瀬靖彦：乳幼児の飲料摂取と母親の飲料に対する意識との関連，pp.25 - 36，日本栄養士会雑誌，第59(9)（2016）

NPO法人食生態学実践フォーラム HP，http://shokuseitaigaku.com/2014/bentobako（2016年3月9日にアクセス）

Section 3 学童期の心身の発達と食生活

1. 学童期の心身の発達の特徴

(1) 身体の発育

　学童期は、6〜12歳の小学校に通う6年間をいう。学童期の前半は、幼児期よりも、成長は緩やかだが、学童期後半から思春期にかけて、第二発育急進期（思春期スパート）がみられる。身長・体重が急激に増加し、男子は11〜12歳に、女子は9〜10歳に最も身長が伸び、女子は、男子に比べ第二発育急進期が2年ほど早く始まる。骨格、筋力の発達により、体力・運動能力が向上し、幼児期よりも運動量が多くなる。さらに第二次性徴が現れ、性の成熟が始まり、男女差が出現してくる。

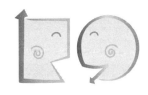

(2) 骨・歯の発達

　骨は長さと太さの成長とともに、カルシウムなどの蓄積により、骨密度が増加する。日本人の食生活において、カルシウムは不足しがちの栄養素のため、カルシウムを不足することなく摂取することが、骨の健康において、重要である。

　一方、歯は、6歳頃から乳歯の脱落が始まり、12歳頃には、第三大臼歯以外の永久歯に乳歯がすべて生え変わり、さらに8本の永久歯が加わり、28本の永久歯が生えそろう。

● カルシウム摂取
　カルシウムは、牛乳やチーズ、ヨーグルトなどの乳製品、緑黄色野菜、海藻などに含まれる。

(3) 精神の発達

　今までの自己中心的な考え方から、客観的に物事をとらえたり、抽象的な概念や論理的思考、社会性などがこの時期に発達していく。自立心も芽生え、家族中心の生活から、仲間中心の生活に変わっていく。

2. 学童期の食生活の特徴と問題点

　「楽しく食べる子どもに〜食からはじまる健やかガイド〜」(厚生労働省、2004)では、この時期に育てたい食べる力を述べている(表3−14)。

　幼児期までは、大人のもとで、食事をとることが中心だったため、食の知識をつけるということよりも、楽しく食べる体験を積み重ねることが重要であった。学童期になると、子ども自身で食べ物を選択するとい

表3-14　学童期に育てたい「食べる力」

> 学童期〜食の体験を深め，食の世界を広げよう〜
> ・1日3回の食事や間食のリズムがもてる。
> ・食事のバランスや適量がわかる。
> ・家族や仲間と一緒に食事づくりや準備を楽しむ。
> ・自然と食べ物との関わり，地域と食べ物との関わりに関心をもつ。
> ・自分の食生活を振り返り，評価し，改善できる。
>
> 厚生労働省　楽しく食べる子どもに〜食からはじまる健やかガイド〜(2004)

う機会が増えてくる。そのため，食べる時間，食べ物の組み合わせ方，量，環境などの食の知識を教えていくことが大切になってくる。食を楽しみながら，自分で管理ができるようになるための食支援がこの時期に求められる。

(1)　孤食と個食

親の就労形態の多様化や子どもの習い事などにより，家族の生活時間がずれ，家族そろって同じ食事をとることが難しくなってきている。その結果，家族と一緒に暮らしていても一人で食事を摂る「孤食」や，家族と食卓を囲んでいても，それぞれ自分の好きな物を食べる「個食」が増えている。これらが多い家庭では，この時期に大切な食卓でのコミュニケーションがとれないため，精神面への影響も大きく，協調性やマナーが身につけにくくなる。また過食や欠食，栄養バランスの偏った食事になりやすくなってしまう。このような背景から，第三次食育推進基本計画(平成28〜32年度)では，『共食』の回数を増やすことを目標としている。家族と楽しく食卓を囲むことは，子どもの健やかな心と体を育むことになるため，子どものときから家族一緒に楽しく食卓を囲む体験をさせることが望まれる。

(2)　間食や夜食

学童期は，幼児期と同様に発育が盛んな時期であるため，間食は3回の食事では取りきれない栄養を補うためのものとして捉え，内容や量を考えることが望ましい。一方，子どもの生活の夜型化や習い事により，夜遅くに食べる，夜食をとる子どもが増えている。

成長に必要なエネルギーや栄養素を補給したいものだが，実際は間食や夜食を，スナック菓子やチョコレート，菓子パンなどで済ませている子どもも多くみられる。食塩，脂肪，砂糖の摂り過ぎは，生活習慣病の原因にもなるため，これらの習慣的な摂取は気をつけたい。

また，夜遅い時間の食事は，脂肪として体内に蓄積されやすく肥満の

●好きな料理・嫌いな料理

平成22年度児童生徒の食生活実態調査によると，小学校5年生の好きな料理は，1位寿司，2位カレーライス，ドライカレー・ハヤシライス，3位オムライス，4位ラーメン，5位デザートであり，脂質や糖質を多く含むものが多かった。一方，嫌いな料理は，1位レバー料理，2位うなぎ，3位サラダ，4位つけもの，5位焼き魚，6位煮魚であり，魚料理や野菜が多かった。

生活習慣病を予防するためには，肉・卵などの動物性脂質よりも，魚や野菜を積極的に摂取することが望ましいが，これらが嫌いな料理の上位にあがってしまっている。
(独立行政法人日本スポーツ振興センター)

原因にもなりやすい。習い事などで帰りが遅くなる場合は，習い事の前に少し食べ，帰宅後の食事は軽くすることや，消化の良いものにし，翌日の朝食に影響が出ないよう，配慮したい。

（3）肥満

　学童期の肥満は，思春期，成人期の肥満に移行しやすく，高度肥満は，メタボリックシンドロームとの関連が深いため，肥満の予防が重要である。肥満の判定には，肥満度，ローレル指数を用いるが，発育期であるため一時点で判断するのではなく，成長曲線も用いるとよい。

　この時期の肥満は，単純性肥満が多く，摂取エネルギーが消費エネルギーを上回ったことにより，体内に脂肪が蓄積されたものである。肥満の背景の一つには，食生活の欧米化により，動物性脂肪の摂取が増加し，結果的に摂取エネルギーが増加したこともあげられる。動物性脂肪の摂取増加は，脂質異常症の原因ともなる。

　肥満の改善には，摂取エネルギーと消費エネルギーの見直しを行う。発育期であるため，極端な食事制限はせず，甘いお菓子やスナック菓子などを多くとっている場合は，これらを見直し，規則正しい食習慣を送ることが大事である。また，消費エネルギーを上げる方法として，運動習慣を身につけさせることが重要である。しかし，肥満の子どもは運動が苦手な子も多いため，家事の手伝いや散歩をするなど，活動量を少しずつ増やすことから始めていく。さらに，睡眠不足も肥満の原因となることから，生活リズムを整えることが重要である。

● メタボリックシンドローム
　内臓肥満に，高血糖，高血圧，脂質代謝異常が組み合わさり，動脈硬化性疾患になりやすい病態のことをいう。内臓脂肪が蓄積すると，糖尿病や高血圧，脂質異常症が起こりやすくなり，さらにこれらの数が多くなると，動脈硬化を急速に進行させる。

● 脂質異常症
　中性脂肪やコレステロールなどの脂質代謝に異常をきたした状態のことをいい，放置すると動脈硬化性疾患を引き起こす原因となるので，注意が必要である。

（4）ダイエット，やせ

　近年，ダイエットの低年齢化が問題視されており，小学校高学年から，ダイエット経験者が増えてくる。痩せたいと思う者，またはダイエット経験者の多くは，痩せる必要がない，やせ・普通体重の者である。痩せる必要がないのに，極端なダイエット，食事制限を行うと，この時期に必要なエネルギーや栄養素をしっかりとることができなくなってしまう。その結果，骨密度の低下，貧血，無月経を引き起こしやすくなる。また基礎代謝が落ち，かえって太りやすいからだになってしまう。過度なダイエットから思春期やせ症（神経性食欲不振症）を発症する者もいるため，注意が必要である。

　ダイエットを意識する前から，健康的な体型とはどんな体型なのか，ダイエットによる弊害を伝えていくことが，極端なダイエットを行う者を減らすことにつながる。

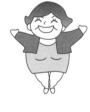
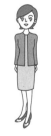

3. 学校給食

（1） 学校給食の歴史

明治22(1889)年，山形県鶴岡町の私立忠愛小学校において，貧困児童を対象に昼食を提供したことが，日本の給食の始まりといわれている。その後，昭和7(1932)年には，国庫補助による，貧困児童の救済を目的とした学校給食が全国的に実施され，昭和29(1954)年には，学校給食法が成立され，学校給食を単に栄養補給のための食事として捉えるのではなく，教育活動の一環として行われることとなった。

平成21年4月1日に施行された改正学校給食法の第1条には，「学校給食が児童及び生徒の心身の健全な発達に資するものであり，かつ，児童及び生徒の食に関する正しい理解と適切な判断力を養う上で重要な役割を果たすものであることに鑑み，学校給食及び学校給食を活用した食に関する指導の実施に関し必要な事項を定め，もつて学校給食の普及充実及び学校における食育の推進を図ることを目的とする」とされている。さらに第2条では，学校給食の目標が次のようにあげられている（表3-15）。

平成17(2005年)には，学校における食育の推進に中核的な役割担う「栄養教諭」制度が創設された。栄養教諭は，児童生徒が健全な食生活を送るための知識と態度を養うために，学校給食を活用した食に関する実践的な指導を行う。

表3-15　学校給食の目標

> 学校給食を実施するに当たっては，義務教育諸学校における教育の目的を実現するために，次に掲げる目標が達成されるよう努めなければならない。
> ① 適切な栄養の摂取による健康の保持増進を図ること。
> ② 日常生活における食事について正しい理解を深め，健全な食生活を営むことができる判断力を培い，及び望ましい食習慣を養うこと。
> ③ 学校生活を豊かにし，明るい社交性及び協同の精神を養うこと。
> ④ 食生活が自然の恩恵の上に成り立つものであることについての理解を深め，生命及び自然を尊重する精神並びに環境の保全に寄与する態度を養うこと。
> ⑤ 食生活が食にかかわる人々の様々な活動に支えられていることについての理解を深め，勤労を重んずる態度を養うこと。
> ⑥ 我が国や各地域の優れた伝統的な食文化についての理解を深めること。
> ⑦ 食料の生産，流通及び消費について，正しい理解に導くこと。

文部科学省　学校給食法第2条(2009)

（2） 学校給食の実施状況

学校給食には，完全給食（主食，おかず，ミルク），補食給食（おかず，ミルク），ミルク給食の3区分がある。学校給食実施状況調査（平成26年度）（表3-16）では，小学校における完全給食実施率は，98.4％であ

● 学校給食の取り組み

学校給食は，社会の一員としての自覚を高めるための社交の場であり，児童生徒，教職員，親子，地域の人々との楽しい食事を通して，豊かな人間性を育むことができる。

現在，食事を通してコミュニケーションを深めることを目的に，さまざまな取り組みが行われている。異なるクラスや学年，小学校と中学校，保護者との交流給食や，地域の方を招き，一緒に学校給食を食べる招待給食，大皿に盛られた数種類の料理を，各自がお皿に取り分けて食べるバイキング給食も実施されている。バイキング給食では，自分に適した食事の内容や量を把握する力を育てることができる。

また，学校給食に地域の食材を活用し（地産地消），地域の郷土食や行事食も提供している。これらは，家庭において各地域や行事食を食べる機会が減っている現代において，学校給食が食文化を伝える場にもなっている。

る。また完全給食において米飯給食を実施している学校はほぼ100％であり，週当たりの回数は平均3.36回である。

表3-16　学校給食実施状況

区　分	学校総数 （校）	実施率（学校数比）			
		計(%)	完全給食 （%）	補食給食 （%）	ミルク給食 （%）
小学校	20543	99.2	98.4	0.4	0.4
中学校	10482	87.9	81.4	0.5	6
特別支援学校	1093	88.9	87.4	0.2	1.4
夜間定時制高等学校	588	78.1	58.8	18.7	0.5
計	32706	94.8	91.9	0.7	2.2

文部科学省　学校給食実施状況等調査(2014)

（3）　学校給食の食事内容

　学校給食の食事内容は，学校給食実施基準の「児童または生徒一人1回当たりの学校給食摂取基準」を目安にしている（表3-17）。学校給食摂取基準は，厚生労働省が策定している「日本人の食事摂取基準(2010)」

表3-17　児童または生徒1人1回当たりの学校給食摂取基準

区　分	基準値			
	児童（6〜7歳） の場合	児童（8〜9歳） の場合	生徒（10〜11歳） の場合	生徒（12〜14歳） の場合
エネルギー(kcal)	530	640	750	820
たんぱく質(g) 範囲　※	20 16〜26	24 18〜32	28 22〜38	30 25〜40
脂質(%)	学校給食による摂取エネルギー全体の25〜30%			
ナトリウム （食塩相当量）(g)	2未満	2.5未満	2.5未満	3未満
カルシウム(mg)	300	350	400	450
鉄(mg)	2	3	4	4
ビタミンA（μgRE）	150	170	200	300
ビタミンB_1(mg)	0.3	0.4	0.5	0.5
ビタミンB_2(mg)	0.4	0.4	0.5	0.6
ビタミンC(mg)	20	20	25	35
食物繊維(g)	4	5	6	6.5

注]1　表に掲げるものほか，次に掲げるものについてもそれぞれ示した摂取について配慮すること。
　　　マグネシウム…児童（6〜7歳）70mg，児童（8〜9歳）80mg，児童（10〜11歳）110mg，
　　　　　　　　　　生徒（12〜14歳）140mg
　　　亜　　　　鉛…児童（6〜7歳）2mg，児童（8〜9歳）2mg，児童（10〜11歳）3mg，
　　　　　　　　　　生徒（12〜14歳）3mg
　　2　この摂取基準は，全国的な平均値を示したものであるから，適用に当たっては，個々の健康
　　　及び生活活動等の実態並びに地域の実情等に十分配慮し，弾力的に適用すること。
　　　範囲…示した範囲の内に納めることが望ましい範囲

文部科学省　学校給食実施基準(2018)

●学校給食のある日とない日
　平成22年度児童生徒の食事状況等調査報告書によると，食塩を除く全ての栄養素等の摂取量が学校給食のある日の方が多かった。特にカルシウムは，学校給食のない日は大幅に減少していた。また，エネルギー，たんぱく質，脂質の摂取量は，学校給食のない日に極端に摂取量が多い者や少ない者がみられた。なお，生活習慣病予防の観点から減塩に努めることが重要だが，学校給食から摂取された食塩量は，学校給食のない日の昼食に比べ低値であった。
　学校給食のある日のほうが，ない日よりも不足しやすい栄養素が充実しているため，家庭の食事で足りない栄養素を補う意味でも，学校給食が児童の心身の成長や健康保持に与える影響は大きい。
（独立行政法人日本スポーツ振興センター）

や，児童生徒の食生活の実態調査等を参考に算出したものである。献立作成にあたっては，個々の児童生徒の健康状態，生活活動の状況，また地域の実情等に配慮し，柔軟に適用することが重要である。

　各エネルギーや栄養素の基準は，食事摂取基準の1/3の量が基本となっているが，カルシウムは，家庭において摂取しにくい栄養素であるため，食事摂取基準の50％を基準値としている。そのため，家庭で不足しがちな栄養素を学校給食で摂取することができるため，学校給食の果たす役割は大きい。

（4）　給食の時間の指導内容

　給食の時間における食に関する指導の内容が「食に関する指導の手引−第一次改訂版−」(文部科学省)で述べられている。給食の時間では，楽しく会食すること，健康によい食事のとり方，安全・衛生，食事環境の整備，食文化，勤労と感謝に関することを中心に指導を行い，学校給食を生きた教材として活用し，他の教科と連携しながら，食に関する指導を学校教育全体で行っていく。

（5）　食物アレルギー対応

　近年食物アレルギーをもつ児童が増えている。国の対策としては，国，地方自治体，医師その他の医療関係者，学校関係者などの責務を明らかにし，アレルギー疾患対策の推進に関する指針の策定などについて定めたアレルギー疾患対策基本法を2015(平成27)年12月25日より施行した。主な基本理念は①総合的な施策の実施により生活環境の改善を図ること，②居住地域にかかわらず適切なアレルギー疾患医療を受けられるようにすること，③適切な情報の入手ができる体制及び生活の質の維持向上のための支援体制の整備がなされること，④アレルギー疾患研究を促進し，その成果などを普及・活用・発展させることとし，施策の総合的な実施による生活環境の改善や適切なアレルギー疾患に関わる医療を受けられる体制の整備などを目指している。学校給食現場においても，その対応が求められている。学校長，学級担任，校医，養護教諭，栄養士，調理員など学校全体で指導体制を整え，保護者，主治医との連携をとる。そして，児童生徒の状況に合わせて，対応をしていく。また，緊急時の対応をシュミレーションしておくとよい。

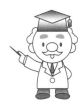

Column

学童期における朝食の欠食状況

　朝食は，発育や健康維持，1日を元気に過ごすために欠かせないものである。就寝中もエネルギーを消費しているため，朝にはエネルギーや栄養素が足りなくなってくる。そこで，朝食において，脳のエネルギー源であるぶどう糖や他の栄養素をしっかり摂取することで，元気に活動することができる。実際に，朝食を毎日食べる児童のほうが，学力調査の平均正答率や体力合計点が高い傾向にあり，朝食欠食がみられる児童は心身の不調を訴えることが多く，肥満の原因にもなる。

　朝食欠食の理由としては，「朝起きられず，朝食をとる時間がない」，「食欲がない」が主にあげられる。大人の夜型生活の影響や，子どもが習い事，学習塾に通うことなどにより，子どもの食事時間や就寝時刻が遅くなり，生活が夜型化している。そのため，朝なかなか起きられず，朝食をとる時間がないことや，夜遅くの食事のために，起床時に空腹を感じないことが生じている。

　2006年に始まった「早寝早起き朝ごはん」運動などの活動により，小学生の朝食欠食状況は，改善傾向ではあった。しかし2018年度文部科学省「全国学力・学習状況調査」では小学生の朝食欠食率が5.5％で，増加したことが報告された（第3次食育推進基本計画の目標：2020年度までに0％）。なお，中学生の朝食欠食率も，同様に増加している。

　一方，朝食を摂取していても，野菜摂取量が少ないなどの朝食内容の貧弱化もみられている。児童の保護者が欠食している場合は，児童の朝食欠食に大きく影響を与えるため，児童の状況をとらえ，家庭・学校・地域が連携して，朝食欠食および内容の改善に取り組んでいくことが重要である。

参考文献

厚生労働省：「楽しく食べる子どもに～食からはじまる健やかガイド～」（2004）
堤ちはる：「子育て・子育ちを支援する子どもの食と栄養」萌文書林（2015）
飯塚美和子：「最新子どもの食と栄養　食生活の基礎を築くために」学建書院（2016）

Section 4 生涯発達と食生活

　人の生涯は，胎児期からはじまり，乳児期，幼児期，学童期，思春期，成人期，高齢期に分けられる。どのライフステージにおいても，楽しく食べることが大切であり，楽しく食べることが，心身を充実させ，生活を豊かにし，健康増進へとつながっていく。

　なお，乳児期，幼児期，学童期については，前節で述べているので，ここでは思春期，胎児期，成人期，高齢期について述べる。

1. 思春期の食と栄養

（1）思春期の特徴

● 生活リズム
　学校，部活動，塾，習い事，交友関係やテレビ，ゲーム，携帯電話，インターネットの普及により，就寝時刻が遅くなり，生活リズムが崩れやすくなる時期である。不適切な睡眠習慣は，朝食欠食，学力・運動能力，非行，不登校，ひきこもりなどとも関連してくる。将来的な自立に影響を与えるリスクが大きくなるため，家庭，学校，地域と連携した多様な取り組みが重要である。

　思春期は，第二次性徴の出現から性成熟までの時期であり，心身ともに著しい変化が現れる時期である。第二次性徴は個人差もあることから，明確な定義はないが，一般に小学校高学年から中・高校生ごろの時期をいうことが多い。

　この時期は，自立心が強くなり，親中心から，友だち中心の生活に変わる。また反抗なども出てくる時期である。精神面の発達により，情緒が不安定になり，食生活の問題も起こりやすくなり，学童期よりも，欠食，孤食，個食，間食，夜食などの食べ方の問題が悪化していくケースが多い。そのため，思春期に入る前から，食の大切さを伝えていくことが大切である。

　思春期に育てたい食べる力を表3-18に示す。思春期には，得た知識をもとに，自ら課題を見つけ，実践，そして評価をすることにより，自分らしい食生活の実現を図っていくことができるようになってくる。また，一緒に食べる人への気遣いができたり，人のために役立つ活動ができるようになってくる。この時期は，食生活の自立を目指して，また，食文化の担い手として，食生活の知識や，食文化をしっかり伝えていくことが大切である。

表3-18　思春期に育てたい "食べる力"

> 思春期～自分らしい食生活を実現し，健やかな食文化の担い手になろう～
> ・食べたい食事のイメージを描き，それを実現できる。
> ・一緒に食べる人を気遣い，楽しく食べることができる。
> ・食料の生産・流通から食卓までのプロセスがわかる。
> ・自分の身体の成長や体調の変化を知り，自分の体を大切にできる。
> ・食に関わる活動を計画したり，積極的に参加したりすることができる。
> 　　　　　　　　厚生労働省　楽しく食べる子どもに～食からはじまる健やかガイド～（2004）

（2）　思春期の食生活の留意点

①　鉄欠乏性貧血

　鉄は赤血球に含まれるヘモグロビンの成分として，体内に酸素を運ぶ役割を持つ。思春期には，急激な成長に伴う血液量の増加や，女性の月経開始による血液の損失により，鉄の必要量が増すため，貧血になりやすい。また激しいスポーツ，無理なダイエット，偏食，欠食，不規則な食生活などの生活習慣が鉄欠乏性貧血を招く。

　食品中の鉄は，肉，魚などの動物性食品に含まれる吸収率の高いヘム鉄と，大豆，穀物，野菜，海藻類に含まれる吸収率の低い非ヘム鉄がある。非ヘム鉄は，動物性たんぱく質やビタミンCと一緒に食べると吸収率が高まるため，組み合わせて摂取するとよい。また，お茶・コーヒーに含まれるタンニン，食物繊維は，鉄の吸収を妨げるため，摂りすぎには注意が必要である。鉄が不足しているときは，コーヒー，お茶は食事とずらして飲むなど工夫するとよい。

②　骨の健康

　骨密度は，20歳頃に最高値を示し，女性の場合その後40歳代まで維持されるが，閉経により急激に減少する。男性の場合，急激な減少は見られないが，加齢とともに減少していく。骨密度が低いと，骨折の原因となるため，20歳頃までに骨密度を高めておくことが重要である。特に，思春期は骨密度が急激に増加する大切な時期である。骨密度を高めるためには，栄養バランスのとれた食事をとることを基本とし，それに加え，骨の材料であるカルシウム，カルシウムの吸収を高めるビタミンD，骨形成の調節をするビタミンKの摂取が重要である。カルシウムは日本人の食生活で摂りにくい栄養素のため，不規則な生活やダイエットは，カルシウムが不足しやすくなる。また運動習慣も骨密度を高めるうえで重要である。

●骨量と骨密度

　骨の主成分は，リン酸カルシウムとタンパク質である。骨の中のミネラル量（主にカルシウムとリン）が骨量（骨塩量）であり，単位体積内の骨量が骨密度である。

　人間の骨の密度は，成長に伴い次第に高くなり，20歳前後で最高値（最大骨量）に達する。その後20〜30歳代はほぼその状態が保たれるが，40歳代後半頃から徐々に減少する。

●骨粗鬆症

　診断基準は骨密度。骨密度の低下が限度を超え，骨折を起こしやすくなった状態のこと。

2.　妊娠期（胎児期）の食と栄養

　妊娠期（胎児期）の栄養は，母体の健康，妊娠の維持，胎児の発育上で，授乳期は，母体の健康，乳児の発育上で大切である。胎児期・乳児期の栄養状態は，将来の生活習慣病との関連が示されていること，妊娠期・授乳期の母親の食生活は，母子両方に影響があるため，特に大切である。

（1）　妊娠期の体重管理

● 体重管理

　妊娠前の肥満は，妊娠高血圧症候群，妊娠糖尿病の発症リスクが高まる。また妊娠期の肥満は，出産後も残ることがあり，経産回数が多いほど，肥満度が増えることになる。

　妊娠中の体重増加指導の目安を表3-19に示す。妊娠中の体重管理は，母体の健康，胎児の発育上で重要である。妊娠中体重が増加しすぎると，難産，帝王切開，巨大児の発生率が高くなる，一方，妊娠中に体重の増加が少ない場合には，早産，低出生体重児のリスクが高まる。そのため，妊娠前から適正体重の維持が重要であり，妊娠中も適切な体重増加量に保つよう努めることが大切である。適切な体重管理がこの時期の胎児の成長発達に大きな影響を与える。妊娠期の母体の変化と胎児の発育・発達について，表3-20に示す。

表3-19　妊娠中の体重増加指導の目安*1

妊娠前の体格*2	体重増加量指導の目安
低体重（やせ）：BMI 18.5未満	12～15 kg
ふつう：BMI 18.5以上25.0未満	10～13 kg
肥満（1度）：BMI 25.0以上30.0未満	7～10 kg
肥満（2度以上）：BMI 30.0以上	個別対応（上限5 kgまでが目安）

*1　「増加量を厳格に指導する根拠は必ずしも十分ではないと認識し，個人差を考慮したゆるやかな指導を心がける」産婦人科診療ガイドライン産科編2020 CQ 010 より。
*2　日本肥満学会の肥満度分類に準じた

　　厚生労働省：妊娠前からはじめる妊産婦のための食生活指針～妊娠前から、健康なからだづくりを～（2021）

表3-20　妊娠期の母体の変化と胎児の発育・発達

妊娠		妊娠初期				妊娠中期			妊娠後期		
	月	第1月	第2月	第3月	第4月	第5月	第6月	第7月	第8月	第9月	第10月
	週	0～3	4～7	8～11	12～15	16～19	20～23	24～27	28～31	32～35	36～39
母体		自覚症状はない	月経停止	流産しやすい	乳房の発達	胎動を感じる	胎血を強く感じる	貧血になりやすい	子宮底が上がり，胃を圧迫する	お腹の張りを強く感じる	子宮底が下がり，膀胱が圧迫される
胎児		・受精着床	・心臓，胃等器官の形成 ・脳の発達	頭，胴，手足がはっきり分かれる	・各器官がほぼ完成 ・骨，筋肉の発達	・胎毛，爪が生える ・前頭葉，神経が発達	・肺以外の内臓器官，脳細胞数はほぼ完成 ・胎内での動きが活発になる	聴覚，視覚の発達	骨格の完成，筋肉や神経の動きが活発になる	皮下脂肪が増加する	内臓器官，神経系統などほとんどの器官が完成する

（2）　妊娠期の食生活

①　食事摂取基準

　妊娠期・授乳期の食事摂取基準は，非妊娠時・非授乳時の年齢階級別における食事摂取基準に，付加量を加えて算出される。妊娠期・授乳期は非妊娠期・非授乳期に比べ，エネルギーや栄養素が必要になる（巻末「日本人の食事摂取基準」p.175参照）。

　ビタミンAは，妊娠後期・授乳期に必要量が増すが，妊娠3か月以内または妊娠を希望する女性のビタミンA摂取過剰は，奇形児の発生率

が高くなるため，サプリメントや大量のレバー摂取には，注意が必要である。妊娠中に葉酸が欠乏すると，胎児の神経管閉鎖障害による二分脊椎や無脳症を引き起こす可能性が高くなる。そのため，妊娠の1か月以上前から400μg/日の葉酸をとることが望ましいとされているが，サプリメントなどは過剰摂取につながりやすいことから，医師の管理下にある場合を除き，葉酸摂取量は1,000μg/日を超えないようにする。

　妊娠中は，カルシウム吸収率が増加するため，カルシウムの付加量は設定されていない。しかし，20〜30代女性のカルシウム摂取量の平均値は，推奨量を下回っているため，不足しないように気をつける。

② **妊娠前からはじめる妊産婦のための食生活指針，食事バランスガイド**

　表3−21に，妊娠前からはじめる妊産婦のための食生活指針を示す。これは，妊娠前からの食生活の重要性が再認識されることも視野に入れて作成されている。妊産婦にとって具体的でわかりやすい内容を基本とする一方で，保健医療従事者の指導者が活用の際の参考になるよう，詳細な解説も加えられている。食生活だけでなく，生活全般，心身の健康にも配慮されている。

●ビタミンA付加量
　妊娠後期にビタミンAのほとんどが胎児へ蓄積されるため，妊娠初期・中期の付加量は0とし，妊娠後期に80μgRAE/日を付加している。また，授乳婦の場合は，母乳中に分泌される量を付加している。

●妊娠・授乳中の喫煙と飲酒
　妊娠中の喫煙は，低出生体重児の産まれる頻度，自然流産の発生率，早産率，周産期死亡率を上昇させることが報告されている。また，授乳中の喫煙は，母乳分泌量が低下することが知られている。
　妊娠中の多量の飲酒は，先天異常児（胎児性アルコール症候群）が産まれる可能性が高くなる。また，授乳中の多量の飲酒により，母乳分泌量が低下するとの報告もある。そのため，妊娠・授乳中の飲酒はひかえる。

表3−21　妊娠前からはじめる妊産婦のための食生活指針

●妊娠前から，バランスのよい食事をしっかり摂りましょう
　若い女性では「やせ」の割合が高く，エネルギーや栄養素の摂取不足が心配されます。主食・主菜・副菜を組み合わせた食事がバランスのよい食事の目安となります。1日2回以上，主食・主菜・副菜の3つをそろえてしっかり食べられるよう，妊娠前から自分の食生活を見直し，健康なからだづくりを意識してみましょう。

●「主食」を中心に，エネルギーをしっかりと
　炭水化物の供給源であるごはんやパン，めん類などを主材料とする料理を主食といいます。妊娠中・授乳中には必要なエネルギーも増加するため，炭水化物の豊富な主食をしっかり摂りましょう。

●不足しがちなビタミン・ミネラルを，「副菜」でたっぷりと
　各種ビタミン，ミネラルおよび食物繊維の供給源となる野菜，いも，豆類（大豆を除く），きのこ，海藻などを主材料とする料理を副菜といいます。妊娠前から，野菜をたっぷり使った副菜でビタミン・ミネラルを摂る習慣を身につけましょう。

●「主菜」を組み合わせてたんぱく質を十分に
　たんぱく質は，からだの構成に必要な栄養素です。主要なたんぱく質の供給源の肉，魚，卵，大豆および大豆製品などを主材料とする料理を主菜といいます。多様な主菜を組み合わせて，たんぱく質を十分に摂取するようにしましょう。

●乳製品，緑黄色野菜，豆類，小魚などでカルシウムを十分に
　日本人女性のカルシウム摂取量は不足しがちであるため，妊娠前から乳製品，緑黄色野菜，豆類，小魚などでカルシウムを摂るよう心がけましょう。

●妊娠中の体重増加は，お母さんと赤ちゃんにとって望ましい量に
　妊娠中の適切な体重増加は，健康な赤ちゃんの出産のために必要です。不足すると，早産やSGA（妊娠週数に対して赤ちゃんの体重が少ない状態）のリスクが高まります。不安な場合は医師に相談してください。日本産科婦人科学会が提示する「妊娠中の体重増加指導の目安」を参考に適切な体重増加量をチェックしてみましょう。

● 葉　酸

葉酸はビタミンB群の水溶性ビタミンで，欠乏症は巨赤芽球性貧血で知られている。

● 妊娠糖尿病

妊娠糖尿病は「妊娠中にはじめて発見または発症した糖尿病に至っていない糖代謝異常のこと」をいう。妊娠期に血糖コントロールがうまくいかないと，妊娠高血圧症候群，流産，胎児の形態異常，巨大児，胎児死亡などのリスクが高まる。また，肥満，母体の高年齢，糖尿病の家族歴がある場合は，発症リスクが高くなる。妊娠糖尿病は，母体の将来の糖尿病や子どもの糖尿病やメタボリックシンドローム発症にも関連するため，適切なエネルギー・栄養素の摂取と血糖コントロールおよび適正な体重増加が重要である。

● 母乳育児も，バランスのよい食生活のなかで

授乳中に特にたくさん食べなければならない食品はありません。逆に，お酒以外は，食べてはいけない食品もありません。必要な栄養素を摂取できるように，バランスよく，しっかり食事を摂りましょう。

● 無理なくからだを動かしましょう

妊娠中に，ウォーキング，妊娠水泳，マタニティビクスなどの軽い運動を行っても赤ちゃんの発育に問題はありません。新しく運動を始める場合や体調に不安がある場合は，必ず医師に相談してください。

● たばことお酒の害から赤ちゃんを守りましょう

妊娠・授乳中の喫煙，受動喫煙，飲酒は，胎児や乳児の発育，母乳分泌に影響を与えます。お母さん自身が禁煙，禁酒に努めるだけでなく，周囲の人にも協力を求めましょう。

● お母さんと赤ちゃんのからだと心のゆとりは，周囲のあたたかいサポートから

お母さんと赤ちゃんのからだと心のゆとりは，家族や地域の方など周りの人々の支えから生まれます。不安や負担感を感じたときは一人で悩まず，家族や友人，地域の保健師など専門職に相談しましょう。

厚生労働省：妊娠前からはじめる妊産婦のための食生活指針～妊娠前から，健康なからだづくりを～(2021)

また，妊産婦のための食事バランスガイドも作成されており，食事の望ましい組み合わせや量についても示してある(図3-6)。

③　妊娠期のリステリア菌と水銀摂取

妊娠中は，食中毒菌であるリステリア菌に感染しやすい。加熱殺菌していないナチュラルチーズ，肉や魚のパテ，生ハム，スモークサーモンなどは，リステリア菌に注意する。リステリア菌は塩分に強く，冷蔵庫でも増殖するため，食べる前に十分加熱する。

表3-22に，妊娠中の魚介類の摂取量の目安を示した。1回に食べる魚の平均は，刺身1人前，切り身1切れ，それぞれ約80gである。注意が必要な魚は，摂取量と頻度に配慮し，種類を多く組み合わせて食べる。

魚は，DHAやEPAなどの不飽和脂肪酸を多く含むため，妊娠期の栄養のバランスに欠かせない。しかし，大きい魚の一部には，水銀が多く含むものもある。魚を極端にたくさん食べるなど，偏った食べ方をすると水銀が体内に取りこまれ，胎児の発育に影響を与える可能性がある。

表3-22　妊娠中の魚介類の摂取量の目安

摂取量の目安(1回約80g)		魚介類
注意が必要な魚	2か月に1回まで	ばんどういるか
	2週間に1回まで	こびれごんどう
	週に1回まで	きんめだい，めかじき，くろまぐろ，めばち(めばちまぐろ)，えっちゅうばいがい，つちくじら，まっこうくじら
	週に2回まで	きだい，まかじき，ゆめかさご，みなみまぐろ，よしきりざめ，いしいるか，くろむつ
特に注意を必要としない魚		きはだ，びんなが，めじまぐろ，ツナ缶，さけ，あじ，さば，いわし，さんま，たい，ぶり，かつおなど

厚生労働省　薬事・食品衛生審議会食品衛生分科会　乳肉水産食品部会：妊婦への魚介類の摂食と水銀に関する注意事項(2010)より著者作成

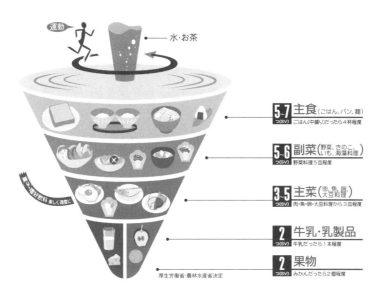

　このイラストの料理例を組み合わせると，おおよそ2,200 kcal。非妊娠時・妊娠初期(20～49歳女性)の身体活動レベル「ふつう(Ⅱ)」以上の1日分の適量を示している。

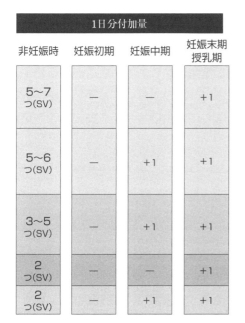

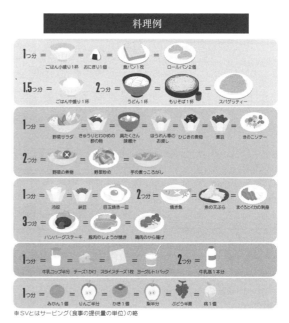

1日分付加量			
非妊娠時	妊娠初期	妊娠中期	妊娠末期 授乳期
5～7 つ(SV)	－	－	＋1
5～6 つ(SV)	－	＋1	＋1
3～5 つ(SV)	－	＋1	＋1
2 つ(SV)	－	－	＋1
2 つ(SV)	－	＋1	＋1

※SVとはサービング(食事の提供量の単位)の略

図3-6　妊産婦のための食事バランスガイド

　非妊娠時，妊娠初期の1日分を基本とし，妊娠中期，妊娠末期・授乳期の方はそれぞれの枠内の付加量をおぎなうことが必要である。

　食塩・油脂については料理の中に使用されているものであり，「コマ」のイラストとして表現されていませんが，実際の食事選択の場面では表示される際には食塩相当量や脂質も合わせて情報提供されることが望まれる。

　(厚生労働省及び農林水産省が食生活指針を具体的な行動に結びつけるものとして作成・公表した「食事バランスガイド」(2005)に，食事摂取基準の妊娠期・授乳期の付加量を参考に一部加筆)

3. 成人期の食と栄養

● 体内時計

　人間の体内時計は約25時間といわれている。光により毎日リセットされ、体内時計を24時間周期に戻している。

　つまり、人間は光のないところ（洞窟や光の当たらない部屋など）で生活すると1日ごとに1時間ずつずれることになる。12日間では12時間ずれるため、昼と夜が逆転すると考えられる。

　成人期は、心身ともに充実した時期である。また家庭を築き、次の世代を生み育てる時期である。親の食生活がそのまま子どもの食生活へと移行するため、この時期の食生活は次世代を育てる意味でも重要である。

　しかし、近年では20〜30歳代の若い世代ほど、その他の世代に比べて食に関する知識、意識、実践面での課題が多いことが報告されている（内閣府の平成27年度「食育に関する意識調査」）。朝食の摂取率や食育への関心が低いこと、また平成27年度国民健康栄養調査によると、主食・主菜・副菜を組み合わせた食事の頻度が低く、外食や中食の利用割合が高いことが報告されている。そのため、第三次食育推進計画では、重点課題として、「若い世代を中心として食育の推進」が設定されている。

　インターネットやSNS（ソーシャルネットワークサービス）等を用いての情報提供や、地域等での共食の推進、食に関する学習や体験活動の充実などの食育の推進があげられている。

　また、成人期は生活習慣病の発症も多い時期である。生活習慣病予防のためには、栄養・運動・休養が大切であるが、生活リズムも重要である。近年、生活が夜型化している傾向が見られる。生活が夜型化すると、朝食摂取にも影響がでるほか、体内時計がずれてしまう。健康に過ごすためにも、栄養・運動・休養とさらに、生活リズムを整えることが重要である。

4. 高齢期の食と栄養

● 代謝機能の低下

　高齢期には、さまざまな機能が低下し、身体的にもわるい影響をおよぼしてくる。

　例えば、水や電解質の代謝能力と代謝速度が低下し、のどの渇きを感じにくくなる。また、たんぱく質、脂質糖度など、さまざまな栄養素の代謝機能も低下し低栄養になりやすい。

　高齢期は、65歳からの時期をいう。日本は長寿国であり平均寿命は、世界のトップクラスである。その一方、平均寿命と健康寿命（健康上の問題で日常生活が制限されることなく生活できる期間）の差、健康でない期間は、約10年あることがわかっている。今後、平均寿命が延びるにつれて、この健康でない期間がのびれば、医療費、介護費が増加し、家計の圧迫や家族の負担が増えていくことになる。疾病予防と健康増進、介護予防によって、健康でいる期間を延ばすことは、個人の生活の質の低下を防ぐことからも重要である。

　高齢期では、身体活動量・基礎代謝の低下、骨密度の減少などさまざまな機能が低下してくる。

　高齢期に注意したいことは、低栄養である。高齢期は、咀しゃく・嚥

下力の低下や食欲減退により，食事摂取量の減少を引き起こし，低栄養状態になりやすい。たんぱく質の摂取量の低下は低栄養状態に陥りやすいので，良質のたんぱく質を摂取すること，咀しゃくや嚥下が困難な場合も多いため，食べやすいものを摂取することが大切である。

　加齢とともに，体内の水分量も減少してくる。さらにのどの渇きも感じにくくなっているため，脱水症状にならないように，適宜水分を補給する。

Column

低出生体重児について

　低出生体重児とは，体重が2,500g未満で生まれた新生児をいい，その割合が近年増加している。妊娠前にやせの者や妊娠中の低栄養状態は，低出生体重児を出産するリスクが高まる。胎児期・乳児期に低栄養の環境におかれた場合，少ない栄養で生きていけるようにからだを作るため，その後，過剰にエネルギーや栄養素を摂取すると，成人してから，肥満，脂質異常症，高血圧，糖尿病や，冠動脈心疾患などの生活習慣病になりやすくなってしまう。

　現在，妊娠を考える世代のやせが増えていることから，妊娠中だけでなく，妊娠前から過不足なく栄養を摂取し，適切な体重管理をしていくことが望まれる。

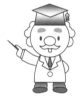

参考文献

厚生労働省：「楽しく食べる子どもに〜食からはじまる健やかガイド〜」(2004)

厚生労働省：「日本人の食事摂取基準(2015年版)」(2014)

厚生労働省：「これからママになるあなたへ　食べ物について知っておいてほしいこと」(http://www.mhlw.go.jp/topics/syokuchu/dl/ninpu.pdf)

厚生労働省：「これからママになるあなたへ　お魚について知っておいてほしいこと」(http://www.mhlw.go.jp/topics/bukyoku/iyaku/syoku-anzen/suigin/dl/100601-1.pdf)

「健やか親子21」推進検討会：「妊産婦のための食生活指針—「健やか親子21」推進検討会報告書—」(2006)

堤ちはる：「子育て・子育ちを支援する子どもの食と栄養」萌文書林(2015)

飯塚美和子：「最新子どもの食と栄養　食生活の基礎を築くために」学建書院(2016)

4章　食育の基本と実践

Section 1　食育とは何か

1. 食育基本法における食育の位置づけ

　子どもたちをはじめ，すべての人々が生涯にわたって，健やかに暮らすようにするためには，何より「食」が重要である。

　ところが近年食生活の環境が大きく変化し，特に子どもたちを取り巻く現状を考えたとき，さまざまな問題が指摘されている。

　一見豊かにみえる日本の食環境ではあるが，食生活においては，栄養の偏り，不規則な食事，肥満や生活習慣病の増加，過度の痩(そう)身志向などの問題や，「食」の安全，「食」の海外への依存といったさまざまな問題が指摘されている。

　2005(平成17)年，内閣府から「食育基本法」が制定され，こうした食の問題に警鐘を鳴らした。

食育って
何?

知 育
　知識の習得によって知的能力を育てる教育
徳 育
　人格や道徳心を養い育てる教育
体 育
　身体を通じて，健全なからだをつくるための教育

> 　子どもたちが豊かな人間性をはぐくみ，生きる力を身に付けていくためには，何よりも「食」が重要である。今，改めて，食育を，生きる上での基本であって，知育，徳育及び体育の基礎となるべきものと位置付けるとともに，様々な経験を通じて「食」に関する知識と「食」を選択する力を習得し，健全な食生活を実践することができる人間を育てる食育を推進することが求められている。もとより，食育はあらゆる世代の国民に必要なものであるが，子どもたちに対する食育は，心身の成長及び人格の形成に大きな影響を及ぼし，生涯にわたって健全な心と身体を培い豊かな人間性をはぐくんでいく基礎となるものである。(中略)
> 　今こそ，家庭，学校，保育所，地域等を中心に，国民運動として，食育の推進に取り組んでいくことが，我々に課せられている課題である。さらに，食育の推進に関する我が国の取組みが海外との交流を通じて食育に関して国際的に貢献することにつながることも期待される。　　　　(食育基本法　前文　一部抜粋)

　このような社会であるからこそ，子どもたちがさまざまな経験や環境を通して食生活の基礎をしっかりと身につけることが求められている。また，食育基本法で謳われているように，食育は，家庭・学校・保育所・地域等が連携をして，取り組むことが重要である。子どもたちが望ましい食習慣を身につけ「食を営む力」の基礎を培うために保育のなかに食育をしっかり位置づけることが望まれる。

2. 保育所保育指針における食育の位置づけ

（1） 食育の推進

　保育所における食育は，食に関わる行事的な活動だけでなく，日々の食事提供を食育の機会として捉えることが大切である。
2017（平成29）年，改定された「保育所保育指針」では「第3章　健康及び安全」のなかに「2　食育の推進」が記されている。

①　保育所の特性を生かした食育

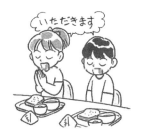

> ア　保育所における食育は，健康な生活の基本としての「食を営む力」の育成に向け，その基礎を培うことを目標とすること。
>
> イ　子どもが生活と遊びの中で，意欲をもって食に関わる体験を積み重ね，食べることを楽しみ，食事を楽しみ合う子どもに成長していくことを期待するものであること。
>
> ウ　乳幼児期にふさわしい食生活が展開され，適切な援助が行われるよう，食事の提供を含む食育計画を全体的な計画に基づいて作成し，その評価及び改善に努めること。栄養士が配置されている場合は，専門性を生かした対応を図ること。

厚生労働省「保育所保育指針」（2017）

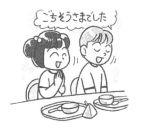

　保育所は子どもたちが日々，仲間や保育者とともに過ごす生活と遊びの場である。保育所内の調理室（あるいは外部）で調理された，温かくておいしく栄養管理された食事を，友だちや保育者と一緒に「楽しく食べること」が食育として重要である。食卓では楽しい会話とともに食事の挨拶，食具の使い方などのマナーを身につけること，食事準備や片づけに関わることなどが期待され，そうした活動を通して食の自立が促される。

　一方，保育の一環として計画される調理活動や，園庭や近隣の畑を利用して栽培・収穫の体験活動を行うことなども食育の活動として多くの保育所で取り組まれている。食育の活動は，「食育計画」として立案され，全職員で共有し保育の計画として位置づいていることが求められている。

　食育計画の実施後には，必ず評価し計画の改善を行うことが重要である（p.93「保育所における食育の計画」参照）。

②　食育の環境の整備など

> ア　子どもが自らの感覚や体験を通して，自然の恵みとしての食材や食の循環・環境への意識，調理する人への感謝の気持ちが育つように，子どもと調理員等との関わりや，調理室など食に関わる保育環境に配慮すること。
>
> イ　保護者や地域の多様な関係者との連携及び協働の下で，食に関する取組が進められること。また，市町村の支援の下に，地域の関係機関等との日常

的な連携を図り，必要な協力が得られるよう努めること。

ウ　体調不良，食物アレルギー，障害のある子どもなど，一人ひとりの子ども
　　の心身の状態等に応じ，嘱託医，かかりつけ医等の指示や協力の下に適切に
　　対応すること。栄養士が配置されている場合は，専門性を生かした対応を図
　　ること。

厚生労働省「保育所保育指針」（2017）

　幼児期の子どもは環境から多くのことを学ぶ。そのため，食育においても環境の整備が重要である。自然の恵みとしての食材は，野菜などの栽培収穫の体験やそれらを自分たちで調理する活動などを通じてより身近なものとして感じることができる。また，日々の食事場面では目の前の食事を調理する人が身近にいることで調理する人への感謝の気持ちを育てることに繋がる。保護者や地域の関係機関と連携することで，よりダイナミックな活動を展開することもできる。

　食物アレルギー児や障害のある子ども，体調不良の子どもなど，食事の個別対応が求められている。食物アレルギー児の誤食事故は十分に注意するとともに，食物アレルギー児だけが一人きりで隔離されるような環境は楽しく食べる子どもの姿とはいえない。安全で，かつ楽しく食べられるような環境を保育所の職員全員で考えていく必要がある。

　栄養士が配置されている場合は，配慮を要する子どもに適切な食事内容を提供できるように，子どもの情報を共有し連携を図るように心がける。

(2)　「乳児保育」および「1歳以上3歳未満児の保育」の内容と食育の関連

　近年，「乳児保育」の重要性が高まり，保育現場においては，乳児保育の質の向上が求められている。0歳児〜3歳頃までの子どもの食行動の発達はめざましく，この時期は，保育士などからの援助を要する食べ方から，自立して仲間や保育士と食事を楽しむようになる過程でもある。ここでは，「保育所保育指針」で示された「乳児保育」および「1歳以上3歳未満児の保育」の内容と食育の関連について述べる。

①　「乳児保育」

　乳児期の保育は発達の特性をふまえて，以下の3つの視点から「ねらい」および「内容」を示している。

ア　身体的発達に関する視点：健やかに伸び伸びと育つ
イ　社会的発達に関する視点：身近な人と気持ちが通じ合う
ウ　精神的発達に関する視点：身近なものと関わり感性が育つ

（ア）　健やかに伸び伸びと育つ

　この時期は，数時間おきの自律授乳から，離乳食が始まる頃には食事（授乳を含めて）の時間をおよそ決めることによって食事のリズムが形成されていく。保育所の日課だけで考えるのではなく家庭でのリズムを含めた24時間の生活リズムに配慮することが重要である。食品の幅も広がっていくが，食物アレルギー児には，初めて食べる食品については，家庭で食べてみることを勧めるなど，家庭との連携が大切である。

（イ）　身近な人と気持ちが通じ合う

　社会的発達に関する視点では，受容的・応答的な関わりのもとに人と関わる力の基盤を培うものである。安心できる特定の保育者からの授乳や食事の援助は，大人との信頼関係を築く重要な機会となる。離乳の初期では，保育士などからの援助によって食事が提供されるが，子どもに「食べさせる」のではなく，「子どもが自ら食べることを援助する」ということを意識して，落ち着いた雰囲気の中で愛情をもって応答的に対応する。

（ウ）　身近なものと関わり感性が育つ

　食事行為には，食べ物という身近な「もの」との関わりがある。離乳が開始され，1歳になるころには子どもから食事に手を伸ばし，口に入れようとする「手づかみ食べ」の行動が見られるようになる。手でつかんだり，指でつまんだりしたときの触覚や口に入れた際の臭覚や味覚など，五感を活用して感覚のはたらきを豊かにする。

②　「1歳以上3歳未満児の保育」

　「保育所保育指針」(2017)の「1歳以上3歳未満児の保育」では，乳児保育の内容の3つの視点と3歳以上児の保育の内容における5つの領域との連続性を意識しながら，この時期の発達の特性を踏まえた「5つの領域：健康，人間関係，環境，言葉，表現」が示されている。

（ア）　心身の健康に関する領域：健康

　食は，心身の健康に関する領域「健康」に深く関わっていることはいうまでもない。生活のリズムを整えて空腹を感じて食べることが基本であり，さまざまな食品や形態に慣れ，食事を楽しんで，進んで食べようとする気持ちが育つように配慮したい。食物アレルギー児への対応も嘱託医，看護師，栄養士などと連携して適切に対応する。

（イ）　人との関わりに関する領域：人間関係

　「いただきます，ごちそうさま」の挨拶や，食事の際の決まりごとなど，仲間や保育士など身近な人と一緒に食べることを通して，保育所の生活

●離乳食が始まる頃の食事リズム

　生後3〜4か月になると，夜間にまとまった睡眠がとれるようになり，昼間の時間帯には起きているようになっていく。離乳食が始まる5〜6か月頃には，授乳のリズムも決まり，乳汁の分量もまとめて飲めるようになる。

　離乳食の開始後は，なるべく同じ時間に離乳食を与えることで食事のリズムができてくる。

の仕方に慣れ食事マナーの基礎が培われる。

（ウ）　身近な環境との関わりに関する領域：環境

　周囲の環境に興味や関心を寄せ，見る，聞く，触れる，嗅ぐ，味わうなどの感覚のはたらきを豊かにすることが「環境」の内容に挙げられている。食べ物を一つの物的環境と捉え，色，固さ，香り，味など，「栄養の摂取」以外の要素にも目を向けたい。

（エ）　言葉の獲得に関する領域：言葉

　日々の体験や考えたことを自分なりの言葉で表現し伝えることや，相手の言葉を聞く意欲や態度を養うことがこの領域に含まれる。食事の場面では，食べ物の色や形，温度や味などを表す言葉「熱い，冷たい，おいしい（甘い・しょっぱい・にがいなど），いいにおい（変なにおい）など」がある。食べることを通して言葉で表現し，こうした感覚を仲間や保育者と共有することができる。

（オ）　感性と表現に関する領域：表現

　言葉の領域で示したように，「香りや味，温度」など，臭覚や味覚など口腔内（あるいは鼻腔）で感じたことを表現することができる活動として日々の食事活動は重要である。また，食事作りや準備，片付けなど生活の中で見たことや体験したことをイメージして，ごっこ遊びなどで再現するようになる。

③　「養護」と食育

　保育所における「養護」には，生命の保持と情緒の安定が挙げられている。授乳期に保育者に優しく抱かれながら，乳汁で空腹を満たすことから始まり，落ち着いた環境のもとで食物を摂取し生命の維持を図ることは「養護」にあたることはいうまでもない。

　しかし，子どもも時には授乳を嫌がったり，食べ物を選り好みして保育者の願い通りに食べないこともあるだろう。そのようなときに，食べるようにプレッシャーをかけたり，巧みな言葉がけで食べさせることは「食育」といえない。子どもの食の進み具合がわるいとき，子どもの状況を見きわめて「食欲ないのかな」「ごちそうさまをして，お片付けしようか」と食べたくない気持ちに共感し，受け入れることや「あと一つ食べて終わりにしようか？どれを食べる？」など，子どもが自ら食べるものを決めることができるような対応も大切である。子どもの状況に応じて保育士は受容的・応答的に関わることで，子どもが自ら進んで食べるようになっていくようにすることが大切である。
授乳や食事をする主体は子どもであるということを念頭におき，受容

●五感の発達
　五感とは，視覚，聴覚，触覚，味覚，臭覚のことをいう。これらの感覚は胎児期から発達することが分かっている。食に関係する味覚は，5つの基本味（甘アジ，塩味，苦味，酸味，旨味）のうち，甘味，苦味が胎児のころから識別でき，甘味を好み，苦味を好まないことが知られている。

的・応答的に関わる食事援助が求められる。

3. 食育における養護と教育の一体性

　食育は保育の一環として進められるため，保育所の特性である養護と教育の一体性のもとに展開される。

　「保育所保育指針」第1章総則では保育所保育の特性として「保育に関する専門性を有する職員が，家庭との緊密な連携の下に，子どもの状況や発達過程を踏まえ保育所における環境を通して，養護および教育を一体的に行うこと」としている。養護とは，子どもの生命の保持および情緒の安定を図るために保育士などが行う援助や関わりのことである。

　生命の保持では一人ひとりの子どもの快適な生活を保障するものであり，健康で安全に過ごせるように，一人ひとりの子どもの生理的欲求が十分に満たされ健康増進が，積極的に図られるようにすることが「ねらい」として挙げられている。子どもの「食」は生命の保持の重要な要素であるが，エネルギーや栄養素の確保のみならず落ち着いた環境の中で信頼できる保育士や仲間と楽しく食べることが何より大切である。そのためには，子どもが「食べる主体」として受け止められ，保育士の応答的な関わりを通して食べる楽しさや美味しさを味わう経験が重要である。

　食事の場面では好き嫌いなく食べて欲しいと思う大人の願いと，自分の食べたいものを思いのまま食べようとする子どもとの間に，それぞれの思いの不一致が生じることがある。そのような時にも食べさせたいという大人の願いを押し付けるのではなく，子どもが自ら食べようとする気持ちを受け入れながら援助することが望ましい。(p.140(2) 1, 2歳児の食事参照)

　保育における教育については，子どもが健やかに成長し，その活動がより豊かに展開されるための発達の援助として「健康」「人間関係」「環境」「言葉」「表現」の5つの領域から「ねらい」および「内容」が示されている。食育においては特に「健康」の領域が深くかかわっているが，仲間や保育士と和やかな雰囲気の中で会話を楽しみながら食事をしたり，いただきます，ごちそうさまなどの挨拶をはじめとした食事マナーを身に付けたりすることは「人間関係」の領域にも関わっている。野菜の栽培収穫，生き物の飼育活動などは「環境」の領域であり，味や匂いなどを言葉で表現したり，ままごと遊びなど生活経験をイメージして再現したりする遊びは表現の領域に関わる。このように食に関わる活動は，教育の5領域に関連しながら展開している。

● 食育と保育

　食育は保育の一環として行われるので，保育指針「保育の内容」を理解し，計画的に食育に取り組むことが重要である。

Section 2　食育の内容と計画および評価

1.　保育所における食育の目標

　保育所においては「保育所における食事の提供ガイドライン」をふまえ施設長，多職種職員(保育士，栄養士，調理員，看護師など)が協力して，各地域の特性に応じた食育計画が考案されることが期待されている。

　食育の目標は，保育所保育指針の目標を具体的に子どもの姿として表したものであり，小学校就学前に「食を営む力」の基礎を育成することが期待されている。

　「楽しく食べる子どもに―保育所における食育に関する指針―」(2004)では，目標達成に向けて，子どもが食に関わる体験を積み重ね，楽しく食べる子どもに成長していくことを期待しつつ，以下5つの子ども像が挙げられている。

● 子ども像
　①〜⑤の子ども像は，それぞれ一つずつ考えるのではなく，互いに影響し合いながら，総合的に一人の子どもとして成長していくことを目標としている。

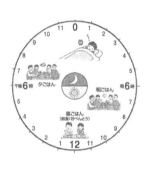

①　お腹がすくリズムのもてる子ども

　食事を楽しむために最も大切なことは空腹で食卓に向かうことである。「お腹がすいた。今日のごはんは何？」という食事への積極的な意欲や態度を育むことが大切であり，そのためには子どもの生活リズム全体を整えることや，食事前に十分に遊び，身体を動かすような活動を用意することが重要である。

　乳児期の離乳が完了する頃には食事時間がほぼ一定してくるが，その頃から起床・朝食・昼食・間食・夕食・就寝のおおよその時刻を決め，周りの大人がその時間を守るようにすると，子どもは無理なくリズムをつくることができる。

②　食べたいもの，好きなものが増える子ども

　食べたいもの，好きなものが増えるための食卓には，少し苦手な食べものが出ているかもしれない。

　そこが大切なポイントである。好きなものだけを食べる子どもを目指すのではないからである。「食べず嫌い」は幼児期の特性であるともいえる。「一口食べてみたら？」と大人や友たちから声をかけられることで食べられ，好きなものに変わることもあるかもしれない。

　また，苦手な食べ物でも，一緒に食べている大人や周りの友達が食べている姿を見て，「食べてみようかな」と思うことがある。

　嫌いなものを無理強いして食べさせることは，決して楽しく食べることにはつながらないので，食事をすすめる際には注意が必要である。

③ 一緒に食べたい人がいる子ども

食卓は単に「栄養を摂取する場」ではない。一緒に食べる人との楽しい会話の場であったり，食文化や食事のマナーを学んだりする場でもある。誰かと一緒に食べることが楽しいと思えるような子どもに成長してほしいものである。

保育所においても給食の時間に
「〇〇ちゃん，一緒に食べよう」
「〇〇先生，今日はわたし（ぼく）のテーブルで食べて」
という声が聞かれることが多くある。そのような心情が受け入れられる環境を整える。

④ 食事づくり，準備に関わる子ども

食事の準備や調理に関わることは，食への関心を育むことにつながる。実際に食材に触れたり，調理行程に関わりながらにおいを嗅いだり，できた料理を味見したり，食に関わる活動は五感を全て活用することができる魅力的な活動である。

> 近年，保育所や認定こども園，幼稚園においても，野菜の栽培収穫活動や小動物の飼育（にわとりを飼育して卵を収穫，うさぎへのえさやりなど）を通して食材や食べることへの興味関心を育む事例が多くみられる。
>
> p.91　栽培・収穫　S保育園の実践事例

また，食事の準備に関わることで「自分は役に立つ人間」であることを感じ，自己有用感を育む機会にもなる。給食の当番活動や，家庭での食事準備の手伝いは，ぜひ子どもに経験させたい。

⑤ 食べ物を話題にする子ども

食べ物を話題にする子どもに成長するためには，周囲の大人の役割が重要である。子どもは，食べ物に関心をもつと食事の時間などに「これ（食材）何？」「どうやって（料理）つくるの？」など食べ物への疑問を口にすることが少なくない。

そのときに，大人がていねいに対応することが重要である。そのためには周りの大人自身が食への興味関心をもち，ある程度の知識を備えておく必要がある。また，野菜の栽培収穫活動や調理活動や食事の準備が食べ物の話題につながることもある。

●一緒に食べる食事

保育所における食事場面は共食活動として捉えることができる。保育所の食卓では，食事を通した人間関係のなかで食文化（食具の使い方や食事マナーなど）を獲得していく。

近年，保育所では外国籍の子どもも多く在籍している。共食活動は異文化を背景にもつ外国籍の子どもにとっても，重要な文化学習の場となっている。

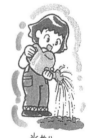

水やり

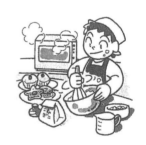

2. 食育の方法

●家庭との連携
　食育は，保育所だけで進められるものではなく，保育士と保護者，栄養士と保護者などとの日頃のコミュニケーションが大切である。

　食育においては大人の言動が子どもに大きな影響を与える。保育の人的環境である保育者の食に対する「言動そのものが食育」であるといっても過言ではない。食育は保育の一部であるため，具体的な方法については保育所保育指針の保育の方法を踏襲するものであり，遊びと生活などの環境のなかから体験を通して育まれるものである。

　食育の実践事例では，食の専門知識を有する栄養士や調理員が子どもたちの前で食べ物の話をする時間を設けるなど小学校以降の教科教育に準じた方法もみられる。このような方法による食育の活動は，就学を前にした年長児にとっては食についての話を興味深く聴く良い機会であるといえよう。

　いずれにしても，食育の活動が保育の一部として展開されることが必要不可欠である。

3. 保育所における食育の内容

●内容（ポイント）
・良く遊び，良く眠る。
・お腹がすいたら泣く。
・保育士に抱かれて，ゆったりミルクなどを飲む。
・いろいろな食べ物に関心をもつようになる。
・食べさせてくれる人に関心をもつようになる。

●内容（ポイント）
・良く遊び，良く眠り，食事を楽しむ。
・自分で進んでスプーン，フォークなどを使って食べようとする。
・保育士の手助けで身の回りに必要な活動を自分でする。

●内容（ポイント）
・好きな食べものをおいしく食べる。
・いろいろな食べものを進んで食べる。
・生活のリズムを身につける。

① 授乳期～離乳期

　食育というと，幼児を対象とした具体的な活動を考えがちであるが，授乳期，離乳期においても食育は重要である。「保育所における食育に関する指針」では，安定した人間関係のなかで，ゆったりと乳汁（母乳・ミルク）を飲む心地良さを味わうことや離乳食の進行に伴い，いろいろな食べ物を見て，触って，味わって自ら進んで食べようとすることなどを挙げている。

② 2歳児

　2歳児になると食生活に必要な基本的な習慣や態度に関心をもつことなどをねらいとして，スプーンやフォーク，箸などの食具を使っていろいろな食べ物を自分で進んで食べようとする自立した食べ方に向かう内容や，保育士を仲立ちとして友達と一緒に食べる喜びを味わうことや調理する人に関心をもつなど，食を通した人間関係の広がりを示す内容が含まれている。

③ 3歳以上児

　3歳以上児においては，保育所保育指針に示された保育の養護的側面と教育的側面を踏まえて，食と子どもの発達の観点から「食育の5項目」（食と健康・食と人間関係・食と文化・いのちの育ちと食・料理と食）を

提示している。

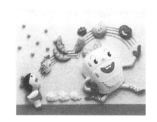

「食育の5項目」は3歳以上児を対象に項目ごとの「ねらい」，「内容」，「配慮事項」を示しているが，各項目に挙げられた3つの「ねらい」は，それぞれ子どもの心情や意欲，態度に対応したものとなっている。

例えば，「食と人間関係」の項目では，「ねらい」が以下のように示されている。

• 自分で食事ができること，身近な人と一緒に食べる楽しさを味わう。
• さまざまな人々との会食を通して，愛情や信頼感をもつ。
• 食事に必要な基本的な習慣や態度を身につける。

食育の「ねらい」は保育のねらいと同様に，食に関わる体験を通して何を育てたいかを考えることが重要である。

④ 食育の媒体

絵本や紙芝居といった教材には，食育の視点をもつものも数多くある。食事の前に給食に使われている食材に関係のある絵本(表4−1)や，食欲がわいてくるような絵本を読み聞かせてから食事をとることも楽しみの一つである。

食育の視点をもったパネルシアターやペープサート，紙芝居など食育の「媒体」を作成することもできる。子どもの発達や現在の興味・関心に合わせた題材でオリジナルの食育媒体を作成し，楽しみながら食への関心を深めたいものである。

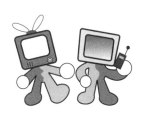

表4-1　食育の視点のある絵本〔例〕

対象年齢	題　名	作　者	出版年	出版社
0歳	やさい	平山　和子	1982	福音館書店
	くだもの	平山　和子	1981	福音館書店
	さつまのおいも	中川　ひろたか	1995	童心社
↓	サンドイッチサンドイッチ	小西　英子	2008	福音館書店
	おやおや，おやさい	石津　ちひろ	2010	福音館書店
	からすのパンやさん	かこ　さとし	1973	偕成社
6歳	いちごばたけのちいさなおばあさん	わたり　むつこ	1983	福音館書店

絵本コーナー：野菜の栽培，田植えや芋ほりなどの活動を行う時期には野菜の図鑑，田畑に集まる昆虫や水に生息する生き物図鑑なども用意されていると良い。

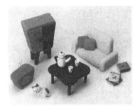
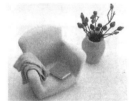

栽培・収穫

S 保育園の実践事例

1. 入園や進級など環境が落ち着かない4月から「だいこんの栽培」を計画している。
2. 年少児(2〜3歳児)クラスは「かいわれだいこんの栽培」
3. 年長児(4〜5歳児)クラスは「だいこんの栽培」，年少児より活動的な環境を提供している。

　だいこんの栽培を通して，子どもが主体的に，それぞれの環境に関わる姿を観察していくと，慣れない環境のなか，日々変化するだいこんの成長が登園の楽しみの一つになっているようだ。

＊だいこんの水やりを通して，植物のいのちの育ちを感じる　　　　　　　いのちの育ち

＊年少児たちが収穫した，かいわれだいこんは調理室で調理してもらい給食の時間に食べる。

料理と食　　　食と人間関係

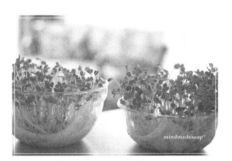

年少児のかいわれだいこん

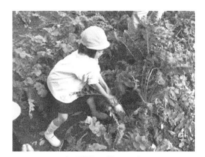

年長児のだいこん

＊年長児たちが育てただいこんが大きく育ち，収穫の時期を向かえ「大きなカブ」ごっこ　をする。
＊「うんとこしょ」「どっこいしょ」とかけ声をかけながら，だいこんを抜く。　　　言葉　　表現

　「おおきなかぶ」は，ロシア民謡がもとになっている物語で，日本でも童話として親しまれている。
　畑におおきなかぶが育ち，収穫したいが，なかなか抜けない。おじいさんとおばあさんは，孫娘や犬，猫，ねずみ，に手伝ってもらって「うんこらしょ」「どっこいしょ」とかけ声とともに，やっとのことで成功する話である。

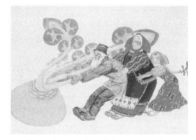

「うんこらしょ」「どっこいしょ」

＊自分たちの手で育てた野菜の成長過程を話題にして，友だちや保育士と一緒に食べる体験は「楽しく食べる」ことにつながる。その結果，今まで苦手だった野菜を食べる子どもも多くなった。

＊食育の活動は，苦手な野菜を食べることを目的とした単なる方法ではなく，食に関わる体験を通して豊かな育ちが保障されることが重要である。　　　　　　　　　はキーワード

演 習 | 食育の視点のある媒体をつくってみよう

目 的
① エプロンシアター，パネルシアター，ペープサート，紙芝居など食育の視点をもつ媒体をつくり，みんなで発表したり，演じてみたりしよう。
② 実際に実習などで，子どもたちの前で実践し，子どもの反応などから評価してみよう。

食育の媒体づくり

媒体の種類：

タイトル （媒体のテーマ）	
ねらい	
対象年齢	
想定される 実施時間帯	例：食事開始前の時間
展　開	ストーリー ① ② ③ ④ ⑤
評　価	子どもの反応，達成感
課　題	

4. 食育の計画と評価

（1） 保育の計画と食育の計画の関係

　保育所では保育士，栄養士，調理師，看護師などの職員がさまざまな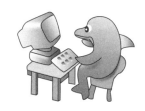専門性と家庭や地域との連携の視座をもって子どもの生活や遊びを支えながら保育を展開している。

　保育を展開していくためには，保育に対する計画が必要になる。保育の計画には全体的な計画指導計画がある。全体的な計画は保育所保育指針を基に，各保育所が保育所の理念や方針，家庭や地域との関連，子どもの発達過程を踏まえた子どもの育ちと保育全体の方向性について，施設長を中心に保育士やその他の職員が協働して作成する園全体の計画である。

　保育所保育指針の第1章総則で計画と評価が位置づけられ，その中に「全体的な計画は，保育所保育の全体像を包括的に示すものとし，これに基づく指導計画，保健計画，食育計画等を通じて，各保育所が創意工夫して保育できるよう，作成されなければならない。」と述べられている。つまり全体的な計画は保育所保育の全体像を保育所に関わる人みんなで作成していくものである。全体的な計画は単年度の計画ではなく，毎年見直しをして修正する。その全体的な計画をベースに年齢ごと，クラスごとにその年度内の指導計画を考える。指導計画は年間，期，月といった長期指導計画と，週，日，細案といった短期指導計画がある。それらの計画は，子どもの姿を基に子どもの活動やその活動から得られる体験を予測しながら立てていく。

　しかし，保育の実践をしてみると作成した計画と実際の保育との間にはズレが生じてくる。実際の保育は子どもとの応答のなかで成り立っていくので，頭の中で考えた計画上では予測しきれないためにズレが出てくることは当たり前である。この計画と実践のズレを改善し，次の計画を立てるときに修正していくようする。

　一方，保育所の保育は保育士のみで作られるのはなく，保育所に関わる職員全員で子どもの最善の利益を考えながら保育，食育，保健，地域社会などさまざまな視点に基づいた計画を立てて，子どもとの応答的な関わりを通して保育が展開されるということの理解が重要になる。つまり保育所における食育の計画を考えるとき，食育だけを切り取って掲げるのではなく，保育中に位置づく食育と捉え，全体的な計画や指導計画のなかに食育の考えを盛り込んで計画を立てていくことが大事である。そのためには食育の指針を踏まえ，今ある子どもの実態や姿，興味関心

●指導計画の作成の留意事項
3歳未満児
　　一人ひとりの子どもの生育歴，発達・活動の実態などに即して，個別的な計画を作成すること。
3歳以上児
　　個の成長と，子ども相互の関係や協同的な活動が促されるよう配慮すること。
異年齢で構成される組やグループでの保育
　　一人ひとりの子どもの生活や経験，発達過程などを把握し，適切な援助は環境構成ができるよう配慮すること。

の方向性，年齢発達の理解を十分に把握したうえで，栄養士や調理師と協力し保育士や看護師とも連携しながら計画を作成していくようにする。また，計画作成時に，下記のように全体的な計画から指導計画まで一貫性をもって目標やねらいを立てていくことが大切である。

　全体的な計画から年間指導計画，月間指導計画，週案と保育がつながっていることがわかる。このように保育課程や指導計画を確認してみると毎日の保育は計画の中に位置づけられていることが見えてくる。保育の連続性を無視せず計画を考えることが求められる。

4歳児さくら組 の食育の目標やねらい

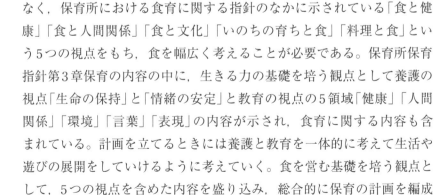

全体的な計画 （目標）	いろいろな食品に親しみ，食べ物とからだの関係に興味をもち，友達と一緒に楽しく食事ができる。 野菜の栽培を通して植物の成長に関心をもって世話をする。
年間指導計画 （目標）	食事に必要な基本的な習慣や態度を身につける。 さまざまな人と一緒に食べる楽しさを味わう。 夏野菜，さつまいも，冬野菜の栽培を行い，その成長過程に興味をもって関わる。
月間指導計画 （ねらい）	食事のマナーがわかり，おしゃべりや食器の置き方などに気をつける。 さつまいもに興味をもち，収穫，食べることへの期待をもつ。
週　案 （ねらい）	さつまいもの「芋掘り」を楽しみにし，畑の様子の観察を通し，葉，蔓にも興味をもつ。 掘ってきたさつまいもを洗ったり，数えたり，分けたりする。 さつまいもを調理してみんなでおいしくいただく。

（2）　具体的な食育の計画の作成

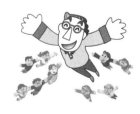

　食育は保育の中で食に関わることであり，食事のみととらえるのではなく，保育所における食育に関する指針のなかに示されている「食と健康」「食と人間関係」「食と文化」「いのちの育ちと食」「料理と食」という5つの視点をもち，食を幅広く考えることが必要である。保育所保育指針第3章保育の内容の中に，生きる力の基礎を培う観点として養護の視点「生命の保持」と「情緒の安定」と教育の視点の5領域「健康」「人間関係」「環境」「言葉」「表現」の内容が示され，食育に関する内容も含まれている。計画を立てるときには養護と教育を一体的に考えて生活や遊びの展開をしていけるように考えていく。食を営む基礎を培う観点として，5つの視点を含めた内容を盛り込み，総合的に保育の計画を編成している。

保育所保育指針 第2章 「保育の内容に含まれる食育の内容」

養護

生命の保持

● 清潔で安全な環境を整え，適切な援助や応答的な関わりを通して，子どもの生理的欲求を満たしていく。また，家庭を協力しながら，子どもの発達過程等に応じた適切な生活リズムが作られるようにする。

● 子どもの発達過程等に応じて適度な運動と休息をとることができるようにする。また，食事，排泄，睡眠，衣類の着脱，身の回りを清潔にすることなどについて，子どもが意欲的に生活できるよう適切に援助する。

情緒の安定

● 一人ひとりの子どもの生活リズム，発達過程，保育時間などに応じて，活動内容のバランスや調和を図りながら，適切な食事や休憩が取れるようにする。

教育

健 康

● 保育士等や友達と食べることへの興味や関心をもつ。

● 健康な生活リズムを身に付ける。

● 身の回りを清潔にし，衣類の着脱，食事，排泄など生活に必要な活動を自分でする。

人間関係

● 保育士等や友達との安定した関係の中で，共に過ごすことの喜びを味わう。

環 境

● 季節により自然や人間の生活に変化のあることに気付く。

● 身近な動植物に親しみをもって接し，生命の尊さに気付き，いたわったり，大切にしたりする。

● 日常生活の中で，我が国や地域社会における様々な文化や伝統に親しむ。

言 葉

● したり，見たり，聞いたり，感じたり，考えたりなどしたことを自分なりに言葉で表現する。

表 現

● 生活の中で様々な音，形，色，手触り，動きなどに気付いたり，感じたりするなどして楽しむ。

＊5領域の内容については保育所保育指針の3歳以上児の保育関わる部分の提示

● 保育所における食育に関する指針に示されている食育の5つの視点

食と健康

● 健康な心と体を育て，自らが健康で安全な生活を作り出す力を養う

食と人間関係

● 食を通じて，他の人々と親しみ支え合うために，自立心を育て人と関わる力を養う

食と文化

● 食を通じて人々が築き，継承してきたさまざまな文化を理解し，つくり出す力を養う

いのちの育ちと食

● 食を通じて，自らも含めすべてのいのちを大切にする力を養う

料理と食

● 食を通じて，素材に目を向け，素材に関わり，素材を調理することに関心をもつ力を養う

① 今ある子どもの姿を確認する

　保育の計画を立てるとき，まず大事なことは，今ある子どもの姿とその年齢や月齢の発達課程の理解である。そのうえで一人ひとりの発達の状態をとらえ，保育所の生活を見通していく目が必要である。食育の計画も同じように子どもの姿に目を向けて，一人ひとりの子どもの食を通してその子どもの育ちの方向性を把握していく。またその子どもが何に興味や関心をもち，遊びや生活の中でそれらを展開しているのか，友だち関係はどのように深まっているのか，生活習慣の自立の様子などの理解をしていく。食育と直接関係ないようにみえるが，食は保育の環境の一つととらえ，一体的な保育の展開のなかに位置づけて考えていくようにする。

② ねらいをもった具体的な内容を考える

　保育を展開していくために，指導の方向性を示したものがねらいである。ねらいは毎日の保育所の生活を通した子どもの姿を基に子どもの育みたい資質・能力として具体的に示していくものである。そこには育ってほしい子どもの姿として保育士の願いを込めていく。食育についてのねらいも同様に今ある子どもの姿を基にこれから育ってほしい子どもの姿を示していく。内容は，ねらいに応じた子どもの生活や体験することを具体的に示すものである。そのとき，活動名を示すだけではなくその活動によってどのような経験を積み重ねたり，何を身につけたりするのかを示していく。食育についての内容も，育ってほしい子どもの姿としてのねらいを達成するために展開される活動，およびその活動を通して得られる子どもの体験を具体的に示していくものである。

食育のねらいと内容の関係（4歳児7月の食育の計画例）

ねらい／保育士の願いと総合的な視点を踏まえて示される

さまざまな野菜に触れ名前を知り，食のイメージを広げていく。

内　容／ねらいを達成するための子どもの体験を考えた活動が示される

日常食べている野菜を絵本や図鑑を見て名前やその特徴を知る。

畑で野菜の成長の様子を友達と一緒に観察する。

散歩時，商店街の八百屋を見に行き，さまざまな野菜を見て野菜の種類や色，形を友達と一緒に見て知る。

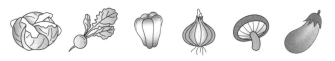

友達と一緒に，野菜を手にし，洗う，切る，ちぎる，むく，茹でる，焼くなどをすることで，野菜のにおいや触感，形態の変化や味を知り野菜に対する興味が高まる。

調理室で野菜が調理されている様子を見たり，野菜を給食や家庭で食べ味わったりするなかで，食べ物に対する関心がもてるようになる。

③　柔軟性をもった食育の展開を示す

　具体的な食育の展開として，環境の構成，予想される子どもの姿，保育士の援助や配慮を示す。環境の構成は，ねらいを達成するために，人的，物的，自然，社会などの環境をとらえ，どのような食育の場を構成していけば子どもが主体的に活動できるのかを考えていくようにする。食育の環境の構成も，毎日の子どもの生活や遊びの様子を見通して安全と健康に配慮しながら，ふさわしい場を作っていくように，物の準備や場づくりなどの構成を示していく。

　予想される子どもの姿は，構成した環境のなかで子どもがどのように活動を展開していくのかを具体的に示す。同時に保育士は子どもが活動していくために，導入・展開・まとめの視点を踏まえながら具体的にどのような援助をし，何に配慮していけば，ねらいを達成する活動を展開できるのかを示していく。食育における予想される子どもの姿や，保育士の援助や配慮も同様ですが，子どもの望ましい姿を示すなかで実際の子どもの姿とのズレが生じやすいので，まずは今ある子どもの姿をしっかり確認しながら，子どもの姿の予想やそれに応じた保育士の援助や配慮を考えていくようにする（図4－1）。

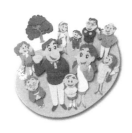

①今ある子どもの姿を確認し示す 実際の子どもの一人ひとりの状況や年齢や月齢の発達を把握する	実践と評価 保育の計画に沿った保育実践をする 保育の計画や実践に対する反省・評価を示す
②ねらいと内容を具体的に示す 子どもの姿から保育士の願いを込めたねらいを考える ねらいを達成するための子どもの活動と活動から得られる体験を内容として示す	③柔軟性のある活動の展開を示す 内容に応じた保育が展開できるような環境の構成を記す 環境に関わりながら生活する子どもの予想される活動を導入→展開→まとめの視点を示し，それに対する保育士が行う援助や配慮を考え記す

図4-1　保育の計画の作成方法

（3）　保育実践を振り返り反省・評価をする

　保育は，計画に基づいた内容を日々実践し，子どもとの応答から展開された保育を振り返り，保育の流れや環境構成はふさわしかったか，子どもへの援助や配慮は適当であったか，ねらいが達成されたかなどを反省したり，評価したりするなかから生まれてくる改善を考え，また計画を立てて実践していくことの繰り返しである。この繰り返しのなかで少しずつらせん状に上昇しながら計画と実践のズレが少なくなっていくことを目指していく。また，計画に基づいた実践の流れやその結果や反省

計画し実践した保育につい
て自己評価などを行い，職員
間で振り返りをしていくこと
で共有化を図り，保育の内容
などの改善を試みる。保育の
経験，立場，職種に関わらず
それぞれの意見の尊重がなさ
れること。

保護者や地域住民の要望な
ども取り入れ，保育の質の向
上が図られるよう，全職員が
共通理解をもって改善に向け
た取り組みを進める。

したことを忘れないように記録しておくことが必要になる。そのとき，
うまくいかなかったことや反省点ばかりではなく，うまくできたことや
計画通りに実践できたことも記録しておく。記録をした後には，他の職
員とその保育の評価を行う。その評価を受け止めていくことで，自身の
保育を顧みることができ，今後どのようにしていけばよいのか考える
きっかけ作りにつながる。

主観的な反省だけではなく，客観的な検証をしていくことが今後の保
育の質の向上につながる。このように保育の計画から評価まで常に循環
していく作用を保育のPDCAサイクル（Plan：計画―Do：―実践―
Check：評価―Action改善）としてあてはめ考えることができる。（図
4－2参照）

食育の反省・評価も同様のプロセスで行うが，活動の良し悪しや子ど
もができた・できないという判断ではなく，子どもがどのようにその活
動に取り組んできたかという保育の流れや，他者からの意見，異なる方
法などのアドバイスを参考に次の計画・実践につなげていくことが大事
である。

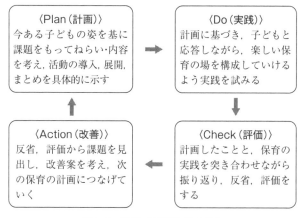

図4-2　保育のPDCAサイクル

演習1 部分指導案を書いてみよう

目 的

次の文章は4歳児さくら組　在籍園児28名の10月27日(水)の1日の保育の様子です。この保育の様子を基にして，続く記入のポイントを確認しながら，4歳児さくら組，子どもの人数26名10月28日(木)の10：10〜11：00の部分指導計画を作成してみよう。

10月27日(水)の保育の様子

　　明後日の芋掘りを前に，絵本や図鑑を見てさつまいもの形態や成長について知りながら畑でさつまいもの観察をして収穫できることを心待ちにしているさくら組の子どもたちである。畑にさつまいもの様子を見に行くと葉と蔓が切られていた。「葉っぱがなくなったよ。」と子どもたちは不思議そうであった。芋を掘りやすくするため葉と蔓を切ったことを伝えると納得していた。畑の隅にたくさんの葉と蔓が山にして積んであったのを見て，その山に登る子がいたり，蔓を丸くして王冠や首飾りにしたり，綱引きのように引っ張ったりして遊び始めた。「持って帰りたい」というのでみんなで持って園に戻った。今までさつまいも自体への興味が高かった子どもたちであったが，さつまいもの葉の形や蔓の丈夫さなどに気づくことができたことで，関心の幅が広がったようである。「葉や蔓は食べられるのかな？」という疑問をもつ子もいて，「焼いたら食べられるんじゃない？」「電子レンジに入れたらいいかも。」という声が聴かれた。明日は再度さつまいも，葉，蔓について図鑑や科学絵本をみて調べることや栄養士に話を聞きにいってみることを提案する。また，蔓を輪にして投げている子がいたので，「輪投げみたい」というと「輪投げ作る」「それやってみたい」と輪投げを期待する子どもたちである。

部分指導案
---

①今ある子どもの姿を確認し示す

・「子どもの姿」をおさえられていますか。（10月27日の保育の様子を参考に子どもの姿を考えてみよう）

②ねらいと内容を具体的に示す

・「子どもの姿」を基にどのような「ねらい」をもって保育を行うか考えてみよう。

・「内容」には「子どもの姿」を基に設定した「ねらい」に応じた子どもの具体的な活動や経験してほしい事柄が示されていますか。

・「準備するもの」には環境を構成するすべてのもの（教材，椅子や机の数など）を記入してみよう。

③柔軟性のある活動の展開を示す

・活動の流れに沿った適切な時間配分にしてみよう。

・「環境の構成」は「ねらい」を達成するための具体的な内容にしてみよう。

・「環境の構成」の図と文字で丁寧に示してみよう。

・「予想される子どもの姿」は子どもの興味や関心，生活の実態からかけ離れていませんか。

・「保育士の援助や配慮」は「予想される子どもの姿」に応じて子どもの主体性を支えていくために必要な保育者の関わり（援助や配慮）を具体的に示してみよう。

・指導の内容に導入，展開，まとめの視点を示してみよう。

目　的　p.90で紹介された「食育の視点のある絵本」(表4-1)や, 演習で作成した媒体を利用するなどして, 食育の活動の指導案を立ててみよう。

部分指導案

立案者 _____

指導実践日：　　月　　日(　)　　天気：		子どもの人数　　　　　名
クラス：　　　　組　　歳児		
子どもの姿	ねらい	準備するもの
	内　容	

時　間	環境構成	予想される子どもの姿	保育者の援助や配慮
反　省			

Section 3　食育のための環境

1．食育の人的環境と物的環境

　乳幼児期の食育は，計画的に構成された人的環境，物的環境を通して体験から学ぶことが望ましい。

（1）　人的環境

　保育者は，子どもの食事場面で一緒に食べたり，乳児や年少の幼児には食事を介助したりする立場である。食べ物に興味を示し始めた子どもに「竹の子は今がおいしいのよ」「果物を食べると風邪をひきにくくなるよ」と食の旬や，効用などをわかりやすく伝えたり，箸の正しい使い方などの食事マナーを示したりすることは食育の「人的環境」としての保育者の役割である。

　給食を提供する調理担当者も食育の人的環境としての役割がある。調理したものを子どもがどのように食べているか，特に乳児期の食事は調理形態が子どもの食べ方に影響するため，調理担当者は子どもの食べる姿を見ることが大切である。同時に「いつも美味しい給食をつくっている大人」としての役割もある。調理した人の顔がわかる環境では，「○○さんがつくったお料理は美味しいね」「いつもありがとう」という調理した人への感謝の気持ちと食べ物に対する安心感をはぐくむことができる。

　また，給食の食材を購入する地域の小売業者や，農家から食の話を聞いたり，体験したりする事例では活動に携わる人々が広い意味で食育の人的環境といえよう。

　いずれにしても，食育においては周囲の大人の食に対する意識や関心・食行動が子どもに大きく影響することを忘れずにいたい。

（2）　物的環境

①　食事スペースの環境

　食事は，落ち着いた環境のなかで友達や保育者と楽しく食べることが重要である。テーブルと椅子の高さが適当であるか，特に乳児では子どもの視線の位置に玩具など気になるものが置いていないかなどにも配慮が必要である。情緒の安定のためにもゆとりある食事時間で穏やかな食卓の環境構成が望まれる。

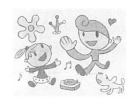

●人的環境，物的環境

　食育における人的環境とは，保育士をはじめとする保育所職員ならびに子ども，その他，食育の推進に関わる地域の人々が含まれる。

　物的環境は施設の保育室・調理室，テーブル・椅子，食器・食具・調理器具や食材なども含まれる。

② 食器，食具，提供される食事

　食育の物的環境として，食器や食具なども挙げられる。適度な重量があり安定した食器や子どもの手の大きさで使いやすい食具を用意したい。提供される食事そのものも物的環境として捉え，食事の温度や彩り，味や香り，季節感や調理形態など食事を構成する要素として子どもにふさわしいものを提供する。「栄養」は，食事を構成する重要な要素である。

③ 保育室内外の室内環境

　室内の環境として絵本コーナーに食べ物が出てくる絵本を置いたり，玄関先に季節の果物や野菜を展示する実践や毎日の給食を展示しているところも多い。給食展示は家庭での食事づくりのヒントや子どもが食べる量の目安を伝える他，保護者の迎えどきに子どもと保護者が展示を見ながら給食について話すきっかけづくりにもなっている。

保育室内外の環境づくり　展示例

1　所庭で収穫したゴーヤの展示

 ご報告　ゴーヤクッキングをしました！　　　9月2日　ゆり組

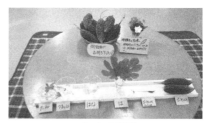

ゴーヤの収穫

子どもたちが楽しみにしていたゴーヤクッキング‼
みんなで収穫するところからスタートしました。

葉っぱの間からちょこっと姿を現すゴーヤをみつけ
「先生，あったよ！取ってもいい？」と笑顔の子どもたち。

クッキングの講師は調理の○○先生。ゴーヤのわたの取り方，苦味の取り方を教えてもらってスプーンで上手に取り除いていました。

できたてのゴーヤ炒めを食べて「ちょっと苦いけどおいしいね！」「また，食べたい！」「また作りたいね！」と大喜びでした。おうちでもぜひ
子どもと一緒に作ってみてくださいね。

2　保育所の廊下壁面の掲示物

「旬の食材『鰺（あじ）』について（左側）
「魚の名前がわかるかな？」（右側）

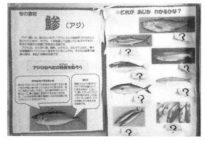

掲示物

④ 戸外の環境を利用した食育活動

　所庭や畑を利用して栽培・収穫などの活動を通した食育が多くの保育所や幼稚園などで実践されている。所庭に実のなる木々を植え，戸外遊びの際に収穫したり畑をつくって野菜の栽培をしているところもある。郊外の自然環境に恵まれた地域や広い敷地をもつ保育所であれば，よりダイナミックに食に関わる活動を展開できるが，所庭が狭い保育所やビルの中にある保育所でもプランターなどを利用した栽培活動を実践しているところがある。重要なことは，その活動を通して「子どもたちに何を伝えるか」ということである。

⑤ 「食べる意欲」を育む食事の環境を構成した事例

　食事は本来自ら進んで食べる主体的な行動でなければならい。そのための環境を構成するには職員間で共通認識をもつことが重要である。

　次にあげた実践事例は，食事提供の方法を「一定の分量をあらかじめ盛りつけて定量を食べさせる方法」から，「ビュッフェスタイルで子どもたちが自分で食べられる量を自ら盛りつける方法」に変え，さらに食事の準備に携わる当番活動を行うことで子どもたちが食べることに意欲的になっていった例である。

ビュッフェ形式の給食

K保育園(年長児)の実践事例

1．5〜6人でグループをつくり，毎日交代で当番活動をしている。
2．子ども達が各自で盛りつけをする「ビュッフェスタイル」を提供している。

経　緯：この環境を構成することになったきっかけは，5年ほど前のこと，子どもたちに偏食が多く，苦手な食材は食べようとしない姿に保育士があの手この手で食べさせている状態であった。食事は自ら進んで主体的に食べるものであると考える。保育士と給食スタッフで議論を重ねた結果，次のように決定し取り組みを開始した。

　　＊ビュッフェスタイルにする　➡　子どもが自分で食べる量を決定できれば残食が減るのではないか。

　　＊当番活動で食事の準備に関わる　➡　調理過程に携わることで苦手なものでも食べようとする気持ちになるのではないか。

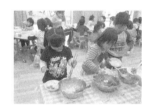 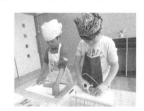

目　的：「食べることは生きること」をテーマに食べる意欲をもって食事ができるようになること。

環　境：当番活動の内容と手順を子どもたちにわかりやすく提示する(給食の下準備，配膳，夕方の園庭清掃の手伝い)。

　　ビュッフェスタイルにすることや当番活動をするにあたり衛生管理に力を入れる。

当番の仕事

1．毎朝8時30分ごろからその日に使う食材の1〜2品の下準備をする。エプロンと三角巾をつけ，給食室に食材を取りに行く。栄養士と一緒に下ごしらえをしながら，包丁の使い方や食材の栄養素や食材の話などを聞く。子どもたちは興味津々の表情である。

2．1時30分ごろになると，その日の担当の保育士と栄養士が，「お当番さん，お願いします」と子どもたちに食事準備をすることを伝える。

　　11時30分は，遊びが盛り上がるころであるが，そのような時間帯に給食準備になるので，まだ遊びたい子どもは，そのときの子どもの気持ちを最優先させることにしている。しかし，ほとんどの子どもは，すぐに遊びをやめて集まってくる。なかには「これが終わったら行く」という子どももいて，急いで自分に折り合いをつけているようだ。

　　日が経つごとに子ども自身が，時間の配分ができるようになってくる。子どもたちは今日も意欲的に取り組んでいる。

Section 4　地域の関係機関や職員間の連携

1. 多職種の連携

（1）　保育所内の職種間連携
　子どもの食を通じた健康管理は保育所の重要な役割である。子どもの発達に合わせた食事の提供を通して食べ方や進み具合，体重・身長の増減など看護師（保健師），栄養士などが連携し，それぞれの専門性を生かした対応が求められる。

●保育に関わる専門職
　保育に関わる保育士以外の専門職は，嘱託医，看護師等，栄養士，調理員がある。

（2）　保育所外部の専門職との連携
　近年，増加，重症化する食物アレルギー児への食事対応は嘱託医やかかりつけ医などとの連携が欠かせない。特別な支援を要する子どもへの食事対応は，嘱託医や歯科医からの専門的な知識や技術の助言を求めたり，咀しゃく・嚥下機能の発達については言語聴覚士などとの連携が必要となることもある。その他，体重・身長の増減は成長曲線をつけることで疾病や不適切な養育の発見につながるケースもある。いずれにして

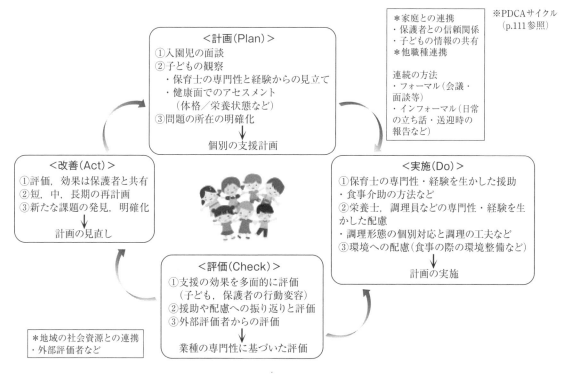

図4-3　食に関わる個別支援の実践（図式化）（小野作図）

● 個別支援計画

　「個別の支援計画」とは，乳幼児期から学校を卒業した後までの長期的な視点で，障害のある子ども一人ひとりに対して医療，保健，福祉，教育，労働などの関係機関が連携して，個々のニーズに対応した支援を効果的に実施するための計画である。その内容としては，障害のある子どものニーズ，支援の目標や内容，支援を行う者や機関の役割分担，支援の内容や効果の評価方法などである。

も，子ども一人ひとりの健康状態等をさまざまな専門的視点から見守ることが重要であり，さまざまな職種が存在する保育所ならではの対応といえる。保育所内での解決な困難な課題については外部の専門職に助言を求めることも大切である。

① **保育所内外の多職種で連携する個別支援計画**

　障害のある子どもについては保育所内の専門職種がチームになり，個別に計画を立てさまざまな角度から子どもを支援することが望ましい。個別支援計画は保育所を卒所後も支援が連続して行われるように作成されるものである。

　図4-3は食に関わる個別支援計画の立案～計画の実行～実践の評価～再計画までの流れを示す図式である。

② **主な地域の専門機関と連携事項は以下のようなものがある**（表4-2）。

　これら，地域の社会資源と連携して食の支援をする必要がある。

表4-2　主な地域の専門と連携事項

関係機関	連携の内容
保健所，保健センター	• 保育所内で発生した事故や，流行している疾病，食中毒発生などに対する具体的な対応と助言を得る • 乳児健診時の健康に関する所見などについて保育現場で必要な情報や技術の共有
病院，診療所，歯科医等	• 食物アレルギー児に対する除去等の指示や必要な配慮事項などの助言を得る • 障害のある子どもなどの発達に関して特別な配慮を必要とする食事提供に関する助言を得る
児童相談所，子ども家庭センター	• 低栄養や衛生状態など不適切な養育状況が疑われる際の通報（相談）および対応への助言を得る
学　校	• 近隣の小学校で発生している感染症や，給食提供時における事故情報など，保育所に必要な情報を共有する • 個別な支援計画の必要がある子どもについては保護者の了解の下，入所時の子どもの健康状態，発育状態，既往症など状況を伝え連続した支援を受けられるよう配慮する • また小学校就学後に保育所の保育士が小学校の給食の試食を兼ねて入学後の子どもの様子を見学するなどの事例もある
NPO・子育てサークル，地域子育てセンター	• 地域子育て支援の一環として子育て支援センターに出張し地域の親子を対象に絵本の読み聞かせを行ったり，保育所の栄養士が離乳食の講座を開催するなどの事例がある
高齢者施設など	• 地域の高齢者施設との共催で多世代が一堂に会した共食の場をもつ事例があるが多くはない • 少子高齢化が進む近年では，食文化の継承の観点からも地域での共食の機会は，今後ますます期待される

③ 食育の活動における地域との連携

　保育所の食育活動においては地域の小売店（八百屋・魚屋・肉屋など），農業，漁業従事者などの協力（表4−3）を得てより豊かな取り組みが期待できる。

表4−3　地域連携の可能性のある業種

地域の業者など	連携の内容
小売業者 （青果店・鮮魚店・精肉店など）	• 近隣の八百屋さん，魚屋さん，肉屋さんへのお買い物体験 • 青果店の店員による「国産野菜と輸入野菜の違いについて」の話を保育所で保護者向けに行う実践事例あり • 鮮魚店店員による保育所への出張「魚の解体ショー」の実践事例がある
スーパーマーケットなど	• 保育所においては，上記に準ずる • 保護者と一緒に行う家庭の食育。（例えば，野菜の売り場でじゃがいもを袋に入れる，さんまを選んで袋に入れるなど）
近隣の農家	• いもほり，田植え，野菜の栽培など栽培収穫の体験を保育所と連携して行う。その際，農業従事者からの子どもへの食物の説明を聞く機会があるとより良い経験となる
漁業・水産関係	• 底引き網体験 • 養殖場見学 • 調理体験

Section 5　保育所における保護者への支援

1. 食を通じた子育て支援

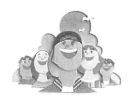

　子どもの食生活は，保護者の食生活の影響を大きく受ける。子どもたちが望ましい食に関する習慣を身につけ将来健康に暮らせる「食を営む力」を培うためには，家庭と連携・協力して食育を進めていくことが大切である。

　しかし，現在は核家族化，少子化等社会構造の変化に伴い，地域のつながりが希薄化し，孤立化した環境で不安を抱えて子育てをしている保護者が多く，子どもの食事についても不安や悩みを抱えている保護者も多い。

　平成29年3月に改定された「保育所保育指針　第4章　子育て支援」に，「保育所における保護者に対する子育て支援は，全ての子どもの健やかな育ちを実現することができるよう，第1章及び第2章等の関連する事項を踏まえ，子どもの育ちを家庭と連携して支援していくとともに，保護者及び地域が有する子育てを自ら実践する力の向上に資するよう」と，保護者・家庭及び地域と連携した子育て支援の必要性が示されている。保育所における子育て支援には，保育所を利用している保護者に対する子育て支援と，地域の保護者に対する子育て支援がある。

　食を通じた子育て支援に当たっては，「保育所における子育て支援に関する基本的事項」に留意して進める。

1　保育所における子育て支援に関する基本的事項
(1)　保育所の特性を生かした子育て支援
　ア　保護者に対する子育て支援を行う際には，各地域や家庭の実態等を踏まえるとともに，保護者の気持ちを受け止め，相互の信頼関係を基本に，保護者の自己決定を尊重すること。
　イ　保育及び子育てに関する知識や技術など，保育士等の専門性や，子どもが常に存在する環境など，保育所の特性を生かし，保護者が子どもの成長に気付き子育ての喜びを感じられるように努めること。
(2)　子育て支援に関して留意すべき事項
　ア　保護者に対する子育て支援における地域の関係機関等と連携及び協働を図り，保育所全体の体制構築に努めること。
　イ　子どもの利益に反しない限りにおいて，保護者や子どものプライバシーを保護し，知り得た事柄の秘密を保持すること。

「保育所保育指針」第4章－1抜粋

食べることは生きることの源であり，心とからだの発達に密接に関係している。特に乳幼児期の子どもの食生活は，生涯の健康の基礎をつくる大切なものであり，子どもたちは毎日の食事の体験を通して「食を営む力」の基礎を培っていく。しかし，保育現場では，「しらすご飯しか食べない」「野菜は全く食べない」など極端な偏食の子どもが目についたりする。一方，「子どもの食事」で困っている保護者は多く，平成27年度乳幼児栄養調査では，食事で困っていることは，特にないと答えている保護者は5歳以上でも22.5％で，多くの保護者が困り事をかかえていた。困っている内容は，2〜3歳未満では「遊び食べをする」。3〜6歳未満では「食べるのに時間がかかる」の割合が高かった。助言や支援にあたっては，食べることだけに視点を当てるのではなく，一人ひとりの子どもの成長・発達，健やかな親子関係の形成などが尊重される子育て支援の視点が大切であり，保護者の生活や考え方などの状況に耳を傾け（傾聴），受容し，保護者の気持ちに寄り添い（共感），保護者が自己決定でき，子どもの成長を保護者とともに喜び合える支援でありたい。

（1）　保護者に対する食生活の支援

保育所では毎日食事とおやつが提供されるその特徴を生かし，保育との関連のなかで，保育所での子どもの食事の様子や，保育所が食育に関してどのように取り組んでいるかなどを保護者に伝えることは，家庭での食育の関心を高め，子どもだけでなく，家庭の食生活の見直しも期待される。

具体的な取り組みとして，毎日の送迎時での保育者と保護者の会話や連絡帳，献立表・園だよりなどの活用，また給食やおやつの場を含めた保育参観や試食会などは，子どもの食べる様子や食事内容・量などについて，保護者が自ら確認できる良い機会である。給食のサンプル展示などは，降園時親子で給食を話題にしたり，家庭での様子が聞かれたり，当事者である保護者同士で子どもの食事の工夫が話題になるなど家庭における食育の実践にもつながる。

注意しておきたい点は，保育所における子どもの食事は，1日3回の食事の1回でしかないが，とかくそのときにみえる課題について，子どもへ，また保護者に助言・支援をしてしまいがちである。これは子どもの1日の生活を24時間のなかで考えていくことも大切であり，それぞれの家庭の生活リズムを踏まえ，一人ひとりの子どもの精神面や体力面，保護者のニーズに配慮した検討が望まれる。

● 地域子育て支援拠点事業
（第二種社会福祉事業）
目　的
　地域において子育て親子の交流等を促進する子育て支援の拠点の設置を推進することにより，地域の子育て支援機能の充実を図り，子育ての不安感等を緩和し，子どもの健やかな育ちを支援する。
拠　点
　保育所支援センター，こども広場，児童福祉施設

● 給食のサンプル展示
　保育所で出された昼食やおやつの1人分を，ケースなどに入れて玄関などに展示すること。
　保護者にも子どもたちがどんなものを食べているのかなど食についての情報が発信できる。
　またお迎え時に親子で見ることにより，会話のきっかけともなり，家庭の食生活の見直しも期待される。
　栄養士，調理員と連携して，レシピやお便りを添えるとより効果的である。

（2）　地域における子育て支援

●乳幼児栄養調査（厚生労働省）
目的
母乳育児の推進や乳幼児の食生活の改善のための基礎資料を得る。
調査対象
平成27年6歳未満の乳幼児5,500人とその世帯
調査内容
母乳育児（授乳）及び離乳食・幼児食の現状，子どもの生活習慣，健康状態など
調査時期
昭和60年度から10年周期，調査年9月中の1日

　保育所保育指針では，保育に支障がない限りにおいて，地域の実情などを踏まえ，保育所保育の専門性を生かした子育て支援を積極的に行うよう努めることが求められ，保育所では献立表の掲示，施設開放や体験保育などが実施されている。

　地域の子育て家庭においては，子どもの食生活の悩みなどが子育て不安の一因となっていることもある。保育所に来て，子どもたちの食事の様子をみたり，一緒に食べる体験をすることは，子どもの成長・発達にふさわしい食事内容，硬さ・軟らかさ，食具の使い方，食べ方，食べさせ方などが実際に確認でき，家庭での実践にもつながり不安が軽減され，保護者の養育力の向上にもつながる。また，客観的にわが子の食の課題に気づくよい機会ともなる。

保育所における子育て支援センターの実践事例

給食体験へのお誘い

　お子さんの食事に悩んでいる方，保育園の給食を食べてみたい方，給食体験してみませんか？

　詳しくはスタッフまでお尋ねください

　　　　　　　　　　　　　　　　　　（実費がかかります）

センターだよりでの呼びかけ例

　家庭での子どもの食事についての不安や悩みが多くあげられている。子育て支援の一環として，実際に保育所で提供されている食事を親子で食べる体験をする事業が実施されている。子どもの成長・発達にふさわしい食事内容，食具の使い方，食べ方，食べさせ方などを実際に確認することができ，他の子どもの様子をみることにより，客観的にわが子の食の課題に気づくよい機会となる。

効果：利用している保育所で，実際の給食を親子で食べる体験をすることにより，子どもの食事について，内容・量・調理形態・味などが確認でき，家庭で生かせる。
また，わが子の食べる様子が，客観的に確認できる。
子どもにとっても，大勢の子どもと楽しく食べる体験ができるなど良い機会となる。

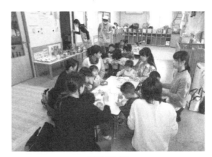

給食体験

管理栄養士・栄養士が保育所に配置されている場合には連携して，保育所の調理室などを活用した，離乳食講習会や試食会，相談，助言などを行うと効果的である。

　地域における食を通した子育て支援の実施に当たっては，子育て家庭は区市町村などの助言・支援を受けている場合も多い，相談機関で助言・支援される内容が異なり，不安をさらに助長するケースもみられるので配慮が必要である。

　地域の保護者への支援を適切に行うには，保育所・幼稚園のもつ機能や専門性を十分に活用するとともに，地域の関係機関(市町村保育担当部局，児童相談所，福祉事務所，市町村保健センター，民生委員・児童委員，主任児童委員，療育センター，教育委員会など)との連携や協働，また子育て支援に関する地域の人材(活動団体)と積極的に連携を図ることも大切である。

2. 保護者支援の実際

　保護者への対応において注意すべき点は，一人ひとりの保護者が生活や考え方の状況が異なることである。特に家庭での食生活は，個人情報でもあり，保育者と保護者の信頼関係が築かれて初めて語られることも多い。常に保護者に寄り添い一緒に考える姿勢が必要である。

　保護者への支援に当たっては，「子どもの食事は大切なので主食・主菜・副菜をそろえましょう。」と正論をいっても，「私も仕事をしているので時間がなくてつくれない」「経済的にそんなに食材料はそろえられない」などなかなか改善されにくい場合も多い。保護者の状況を受容し，無理なくできる具体的な改善策を一緒に考えることが必要である。

　日ごろの会話のなかで何気なく伝えたことが支援につながることもある。

　一方，「主食は，○○g，副菜は○○g食べていますが，緑黄色野菜のピーマンが食べられません」「最近糖尿病が増えていると聞きます。ご飯○○g食べて，もっと欲しそうですが肥満が心配です」など，子どもの食生活について過度に問題意識の高い保護者や情報に振り回されている保護者も見られる。このような保護者には，きちんとした栄養情報を伝え，安心して子育てができるような支援が必要である。そのために保育者は，正しい栄養知識や情報を常に身につけておくことが求められ，自分の食生活においても実践できることが望ましい。また，食の専門家

●PDCAサイクル
計画(Plan)
実施(Do)
評価(Check)
改善(Act)
のプロセスを循環させ，保育の質を高めていくことである。

ではないので，管理栄養士・栄養士と連携した支援も考えられる。

　子ども・保護者の食生活に関する課題は一人ひとり異なる。一人ひとりへの直接助言・支援することが適切な場合と保護者によっては，一層不安感を増す保護者もいる。お便りや講習会などを利用した集団への助言・支援は，一人への支援が，大勢の保護者への支援にも発展できる。

　食を通した保護者支援も，PDCAサイクルを用い，保育の一環として子どもとの関連のなかで行うことが大切である。

P：子ども・保護者の食生活の実態から課題を把握し，目的を明確にし，　支援の計画を立てる。

D：子どもや保護者が無理なく行うことのできる内容とし，実践する。

C：評価・反省(子ども，保護者，保育者各々にとって)

A：次回への発展

　子どもとともに繰り返し行うことは，家庭での食生活改善を促すきっかけとなる。

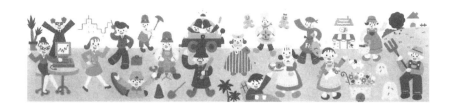

こども広場Jの実践事例

　地域の子育て支援の拠点であるこども広場Jは，子育て中の親子が気軽に集い，相互交流や子育ての不安や悩みを相談したり，支え合える場であり，多くの親子連れでにぎわっている。

＊こども広場では，子育ての不安感などを緩和し，子どもの健やかな育ちを支援するために保育士を中心に子育てに関する相談，援助を行っている。

＊平成26年度に受けた相談2,238件中251件が，離乳食，子どもの食事に関する相談であり，また栄養士が行っている「お食事相談」も131件あった。

＊施設の利用者アンケートのなかでも行ってほしい内容として料理講習会が求められ，食に関する不安が子育ての一因ともなっている状況が伺われる。

＊受けた相談内容やアンケート調査から，保育士と栄養士が連携し行った「離乳食講習会」「乳幼児をもつ保護者のための食生活講習会」を紹介する。

「楽しいクッキング」（乳幼児をもつ保護者のための食生活講習会）

現状と課題

＊多くの保護者が「偏食，遊び食い，むら食い，小食」など，子どもの食事について悩んでいる。

＊保護者は，「何を，どのくらい，どう食べさせたら良いか」など子どもの食事づくりに悩み，60％の保護者は食事づくりが「苦痛」，「楽しい」人は20％

目　的

① 食事に対する知識・技術が身につく。

② 適切な子どもの食事が用意できる。

③ 食事づくりが楽しくなる。

内　容

① 　託児つき料理講習会

② 　調理実習のポイント

＊主食・主菜・副菜のそろった食事　＊子どもの発達に合った調理形態の確認

③ 　試食は親子一緒

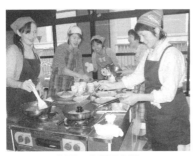

託児つき調理実習

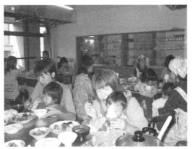

親子で試食

実施後の評価

保護者1. 料理が楽しいことに気づいた。これからは，楽しくやりたい。

2. 少し，工夫すれば子どもも良く食べることがわかった。

3. 短時間でも子どもと離れ，リフレッシュできたので，これからもがんばれそう。

栄養士1. 伝えたいことを欲張りすぎた。数回に分けて実施したい。

保育士2. 託児が初めての親子もいたが，託児により母親が解放され，調理実習
を楽しみ，終了後の表情がいきいきしていたことはうれしかった。

次回への発展

＊子どもの食の不安の解消と母親のリフレッシュのため，2，3回コースで行う。

参考文献

厚生労働省：「保育所保育指針」（2017）
厚生労働省：「保育所保育指針解説書」（2018）
厚生労働省：「保育所における食育に関する指針」（2004）
厚生労働省：「保育所における食事の提供ガイドライン」（2012）
農林水産省・厚生労働省・内閣府：第4次食育推進基本計画（2021）

親子夕食パーティ（F 保育園の実践事例）

子育て支援のひとつとして，楽しく子育てできる場を提供したいと，親子で参加できる「夕食パーティ」を実施している。

毎年，保護者対象に実施している家庭の食事アンケートから，日々の生活で親子は，家族団らんで食事をすることが少ないことがわかった。また，いつも忙しい母親が家事から一時解放されて，ほっとした時間を作ることは，子育てにとって大切なこととし，保育園の全職員で協議し，開催を決定した。

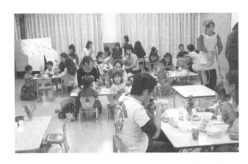

目　的

① 保育所で夕食をとることで，保護者の家事負担が軽減され，家族団らんの時間をもうけることができる。

② 他の家族との交流を通し，社会性やマナーを学ぶきっかけづくりとする。

③ 早寝を勧め，「早寝早起き朝ごはん」活動につなげる効果をねらった。

④ 給食調理スタッフと交流する機会とした。

実施状況

開催時期は5月と11月。乳児クラス日，幼児クラス日と，2日間ずつ設定。
参加した保護者から「夕ごはんを作らなくて済むので助かる」と好評，ねらい通りだと実感した。また，毎日提供されている保育園の食事の味や，子どもに適した調理方法などについて，興味をもつようになり，子ども達の家庭での様子も把握できるようになった。

保育士が食事を運ぶ係を担当して，運びながら，保護者に食事の食べさせ方を具体的にアドバイス。調理スタッフも交代で各テーブルをまわり，保護者と交流するようにしたため，お迎えに来たときに会話する機会も増えた。

考　察

目的の一つでもある「早寝早起き朝ごはん」につなげたいという思いは浸透しなかった。食事中のマナーについては，保育士から保護者へ声掛けをしたことにより，少しずつ落ち着いてきているようである。

今後は，「食を通じた保護者への子育て支援」と捉え，より安全な食事の提供と子どもたちに適した食材の使い方，調理法など，具体的にアドバイスできる機会としてすすめていきたいと考えている。

5章　家庭や児童福祉施設における食事と栄養

Section 1　家庭における食事と栄養

1.　家庭における食生活のあり方

　幼児期や学童期の子どもたちは，昼食をそれぞれ施設や学校で食べることから，家庭での食事は昼食やおやつで摂るエネルギーや栄養素の過不足を補うことが必要である。しかし，現状においては子育て，家事，就労に忙しく，食事づくりに負担を感じている人もいる。

　また，子どもたちが，家族と一緒の温かい食事やさまざまな体験を通して，「食」に関する知識や「食」を選択する力を習得し，健全な食生活を実践することができる健全な心とからだ，豊かな人間性を育むことも家庭における食事の大きな役割である。

　近年の健康や食を取り巻く環境の変化，社会のデジタル化など食育をめぐる状況を踏まえて，第4次食育推進計画では「生涯を通じた心身の健康を支える食育の推進」，「持続可能な食を支える食育の推進」，「新たな日常やデジタル化に対応した食育の推進」の3つに重点をおいた取り組みが求められている。

　少子高齢化が進む中，生涯健康で過ごすための基礎づくりの時期である小児期に，健康づくりや生活習慣病の発症予防のための習慣を身につけると共に食生活が自然の恩恵や多くの人に支えられていることへの感謝の気持ちや理解を深め，持続可能な社会の実現につなげていくことが必要である。家庭，保育所，学校，職場，地域や関係団体と連携・協働を図りつつ，デジタルツールや行動経済学に基づく手法の一つであるナッジを活用するなど，自然に健康になれる食環境づくりが求められている。

（1）　朝食の欠食をなくし，生活リズムを整えましょう

　平成27年度乳幼児栄養調査によると，子どもの起床時刻（図5-1）は「午前7時台」（平日43.5％，休日46.3％）と回答した割合が高かった。就寝時刻は約半数が「午後9時台」と回答し，5人に1人の子どもが就寝時刻10時以降であった。保護者の就寝時刻別に，午後10時以降に就寝する子どもの割合をみると，平日，休日とも保護者の就寝時刻が深夜1時以降」で，平日35.0％，休日45.3％と高かった。

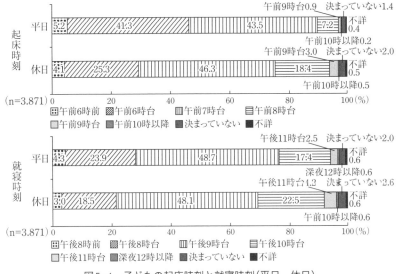

図5-1 子どもの起床時刻と就寝時刻(平日, 休日)
(回答者:0 ～ 6歳児の保護者)

厚生労働省　平成27年度乳幼児栄養調査

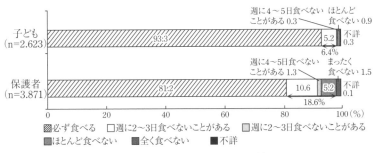

図5-2 朝食習慣(子ども・保護者)
(回答者:子ども2 ～ 6歳児, 保護者0 ～ 6歳児の保護者)

厚生労働省　平成27年度乳幼児栄養調査

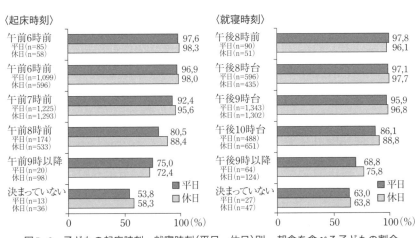

図5-3 子どもの起床時刻・就寝時刻(平日, 休日)別　朝食を食べる子どもの割合
(回答者:2 ～ 6歳児の保護者)

厚生労働省　平成27年度乳幼児栄養調査

● 朝食欠食と脳卒中

　朝食の欠食は, 肥満や高血圧などのリスクを高めることとともに, 1週間あたりの朝食摂取回数が少ないと脳出血のリスクが高くなるといった新たな報告もみられる。まずは朝食から, 活力のある1日を始めましょう。

改定食生活指針(平成28年6月)

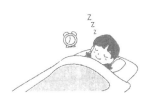

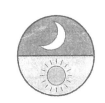

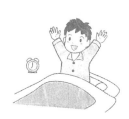

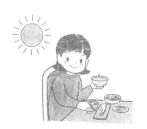

朝食について欠食(図5-2)がみられる子どもは6.4%であり，保護者の割合は18.6%である。朝食を必ず毎日食べる子どもの割合について，子どもの起床時刻別にみると，平日，休日とも，「午前6時前」で平日97.6%，休日98.3%と最も高かった。就寝時刻別(図5-3)では，平日は「午後8時前」97.8%，休日「午後8時台」97.7%で最も高く，就寝時刻が遅くなるほど朝食を必ず食べる子どもの割合が減少する。

　おとなの生活が夜型化している現在，子どもの生活リズムも夜型となり，夜の睡眠時間が短く朝の起床とともに朝食欠食も課題である。

　また，保護者との関連(図5-4)をみると，保護者が朝食を「必ず食べる」場合は，朝食を必ず食べる子どもの割合は95.4%と最も高い。一方保護者が「ほとんど食べない」「まったく食べない」と回答した場合は，朝食を必ず食べる子どもの割合はそれぞれ78.9%，79.5%と8割を下回っていた。

〈保護者の朝食習慣〉

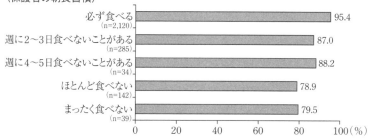

図5-4　保護者の朝食習慣別　朝食を必ず食べる子どもの割合
(回答者：子ども2〜6歳児の保護者)

厚生労働省　平成27年度乳幼児栄養調査

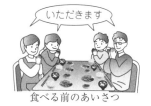
食べる前のあいさつ

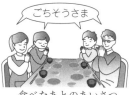
食べたあとのあいさつ

　食育に関する意識調査報告書(令和3年)の「朝食を食べる頻度」では，男女とも20〜40歳代の「朝食をほとんど食べない」人の割合が高く，この世代は子育て世代でもあるので子どもへの影響が心配される。

　朝，太陽の日を浴びすっきり目覚め，朝食をとることにより，子どもの生活リズムが整えられ，1日機嫌よく過ごすことができる。

(2)　家族との共食を増やしましょう

　「食事」は，生命の保持，発育，発達に欠かせないものであるが，それだけではなく，家族と一緒に食卓を囲み楽しく食べる体験は，心がふれ合い「自分が愛され大切にされている」ことを実感し，自己肯定感を高め，子どもたちの健やかな心身を成長させる。

　しかし，社会環境の変化，生活スタイルや食事に対する価値観の多様化などにより，家族など誰かと食事を共にする(共食)ことが難しくなっ

ている。中には，家族と一緒に暮らしているにも関わらず一人で食事を摂る「孤食」や同じ食卓でも，家族が別々のものを食べる「個食」がみられる。家族や仲間と一緒に食べると，食欲もわき，食事のマナーや料理についての関心も高くなり，エネルギーや栄養素のバランスもとりやすく，何よりも，楽しくおいしく食べることができる。

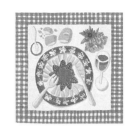

平成27年度乳幼児栄養調査結果（図5-5）をみると，子どもの共食状況は「子どもだけで食べる」「一人で食べる」割合は，朝食22.8％，夕食2.2％であった。「家族そろって食べる」「おとなの家族の誰かと食べる」は，朝食74.3％，夕食94.2％だった。

「家族そろって食べる」児童生徒は，望ましい生活習慣が身についている傾向がみられた調査報告もある。家族が食卓を囲んで共に食事を摂りながらコミュニケーションを図ることは食育の原点であり，共食を通じて，食の楽しさを実感するだけでなく，食や生活に関する基礎を習得する機会にもなっていく。

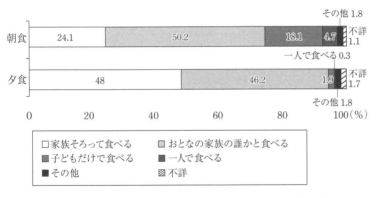

図5-5　子供の共食（朝食・夕食）への状況（回答者：2～6歳時の保護者）
厚生労働省　平成27年度乳幼児栄養調査

●主　食
〈糖質エネルギー供給源〉
　ごはん，パン類，パスタなどを主材料とする料理
●主　菜
〈たんぱく質や脂質の供給源〉
　肉・魚・卵・大豆製品を主材料とする料理
●副　菜
〈各種ビタミン，ミネラル，食物繊維の供給源〉
　野菜，いも，豆類（大豆を除く）きのこ，海藻などを主材料とする料理

しかし，現在は，ひとり親世帯，貧困の状況にある子どもが増えるなど，さまざまな家族の状況や生活の多様化により，家族との共食が難しい子どもが増えている。

児童福祉施設や学校では，安心のできる環境のなかで保育士や教師，友だちと楽しく食べる体験ができるよう工夫することが喫緊の課題である。

（3）　食事は主食・主菜・副菜を組み合わせて

「主食・主菜・副菜を組み合わせた食事」は，エネルギーや栄養素のバランスもよく，生活習慣病発症予防のための望ましい食生活習慣の育成が図られ，また，地域の食材や地域に伝わる料理も取り入れやすく，

● 2019年国民生活基礎調査
目的：保健，医療，福祉，年金，所得等国民生活の基礎的事項を調査し，厚生労働行政の企画及び運営に必要な基礎資料を得る。
調査時期：昭和61年から毎年実施，3年ごとに大規模調査を実施，10回目の大規模調査

日本の伝統的な食文化の伝承にもつながる。

食事の内容を平成30年国民健康・栄養調査結果（図5-6）をみると，主食・主菜・副菜を組み合わせた食事を1日2回以上食べることが，「ほとんど毎日」と回答した者の割合は男性45.5％，女性49.0％である。年齢別にみると，その割合は男女ともに若いほど低い傾向にあり，子育て世代でもあり，子どもの食事への影響が危惧される。

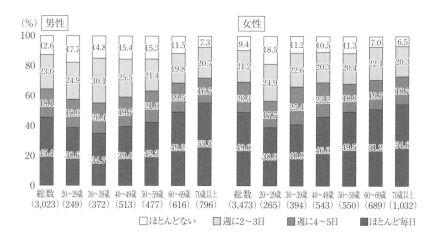

図5-6　主食・主菜・副菜を組み合わせた食事の頻度
（20歳以上，性・年齢階級別）（主食・主菜・副菜の3つを組み合わせて食べることが1日に2回以上ある）
厚生労働省　平成30年国民健康・栄養調査

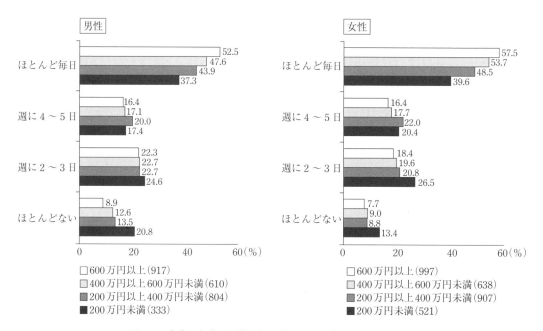

図5-7　主食・主菜・副菜を組み合わせた頻度所得と摂取の関係
厚生労働省　平成30年国民健康・栄養調査

表5-1　所得と食品群別摂取量等に関する状況（20歳以上）　（単位：g）

所得額 食品群		世帯の所得額			
		200万円未満	200万円以上 400万円未満	400万円以上 600万円未満	600万円以上
穀類摂取量	（男性）	501.3	509.3	495.4	482.9
	（女性）	368.5	360.2	349.7	350.88
野菜摂取量	（男性）	253.9	271.2	301.2	296.6
	（女性）	266.6	264.4	283.7	278.5
肉類摂取量	（男性）	106.8	124.8	127.1	129.3
	（女性）	79.7	88.3	90.1	91.9
乳類摂取量	（男性）	84.4	95.4	101.5	111.4
	（女性）	101.0	118.3	119.6	126.3

厚生労働省 平成30年国民健康・栄養調査結果より作成

　所得と食生活に関する状況において，主食・主菜・副菜を組み合わせた食事を1日2回以上食べる頻度（図5-7）は，所得の低い世帯で「ほとんど毎日」と回答した者の割合が低い。所得と食品群別摂取量等に関する状況（表5-1）は，所得の低い世帯は穀類摂取量が多く，野菜類，肉類，乳類の摂取量が少ない結果であった。近年は，経済的理由が食生活にも影響を与えていることがうかがえる。

　平成27年度乳幼児栄養調査によると，社会経済的要因別に，主要な食物の摂取頻度をみると，経済的な暮らし向きにおいて，魚，大豆・大豆製品，野菜，果物は，「ゆとりあり」で摂取頻度が高い傾向がみられ，菓子（菓子パン含む），インスタントラーメンやカップ麺は，経済的な暮らし向きが「ゆとりなし」で摂取頻度が高い傾向がみられた。

　一方，2019年国民生活基礎調査によると子どもの貧困率は，13.5％である。所得の低い世帯の食事は肉類，乳類，野菜類の摂取量が低い傾向がある。これらの食品群は成長期の子どもに必要であるため，食品の選択が経済的理由に影響を受けていることで，子どもの健やかな発育・発達にも大きく影響を受けないか心配である。

　社会環境の変化やさまざまな生活様式など，食をめぐる状況の変化に伴い，家庭において健全な食生活を送ることが難しい子どもの存在にも配慮し，多様な関係機関・団体と連携・協働した取り組みを講じることも大切である。

●子どもの相対的貧困率
　子ども（17歳以下）全体に占める，等価可処分所得が貧困線に満たない子どもの割合。貧困線とは，等価可処分所得（世帯の可処分所得（収入から税金・社会保険料等を除いたいわゆる手取り収入）を世帯人員の平方根で割って調整した所得）の中央値の半分の額。
（厚生労働省国民生活基礎調査）

（4）　給食を参考に

　「学校給食のある日」と「学校給食のない日」とで栄養素摂取状況を比較すると，食塩を除いて「学校給食のある日」の方が食事摂取基準（p.175～184参照）の目標量または推定平均必要量に適合していない者の割合が低い。学校給食が児童生徒の栄養改善に寄与していることがわかる。

　食塩については，家庭における食塩の過剰摂取の現状を踏まえると学校給食における対応のみでは限度があり，家庭と連携した取り組みが必要である。

　図5−8 A, B, C, D には「学校給食の有無による栄養摂取状況の違い」の状況を示した。

　保育所や学校の食事は，入所者の特性に合わせて栄養管理され，何をどれだけ食べたら良いかがわかる生きた教材である。児童や生徒が毎日食べる体験を通して，食事について理解を深め，望ましい食習慣を養っていく重要な手段でもある。

　給食のない日であっても望ましい食生活を実践できるよう，給食を子どもの発育・発達に適した食事として参考にし，家庭の食事を考えるとよい。

　そのためには，日ごろから家庭に対してわかりやすい献立表の提供や，実物展示をし，子どもの生活24時間を踏まえ施設や学校の食事との連続性のなかで家庭の食事を考えていくよう配慮することが大切である。

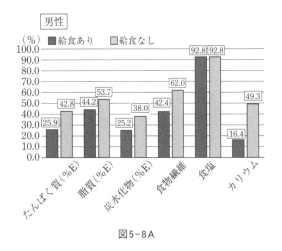

図5-8A

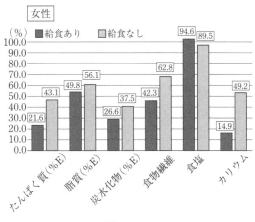

図5-8B

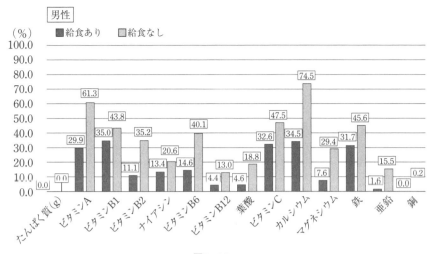

図5-8C

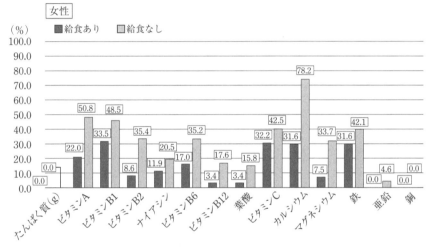

図5-8D

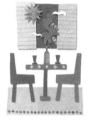

図5-8 A, B, C, D 学校給食の有無による栄養摂取状況の違い

文部科学省 学校給食実施基準の一部改正について（令和3年2月）

図5-8A, B：目標量（DG）の定められている栄養素の摂取量が食事摂取基準の当該指標値に
適合していない男子・女子の割合

図5-8C, D：推定平均必要量（EAR）の定められている栄養素の摂取量が食事摂取基準の当該
指標値に適合していない男子・女子の割合

参考文献

厚生労働省：平成27年度乳幼児栄養調査結果の概要（2016）

農林水産省消費安全局：食育に関する意識調査報告書 令和3年3月

文部科学省・厚生労働省・農林水産省：食生活指針の解説要領（2016）

厚生労働省：平成30年国民健康・栄養調査結果

Section 2　児童福祉施設における食事と栄養

1.　児童福祉施設の種類と食事の提供

　　児童福祉施設とは，児童福祉法（昭和二十二年十二月十二日法律第百六十四号・最終改正：平成二七年七月一五日法律第五六号）第7条によって定められた表5-2の12種類の施設をいう。

表5-2　児童福祉施設の種類と役割・目的

児童福祉法	児童福祉施設種類	施設の役割と目的	入所通所の区分
36条	助産施設	経済的理由により，入院助産を受けることができない妊産婦を入所させて，助産を受けさせることを目的とする施設である。	
37条	乳児院	乳児を入院させて養育し，あわせて退院した者について相談その他の援助を行うことを目的とする施設である。	入　所
38条	母子生活支援施設	母子家庭の母と児童を入所させて，保護するとともに自立の促進のためにその生活を支援することを目的とする施設である。	
39条	保育所	保育を必要とする乳児・幼児を日々保護者の下から通わせて保育を行うことを目的とする施設である。	通　所
39条の2	幼保連携型認定こども園	満三歳以上の幼児に対する教育及び保育を必要とする乳児・幼児に対する保育を一体的に行い，健やかな成長が図られるよう適当な環境のもとで心身の発達を助長することを目的とする施設である。	通　所
40条	児童厚生施設	児童遊園，児童館等児童に健全な遊びを与えて，その健康を増進し，又は情操をゆたかにすることを目的とする施設である。	
41条	児童養護施設	保護者のない児童（乳児を除く），虐待されている児童その他環境上養護を要する児童を入所させて養護し，退所した者に対する相談，自立のための援助を行うことを目的とする施設である。	入　所
42条	障害児入所施設	障害児を入所させて，以下に定める支援を行うことを目的とする施設である。 1　福祉型障害児入所施設　保護，日常生活の指導及び独立自活に必要な知識技能の付与 2　医療型障害児入所施設　福祉型と同様の支援及び治療	入　所
43条	児童発達支援センター	障害児を保護者の下から通わせて，以下の支援を提供することを目的とする施設である。 1　福祉型児童発達支援センター　日常生活における基本的動作の指導，独立自活に必要な知識技能の付与又は集団生活への適応のための訓練 2　医療型児童発達支援センター　福祉型と同様の支援及び治療	通　所
43条の2	児童心理治療施設	軽度の情緒障害を有する児童を短期間入所させ，又は保護者の下から通わせて，その情緒障害を治し，退所後も相談，その他の援助を行うことを目的とした施設である。	通　所
44条	児童自立支援施設	不良行為をした者，するおそれのある児童及び生活指導等を要する児童を入所または通所させ，個々の児童の状況に応じて必要な指導と自立支援を行う。また，退所した者について相談その他の援助を行うことを目的とする施設である。	入所または通所
44条の2	児童家庭支援センター	地域の児童の福祉に関する各般の問題につき，児童，家庭，地域住民からの相談応じ，必要な助言を行うとともに，児童相談所，児童福祉施設等との連絡調整その他厚生労働省令の定める援助を総合的に行うことを目的とする施設である。	

上記，児童福祉施設のうち，入所施設では1日3回の栄養管理された食事の提供を行う。家庭としての役割ももつため家庭的な温かい雰囲気のなかで食事が提供できるように環境を整えることが重要である。また，肢体不自由児，重症心身障害児が入所する施設においては個々の障害に応じた治療食の提供を行う。

通所の施設においては施設の種類に応じて1日に約1回の食事を提供する。生活状況等に特段配慮すべき問題がない場合には，昼食については，1日全体の約1/3を目安とし，おやつについては，発育・発達状況や生活状況などに応じて1日全体の10〜20％程度の量を目安とすると良い。

近年，保育所などで長時間保育・夜間保育等を実施する施設においては昼食に加えて，夕食の提供を行うところもある。通所の施設では家庭の役割を補完するとともに家庭との連携を十分にとりながら，1日の連続性の中で食事を考えていくことが大切である。

● 保育実習
保育士養成課程では，保育実習Ⅰとして「居住型児童福祉施設等及び障害児通所施設等」における実習が位置付けられている。施設によっては実習内容に調理を含むものや調理室での調理体験が含まれることがある。

2. 入所児への食事提供

児童福祉施設最低基準によると，児童福祉施設（助産施設を除く）において，入所児への食事提供のあり方として以下のように定めている。

① 献立は，できる限り，変化に富み，入所している者の健全な発育に必要な栄養量を含有するものでなければならない。

② 食品の種類および調理方法について栄養ならびに入所している者の身体的状況及び嗜好を考慮したものでなければならない。

③ 調理は，あらかじめ作成された献立に従って行わなければならない。ただし，少数の児童を対象として家庭的な環境の下で調理するときは，この限りでない。

④ 児童の健康な生活の基本としての食を営む力の育成に努めなければならない。

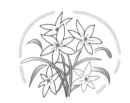

3. 児童福祉施設における衛生管理

児童福祉施設においては，食事の提供が衛生的で安全に行われなければならない。そのため，調理担当者をはじめとして職員の健康診断および定期的な検便（細菌検査）を実施し，食品を衛生的に取扱い，消毒など

保健衛生に万全を期し，食中毒や感染症の発生防止に努める必要がある。

4. 乳児院

（1） 乳児院の役割
　乳児の入所理由は母親の病気（精神障害や内科系，産婦人科系，外科系疾患，がんなど）が最も多く，次いで虐待，あるいは父母の怠惰によるもの，借金や貧困で両親が共働きで養育ができないなどさまざまなものがある。一方，乳児院を退所する乳幼児の多くは，両親や親戚のほか，里親委託や養子縁組などにより，家庭に引き取られていくため，入所している間の養育のみならず，退所後の相談援助も行っている。

（2） 乳児院における食生活

●参考資料
　乳児院における食生活については，「授乳・離乳の支援ガイド」（厚生労働省(2007)）「楽しく食べる子どもに〜保育所における食育に関する指針〜」（厚生労働省(2004)）も参考にすると良い。

　乳児院に入所する0〜2歳は心身の発達の著しい時期である。特に食行動や咀しゃく機能の発達が目覚ましく，この時期の発達に合わせた調理形態で食事が提供されなければならない。また，愛着を形成し基本的信頼関係を築く時期でもある。空腹を泣いて訴えたときに優しく抱かれて授乳するという応答的な対応の繰り返しが愛着形成の大切な機会になっている。しっかりと抱いて子どもと目を合わせ，優しく声をかけながらゆったりとした気持ちで授乳することが非常に大切である。
　「乳児院運営指針」（平成24年　厚生労働省雇用均等・児童家庭局長通知）では食生活について以下のように示している。
① 乳幼児に対して適切な授乳を行う
　① 発達に応じた量や時間の間隔，排気のさせ方などの基本的な援助方法についてマニュアルなどを作成し，施設内での共通理解をもつ。
　② 一人ひとりの乳幼児の個性やその日の体調などに合わせて個別に対応し，乳幼児が安心した状態でいられるように配慮する。
　③ 乳幼児を抱きながら，目を合わせ，優しく言葉をかけ，授乳を行う。
② 離乳食を進めるに際して十分な配慮を行う
　① 基本的な知識・離乳食の意義・具体的な援助方法などについてマニュアルなどを作成し，施設内での共通理解をもつ。
　② 個々の状態に合わせて離乳を開始し，さまざまな食べ物に慣れさせる。
　③ 在胎期間も含め，入所に至るまでの経過や発育，発達状況を踏ま

え，一人ひとりに合わせた食の取り組みを行う。

③ 食事がおいしく楽しく食べられるよう工夫する

① 乳幼児が自分で食べようとする意欲を育てられるように，おいしい食事をゆっくりと，くつろいで楽しい雰囲気で食べることができる環境づくりや配慮を行う。

② 乳幼児の嗜好を把握し，献立に反映する。

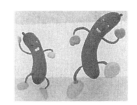

③ 栄養士，調理員などが，食事の様子をみたり，保護者からの報告を参考にしながら一人ひとりの発育状況や体調を考慮した調理を工夫する。

④ 日々の食生活を通じて，＊お腹がすくリズムがもてる，＊食べたいもの，好きなものが増える，＊一緒に食べたい人がいる，＊食事づくり，準備にかかわる，＊食べ物を話題にする子どもを育てる。

⑤ 食後の歯みがき習慣として定着するよう支援する。

④ 栄養管理に十分な注意を払う。

① 乳幼児の体調，疾病，アレルギーなどに配慮しながら，栄養士の専門的知識に基づいた献立作成を行う。

② 残食調査を行うなど栄養摂取量の把握に努め，献立に反映する。

5. 児童養護施設

（1） 児童養護施設とは

児童養護施設には災害や事故，親の離婚や病気，また虐待，不適切な養育などさまざまな事情により，家族による養育が困難な2〜18歳の子どもたちが生活している。子どもたちが生活する施設にはさまざまな形がある。全員が一つの建物で生活を送る「大舎制」も多いが，近年では一つの建物のなかでも少人数のグループに分かれ，より家庭に近い雰囲気で生活をする施設や，建物の構造自体が小グループで生活する「小舎制」の施設が増えてきている。また，施設から離れた地域で生活する「地域小規模児童養護施設」や，「グループホーム」など，より家庭的な環境で，個々の生活を支援する形態がとられるようになってきた。

（2） 児童養護施設における食生活

児童養護施設は生活の場であるため，日々の食卓はできる限り家庭に近い落ち着いた雰囲気で食事をとることができるように配慮することが重要である。時には，子どもの心の不安，満たされない思いが，食事に

●昔は孤児院

いまある施設のいくつかは，第二次世界大戦後，幸せな社会を望む個人や団体が戦争で家や家族を失った子どもたちを保護したことから始まっている。

しかし，いまの養護施設には「孤児」は，ほとんどいない。時代とともに施設のあり方を変化し，現在は，不適切な環境に置かれている子どもたちに対するさまざまな支援に広がっている。

向けられることもあるが，子どもの心身の状況に合わせた適正な食事の提供は，食事・睡眠などの生活リズムを整えることにつながる。皆でおいしく，楽しく食事をする経験を繰り返し，それを習慣化することが心身の発達や人間関係を築くことにもつながる。また，子どもの心の状態が食生活に表れることもある。子どもの食生活をさまざまな視点から捉え，配慮することが必要である。

(3) 児童養護施設における食育

　児童養護施設に入所する子どもの多くが家庭内で虐待（身体的・心理的・性的，ネグレクトなど）を経験している。おいしく楽しいはずの食卓が虐待の場になることも少なくない。そういった背景の子どもは特に自分の命を守ることにエネルギーを費やし，そのときに食べないと次にいつ食べられるかわからないという，緊張感のある食事場面を体験しているともいわれている。

　入所する子どもの背景を理解し，安心して食べることができる「場（食卓）」があり，おいしくて栄養のある「もの（食べ物）」が用意され，一緒に食べる「人（職員や友達）」がいることを日々の食事を通して伝えたいものである。

(4) 食生活の具体的支援

① 食生活を含む望ましい生活習慣の定着

　起床，就寝，3回の食事時間を決め生活リズムを整えることは望ましい食生活を送るために最も重要である。生活リズムを整え，空腹で食卓につくことで，食欲がわきおいしく食べることにつながる。

② 安心して食べられる食事の場の提供

　子どもにとって，施設への入所という環境の変化は大きな不安も伴う。施設での食卓は単なる栄養摂取が目的ではなく「あなたはここでゆっくり食べることができる」という安心感を伝える場でもある。入所前に十分な食べ物を与えられずに育った子どもも少なくない。入所当初には食べものを囲い込んで食べたり，食べきれない量でも，おかわりを要求したり食べものに対して執着をみせることがある。自分で食べ切れる量がわかるようになるためにも安心して食べられる場としての食卓が重要である。

③ 望ましい食事の内容

　適切な環境で養育されていなかった子どもは栄養不良の状態で入所することも少なくない。施設の食事献立は管理栄養士・栄養士により栄養

● 身体的虐待
　外傷の残る暴行
　生命に危険のある暴行など。

● 心理的虐待
　言葉による脅迫
　子どもの心を傷つける言葉をくり返すなど。

● 性的虐待
　子どもへの性交や性的行為の強要など。

● ネグレクト
　子どもの健康，安全への配慮を怠る。
　必要な情緒欲求に応えず無関心など。

「忘れられないカレーライス」　児童養護施設の実践事例

入所当日

G 施設では，子どもが入所する当日，事前の入所面談で聴き取りを行った「好きな料理」の提供をしている。

　児童養護施設に入所するということは生活やルール，人間関係などすべてが一度に変わるということである。知らない人々と一緒に，分からないことだらけの生活に入っていく子どもの気持ちを想像すると，どれだけの不安と緊張かが想像できるだろう。その不安を少しでも和らげてもらうために入所した当日の夕食に，これから生活を共にする子ども達と一緒に，入所する子どもの好物を皆で食べる。話題は自然と好きな食べものや，自分たちが入所した当日に食べたものの話になり，会話のきっかけになる。

カレーライス　選んだメニュー

当時，小学4年生の男児A君は，入所する日の夕食にカレーライスを選んだ。入所当日，A君は非常に緊張した様子で，不安がいっぱいの表情をしていた。

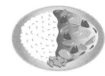

　担当する職員に生活をする寮へと案内された。夕食の支度をし，カレーライスを見た瞬間，A君の表情が和らいだ。そのカレーライスは調理員がつくった普通のカレーライスだが，A君はうれしそうな表情を浮かべ，大好きなカレーを食べて不安と緊張の1日が終わった。

誕生日　リクエストメニュー

G 施設では誕生日の子どものリクエストメニューを調理員が寮でつくり，皆で一緒に食べる。

　A君は入所以来，誕生日には必ずカレーライスをリクエストしている。
＊入所して5年が経った誕生日に A君はまたカレーライスをリクエストした。カレーを食べながら，入所した当日のカレーライスのことを今でも覚えているといった。
＊他の子ども達も入所した当日の夕食メニューはいつまでも忘れず，心に残っているようだ。そのメニューは，子ども達の安心，安全に寄与し心の支えになっていることを感じる。
＊A君にとっても，そのカレーライスはいつまでも忘れることができない特別なカレーライスなのだろう。

管理された献立をもとに年間の行事や季節に合わせた旬の食材の利用など，さまざまな食材に出合うことのできる食事が提供される。しかし，食の体験に乏しい子どもたちには食べたことのない食材や食べなれない料理も多くある。毎回の食事で次第に好き嫌いを少なくすることも施設の食事の目的である。

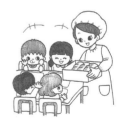

④　皆と楽しく食べる経験

　何より食事は楽しく食べることが大切である。他の子ども達や職員と一緒に食卓を囲み食べることで，社会性が育ち，食事のマナーを学ぶことにもつながる。ある児童養護施設では，学校のクラブ活動などで決められた食事時間に食事ができない子どもや，遅い時間に帰宅した高校生

退所する子どもに対して，施設で行っている取組みには次のような例がある。

①自活訓練を行う。内容は買い物指導，調理実習など。高校2年生は1週間，3年生は1か月行う。

②1日1,000円で食材の買い物から調理までを実践する（10日間）。

③卒所生を集めてオリエンテーションを行う。内容は食事指導，日常生活の相談，悩みを聞くなど。

④退所までに保育士，指導員と一緒に食事をつくる。

⑤レシピ集，調理器具，米や調理料，寄贈の食品，缶詰など，料理の本，手ばかりなどでわかりやすい図を使った摂取量の表などを渡す。

「食べることは　生きること」社会福祉法人　東京都社会福祉協議会　児童部会従事者会給食研究会（2014）より

●職種間の連携

職種間の連携には「同一職種間の連携」「他職種との連携」の2種類がある。職種間連携はその両方を実践し，それぞれの職種の専門性を生かしながらその効果を高めることが大切である。

などにも食事をする時間には必ず大人（職員）がそばにいるようにして「一人きりの食卓（孤食）にしないこと」を心がけているという。

⑤　食の自立を目指した支援

児童養護施設における食育の役割として重要なポイントは食の自立に向けた食育である。家族のもとに戻らない利用者でも高校を卒業すると施設を出て自活することになる。

自炊をするための調理はもちろんのこと，食材の使い回しや食費の使い方（生活費からどのくらいの食費を使ったらよいか）といった経済的なことまでを事前に指導する必要がある。

⑥　次世代のための食育の支援

幼いころに身についた食習慣は年齢が上がるにつれ容易には変えにくくなる。しかし，望ましい食習慣のためだけに幼い時期から施設に入所するわけにはいかない。たとえ一度身についた食習慣が望ましいものでなく，本人はその食習慣を変えることができなくても「食の大切さ」を伝えることは重要である。いずれ，施設を出て自身の家庭をもったときに，その家族には望ましい食生活を送ってほしいと願うときがくるかもしれない。あるいは，家族のために自分の食習慣も見直すきっかけになるかもしれないのである。つまり今，行っている食育の支援は，目の前の対象者のみならず次世代の育成にもつながっているということを忘れずにいたい。

（5）　職種間の連携

児童養護施設には，保育士以外に嘱託医，児童指導員，栄養士，調理員，看護師などさまざまな職種が配置され，それぞれの専門性を発揮しながら多様な側面から子どもの支援を行っている。

食事については，栄養士や調理員，看護師との連携は欠かせない。特に，昨今増えている食物アレルギー児や個別的な配慮を必要とする子どもへの対応は多職種が連携し，職員間で共通の認識をもつことが求められている。

（6）　地域の関係機関との連携

児童養護施設に入所している子どもたちは，主に近隣の保育所，幼稚園，小中学校に通学している。これら学校などとの連携はもちろんのこと，必要に応じて，児童相談所，児童家庭支援センター，児童委員とも密接に連携をとり，児童の指導や家庭環境の調整にあたることが重要である。

6. 障害児施設

（1） 個別の対応

　保育士養成校の養成課程における施設実習では，障害児（者）施設での実習を体験することもある。生活面での介助，食事や入浴などの介助は対応に個人差があり，一人の利用者には適した対応であっても別の利用者にはまったく通用しないといったことが多くみられる。一人ひとりの個性に合わせたできるだけ少ない介助をすることが重要である。

●介　助
　介護士などが主導となり，本人の出来ないことを代わりに行うこと。ここでは介助を用いた。

（2） 摂食に障害がある子どもへの食事介助

　障害のある子どもの食事介助の基本は，本人にできないことを代わりに支援することである。例えば，咀しゃく力が十分でない場合は誤嚥（図5－9）に注意するとともに食べやすい食品・食形態にする必要がある。

●援　助
　支援員が本人が出来ないことを本人に努力してもらいながら一緒に行うこと。

　のどの奥は，肺に行く気管と胃につながっている食道に分かれている。食べ物，だ液，胃内容物などが気管内に入ってしまうことを誤嚥という。誤嚥により，吸収しにくくなったり，肺炎を起こしたりすることもあるので，十分注意することが必要である。なお，誤飲は，食べ物以外の異物を誤って飲み込んでしまうことをいう。

●誤嚥しやすい食品の形態
・かたくて，食べにくいもの
　　肉・りんごなど。
・水分
　　水・ジュースなど。
・水分の少ないもの
　　食パン，餅など。
・繊維の多いもの
　　もやし，こんにゃくなど。
・種実類
　　ごま，ピーナツなど。
・酸味の強いもの
　　柑橘類，梅干など。

　一般に，サラサラした液体（お茶，みそ汁など）は誤嚥（ごえん）しやすいため，とろみをつけるなどの工夫をする。かたく歯ごたえのあるもの，パサパサしたもの，弾力性のあるものなどは誤嚥の原因となりやすいので，細かく刻んであんかけにしたり，ミキサーでペースト状にしたり，とろみをつけたりすると食べやすくなる。嚥下補助食品には，寒天，ゼラチン，くず粉，片栗粉，コーンスターチなどがある。

①食事を近づけたり「今日のメニューは○○」などの声をかけたりすることで，食べものの認知を促す。
（視覚・聴覚・臭覚からの情報）

②子どもにあった食形態での提供をする。口に運ぶ一口量や，運ぶ位置も個々に対応することが重要。

③食事前に水分摂取をすることや，とろみをつけることで食塊を形成しスムーズに食道に運ぶことができる。

図5-9　咀しゃく・嚥下に障害がある子どもへの食事介助のポイント

（3） 食事中の姿勢
① 食事時の姿勢

　頭を後方に反らすと咀しゃくや嚥下（えんげ）に必要な筋肉が緊張し，咀しゃくや嚥下がしにくくなるため，首の筋肉がリラックスするように，体を起こした状態で頭が少し前かがみになるようにするとよい。

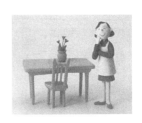

●食物調理の3要素
　食べやすくするために「刻む」など「大きさを小さくする」だけが適切な方法ではない。とろみをつけることで口腔内で食塊をつくりやすくなる。
　「大きさ」「とろみ」「かたさ」の3つのバランスが大切である。

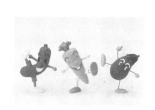

●肢体不自由児
　体幹や四肢が不自由なために，特別な配慮を必要とする児童のこと。

② 食べ物を口に入れる際

　子どもの口の高さと同じか，それより低い位置から，スプーンを水平に持っていき，真っすぐに入れるようにする。

③ 片麻痺がある場合

　右か左かどちらかの半身で麻痺の子どもには，麻痺のない側を下，麻痺のある側を上にして横向きに寝た状態をとり，麻痺のない側（下側）のほうに食べ物を入れる。

④ 目の見えない子どもの場合

　食べ物の情報（何が，どのくらい，熱いのか，冷たいのか，味は甘い・酸っぱい・辛いなど）を与えるための言葉かけを多くする。

（4） 障害のある子どもの栄養

　障害のある子どもは個人差が大きく，その多くが何らかの薬を服用しているという特徴があるため，障害のない子どもよりも栄養状態に応じたきめ細かな対応が必要となる。服薬，胃食道逆流などによる胃・十二指腸潰瘍などの消化管障害などが鉄欠乏性貧血の原因になることもあるので注意する。

① 知的障害がある場合

　同年齢の障害のない子どもと比較して座位，立位，ゆるやかな歩行といった単一動作におけるエネルギー消費量が高いことが示されている。
　一方，体組成については，同じ身長と体重であっても知的障害のある子どものほうが，体脂肪率が高いとされている。

② 肢体不自由がある場合

　個々の基礎疾患により，肥満傾向や，やせ傾向が出やすいこともあり，体格や運動量も個人差が大きいので，一概にこの量を食べると良いとはいえない。食事摂取基準を基本にしながら疾患，年齢，性別，体格，1年間の身長・体重の増加，筋緊張，運動量や日々の食事量を加味して必要量を算出する。肢体不自由児や重症心身障害児の場合，身体活動の低下等によりたんぱく質の消化・吸収が低下することもある。その場合には，食事摂取基準の数値より10～20％程度多く摂取するとともに，良質のたんぱく質を摂取するようにする。

③ 視覚障害や聴覚障害がある場合

　視覚障害がある場合は，運動によるエネルギーの消費が制限される場合や，疾病に合併した視覚障害もあるため，個々の状況に応じて対応する必要がある。
　聴覚障害がある場合は，動きに制限がなければ基準通りの摂取が可能

であるが，重複障害の場合は個々の状況に応じた食事内容・形態で対応する必要がある。

④ 原因不明のこだわりへの対応

どうして食べないのかよくわからないケースもあるが，さまざまな要因(表5-3)が考えられるので，いろいろな方法で試してみることが必要である。

表5-3 こだわりの要因と考えられるもの

食べ物	調理形態，温度，色，固さ，においなど
食器や食具	大きさ，形，色，使いやすさなど
食事環境	にぎやかさ，広い，人が多い，介助者との関係など

(5) 職種間の連携

障害児の入所施設では，保育士の他に児童指導員，医師，看護師，栄養士，調理員，児童発達支援管理責任者，理学療法士(PT)，作業療法士(OT)といった職種の職員が関わる。(すべての施設に常駐しているわけではない)このほかにも，食べる機能に障害がある場合は歯科医師や歯科衛生士，言語聴覚士が，心理面のサポートには心理専門職が障害児の支援にあたることもある。いずれにしても，障害の特性や個々の性格に配慮した個別支援計画に基づいて，多職種が連携(図5-10)しながら支援することが重要である。

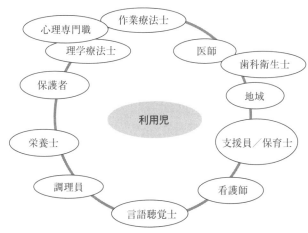

図5-10 障害児施設で関わりのある専門職種

● 作業療法士

日常生活(入浴，食事など)の動作や，手工芸，園芸，レクリエーションなどの作業活動を通して，心身のリハビリテーションを行う。

● 理学療法士

寝返る，起き上がる，立ち上がる，歩くなど，日常生活で必要な基本動作ができるように身体の基本的な機能回復をサポートする。

● 歯科衛生士

一般的には，歯科予防の処置，歯科診療の補助，歯科の保健指導を行うが，施設においては利用児の口腔内のケアや摂食指導などにも携わる。

● 言語聴覚士

言葉(声や発音を含む)の障害，聴覚の障害，食べる機能の障害(摂食・嚥下障害)など障害のある者に対して，訓練，指導や助言，その他の援助を行う。

7. 保育所

(1) 保育所における食事の意義と特性

食事は生命の保持のみならず，心身両面の成長にとって重要な営みで

●孤食と固食
　子どもがひとりで食べる「孤食」、家族が別々にそれぞれ好きなものを食べる「個食」、いつも同じものを食べる「固食」が近年増加している。

ある。保育所に入所する子どもは「家庭」「保育所」という2つの場で生活をしている。保育所は集団での生活であるが、乳幼児期だからこそ、ていねいに一人ひとりの育ちを支えていくことが必要である。孤食・朝食欠食など家庭における食の問題が顕在化している昨今、保育の場では食を営む力の基礎を培うことのできるよう、一人ひとりのニーズに応じた配慮が今まで以上に求められるであろう。

　まず、保育所における食事の意義や特性について考えてみたい。

①　さまざまな食に触れる機会

　保育所の食事では、栄養バランス、旬の食材、行事食、地域の食文化などを考慮し、幅広い食経験ができるよう献立を考えるため、家庭で口にしたことのないものや苦手なものを前にする機会もあるだろう。そのようなとき、保育者の配慮次第で「苦手だけど食べてみようかな」と前向きな姿勢になることもあれば、「給食の時間は嫌だな」後ろ向きになることもある。咀しゃく力の弱さ、食経験の乏しさが指摘される現状も踏まえ、さまざまな食の機会を提供できる場としての意義は大きく、子どもが自分から食べてみたいという意欲をもてるような配慮を考えていくことが保育者の役割の一つとなる。

②　共に食べるなかでの経験

●家族で食事をする機会
　2009年度版「全国家庭児童調査結果の概要」によると、1週間のうち家族そろって一緒に食事をする日数は、「ほとんどなし」が朝食で32.0%、夕食で7.0%、「1日だけ」は朝食が10.2%、夕食が10.1%である（厚生労働省2012）。

　家庭では、家族そろっての食事をする機会が少なくなっている現状があるなか、保育所において友だちや保育者と共に食事をする意義は大きなものであろう。共に食事をする経験のなかでは、会話を楽しみながらコミュニケーションをとること、食事マナーを学ぶことなど多様な経験をすることができる。また、「○○ちゃんが食べているピーマン、おいしそうだから食べてみようかな」「ぼくもう年長さんだから残すのは恥ずかしいかな」と子どもの姿が自然に互いの食行動に影響を与えることもあるだろう。育ちあうことを意識しながら、共に笑い合えるくつろぎの場となるような配慮も忘れずにいたい。

③　家庭との連携

　保育所では1日3食のうちの1食（昼食）と間食（おやつ）を食べる。延長保育の広がりにより、夕食の提供を行っている保育所もあるが、ほとんどの場合、家庭・保育所2つの場で食事をすることとなるため、保護者との情報交換は欠かせない。特に離乳期は、食機能の発達が著しいため、食事量、食形態、食事時間などの情報や、初めて口にする食材についてはアレルギーの有無など密に家庭との連携をとることが求められる。また、離乳期は食事面での不安をもつ保護者が多いため、安心感をもてるような助言をしていきたい。

家庭ではあまり食べないが保育所ではよく食べるというように，子どもは場によって異なる姿をみせることがある。保育参加や給食試食の機会を設けると，保育所での子どもの姿や子どもの発達に応じた食事形態を保護者が目で見て理解しやすい。また，体調の優れないときや精神的に不安定になる出来事があるときに，食事面に影響することがあるため，日ごろの様子を保護者と保育者で共有できるよう配慮が必要である。

④　職員間の連携

　家庭では食事をつくるのも食事援助を行うのも養育者であるが，保育所では調理員が食事をつくり，保育者が食事援助を行う。調理員が子どもと関わる機会は限られるため，一人ひとりの食べ具合，嗜好，その日の体調などを細かに把握することは難しい。そのため，保育者は子どもの日常の様子，喫食状況などの情報を調理員に伝える必要がある。特に離乳期ではかたさや大きさ，形状の調整など細かな配慮が必要なため，日々の喫食状況を細かに伝えられると良い。調理員も食事時間に子どもの食べる様子を実際に目で確かめることが望ましい。また，担任以外の保育者が食事援助にあたることもあるため，会議などの場で子どもの情報を積極的に共有することが求められる。

（2）　保育所の生活における食事の位置づけ

　保育所には0歳〜就学前までの子どもが入所している。保育所における食事をイメージするためには，まず発達に応じたデイリープログラムのなかで食事がどのように位置づけられているか理解することが必要である。表5−4に保育所におけるデイリープログラム例を示す。表5−4をみると，年齢によって昼食の時間が少しずつ異なり，時間帯は一般的な昼食時間より早いことがわかる。これは子どもの体力や生活リズムを考慮してのことである。低年齢の時期は昼食時間が遅いと眠くなることや機嫌が悪くなることがある。途中で眠ってしまうと満足に食べることが難しいだろう。登園時間が早い子は起床時間・朝食時間ともに早いため，おなかが空くのが早いことが多い。逆に登園時間が遅い子は昼食時間になっても空腹ではない場合がある。こうした一人ひとりの生活に応じた配慮が特に低年齢児では必要である。午前の活動のなかで，たくさん遊ぶことで自然におなかがすき，食事を満足した気持ちでとれることで，ぐっすり眠ることができ，眠りが満たされることで機嫌よくじっくり遊べる，という食・寝・遊の循環を念頭に置き，子どもの実態に合わせてデイリープログラムを組み立てるようにしたい。

●保護者との連携
　給食のサンプルを降園時に見てもらい，かたさ，量，形状などをみてもらうと，目で確かめてもらいやすい。給食試食の機会があると，薄味やだしの良さを感じてもらう機会ともなる。保育参加では，他児が食べる様子をみて「どの子も好き嫌いはあるのですね」と表情を和らげる保護者もいる。保護者のニーズを踏まえたうえでさまざまな連携の方法を考え，食への関心を高める配慮をしていきたい。

●職員間の連携
　保育士や看護師が調理室に入って給食を作る経験，調理員や栄養士が保育室で子どもと関わる時間をもつなど，互いの立場を体験することが連携を深めることにつながる（厚生労働省 2012）。

8. 保育所における食の実際

（1） 0歳児の授乳と食事

① 離乳食開始まで

離乳食開始の生後5, 6か月頃までは，乳汁による栄養摂取であり，保育所では人工乳または冷凍母乳を使用する。母乳育児を行っている家庭であれば，保育者は母乳育児のメリットを理解したうえで家庭と連携をとりながら積極的に支援していきたい。

この時期の授乳間隔は2〜3時間であるが量・間隔ともに個人差がある。表5−4に示した授乳時間・量は目安であり，子どもの様子や，登所前の授乳時間・量によって，次の授乳時間を決めていく。例えば朝7時に200mL飲んで登所していれば，授乳時刻は10時頃になるだろう。また，この時期は睡眠も一度に長時間眠るわけではなく，授乳後に眠くなって眠り，目覚めて機嫌の良いときに遊び，空腹になったら授乳，というように子どもの自然なリズムを尊重して過ごす。次第に機嫌良く遊ぶ時間が長くなり，睡眠の時間が短くなっていく。

授乳時には，心の面が満たされるような配慮を大切にしたい。保育者の腕に抱かれ，目と目を合わせながらのひと時は，自分が大切にされ愛されているという安心感，そして大人への信頼感をもつための大切な機会である。そのために，保育者自身が落ち着いた気持ちで一対一の関わりを大切にしながら授乳ができるよう，環境設定を配慮するようにしたい。保育者が安定した姿勢で授乳できるための授乳用の椅子（肘掛け，背もたれがあると良い），保育者の声が近くで飛び交わないよう保育者間の連携も必要である。保育者と会話しながらの授乳，他児と遊びながらの授乳では，授乳をしている子どもに気持ちを向けることが難しいものである。食事は心をも満たす幸せな時間というイメージをもつためにも，この時期の配慮は大切なものである。飲み終えた後に「おいしかったね」「お口きれいにしようか」と語りかけることも忘れずにいたい。

② おおよそ5, 6か月頃

生後5, 6か月頃に離乳のサインがみられるようになったのをみて，離乳食を開始する（p.43参照）。この時期では1日1回の食事となり，昼食と同じような時間に離乳食を組み入れるのが良い。授乳間隔も考慮し，おなかのすいた状態が食事時間となることが望ましい。米がゆ1さじから始め，1日1さじずつ増やしていく。3さじまで食べることができるようになれば，次の食品を1さじからはじめる。初めて口にする食品の際には，アレルギー反応がないか皮膚状態，便の形状など観察を怠らな

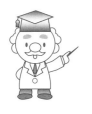

●哺乳びんを嫌がる場合

完全母乳で育ってきた乳児は，入園後まもない時期は哺乳びんを嫌がる場合がある。まずは，保育者に慣れ，信頼関係をつくることが大切である。遊びの場面でじっくり関わり，安心できる相手だと感じてもらえるよう配慮したい。

家庭での方法に近い形で授乳できるよう，授乳時の抱き方，乳首の種類，ミルクの温度など，細かな点まで保護者に確認して無理なくすすめられるようにしたい。

表5-4　保育所におけるデイリープログラム例

時間	0歳児(離乳食開始前／おおよそ6か月未満)	0歳児(初期食〜完了食／おおよそ6か月〜1歳3か月)	1, 2歳児	3〜5歳児
7:00	順次登園 (検温・おむつ替え) 遊び(室内) おむつ替え	順次登園 (検温・おむつ替え) 遊び(室内) おむつ替え	順次登園 遊び(室内)	順次登園 遊び(室内)
9:00 9:20 9:30 9:40	授乳(200 mL) 睡眠	おやつ・授乳*1 睡眠(10分〜20分) 遊び(室内・戸外)	おやつ 着替え，おむつ替え 遊び(室内・戸外)	朝の会 遊び(室内・戸外)
10:10 10:30 10:45	おむつ替え 遊び(室内)	 食事 授乳*2	 順次入室(外遊び時) 着替え・おむつ替え	
11:00 11:20	おむつ替え 授乳(200 mL)		食事	入室(外遊び時) 着替え 食事*4
12:00 12:30	午睡 目覚め	午睡 目覚め	午睡	 午睡
14:30	おむつ替え，着替え 授乳(200 mL)	おむつ替え，着替え 授乳 おやつ(2回食)	目覚め おむつ替え，着替え	目覚め
15:00 15:30	遊び(室内)	授乳*1 着替え，おむつ替え 遊び(室内・戸外)	おやつ 着替え，おむつ替え 遊び(室内・戸外)	おやつ 帰りの会 遊び(室内・戸外)
16:20 16:40			順次入室(外遊び時) おむつ替え，着替え	順次入室(外遊び時) 着替え
17:00 17:20 17:40	順次降園 おむつ替え，着替え 授乳(200 mL) 睡眠 目覚め おむつ替え 遊び(室内)	順次降園 おむつ替え，着替え 授乳*3 遊び(室内)	順次降園 遊び(室内)	順次降園 遊び(室内)
18:00		補食(延長保育対象児)	補食(延長保育対象児)	補食(延長保育対象児)
19:00	延長保育終了	延長保育終了	延長保育終了	延長保育終了

*1　初期食・中期食は200 mL，後期食・完了食は100 mL，1歳以降は状況に応じて牛乳に移行
*2　食事後に授乳。初期食・中期食は200 mL，後期食・完了食は100 mL
*3　降園時間に応じて必要があれば授乳。初期食・中期食は200 mL，後期食・完了食は100 mL
*4　食事開始時間は年齢とともに遅らせていき，就学前には小学校の食事時間に近い時間になるよう配慮

いようにする。

　離乳食開始の時期には，ベビーラックなどに座って食べることもできるが，脊髄がまだしっかりしていないため，寄りかからないと姿勢を保持できない。体が後ろに傾いた姿勢は食事に適しているとはいえない。この時期は，大人が膝の上に抱いて食べることが理想である。

　子どもの顔を見ながら食事の介助をすることで，子どもは安心し，安定した姿勢で食べることができる。歩行が確立する頃には，しっかりと上体を保持することができるようになり，食事時間である20分ほどの間，安定して椅子に座ることができる。子どもの発達をみながら，無理なく椅子に移行できるようにしたい。

● 「いただきます」「ごちそうさま」の挨拶

　言葉を話す前の時期から，大人と一緒に手を合わせて「いただきます」「ごちそうさま」の挨拶をするとよい。忙しい時間だが，保育者自身が心をこめて挨拶をしたい。ほんの数秒の繰り返しによって，子どもが周囲の人や環境への感謝の気持ちを抱くことへとつながる。

　また，食事の始まりと終わりの区切りをつける意味でも挨拶は大切である。「まだできないから」ではなく，大人があるべき姿を子どもに「伝える」という意識をもって，繰り返し援助していくことが大切である。

　この時期は，保育者の膝の上に背中を支えられるような形で座り，一対一で食べることが理想的である。ベビーラックに座ると上体が安定しにくい。また，スプーンから食品を取りこむ舌の前後の動きを得ることが大切であるため，保育者は下唇の上にスプーンを水平に置き，子どもが取り込もうとする口の動きを待つようにし，食品を取り込んだら，スプーンを水平に抜くようにする。スプーンを口の中に押し込んだり，斜めに抜いて口のなかに食品を流し込むような形にならないよう注意したい。食事だけでは栄養が不十分であるため，食後は200 mLほど授乳を行う。

　また，食事はマナーを学ぶ機会やコミュニケーションの場でもある。「これからお食事だから手をきれいにしようね」「お口が汚れちゃったからきれいにしようね」など言葉を添えて援助をすることで，子どもは行為の見通しや援助の意味を知ることができる。この時期から保育者と一緒に手を合わせて「いただきます」「ごちそうさま」をするといったことも毎日繰り返していくことで，数か月後には子ども自身が自分で「いただきます」をしようと手を動かすようになっていく。一つひとつの援助に思いをこめ，主体的に食べることの基礎を培うことを意識して丁寧な援助をしていきたい。

　この頃から1歳頃にかけては食・寝・遊のリズムをつくっていく時期である。午前中は30分の睡眠，昼食を機嫌よく過ごせることができれば20分の睡眠，というよう子どもの状況をみて少しずつ午前の睡眠を減らしていく。個人差があるが，1歳頃には午前の睡眠がなくとも機嫌良く昼食を食べるようになり，午後の睡眠でぐっすり2時間半ほど眠ることができるようになる。

③　おおよそ7，8か月頃

　離乳食開始から1か月後くらいを目安に2回食へ移行する。昼に保育所で，夜に家庭でという形をとることもあれば，15時のおやつの時間に食事と同様のものを提供して保育所で2回の食事をとる場合もある。食品の固さは舌とあごで押しつぶせる程度（豆腐くらい）が目安である。保育中の食事の時間はせわしく，スプーンを口に運ぶ間隔が短くなりがちであるが，保育者は子どもの口の動きをよく見て，舌の上下の動きの獲得を意識しながら援助していくようにする。また，器やコップから飲むことも経験していく。はじめは保育者が器をもち，一口量だけ入るタイミングで器を返して練習していくとよい。食後は授乳を行うが，食事量が増えるとともにミルクの量は減ってくるため，いらないと表現した

ときには子どもの意思を尊重してよい。

④　おおよそ9か月から11か月頃

　おおよそ9か月頃からは3回食となり，朝・昼・夕と食事をとるようになる。また，間食は，乳児にとっては食事を補うものとして必要であり，午前は9時頃，午後は15時頃に食べる。この時期には左右の舌の動きができるようになり，舌でつぶせない離乳食は舌で左右によせて歯ぐきでつぶして食べる。スティック状のものをかみちぎり，一口量を知ることも大切なことである。また，この時期は自我の芽生えとともに「自分で食べたい」「好きなものを食べたい」「あまり好きでないから食べたくない」といった意思表示をするようになる。意に沿わない援助は泣いて拒否をするといった姿を見せることもあるが，「援助してもらう」ことが中心だった時期から子ども自身が「食への主体」へと移行する大切な時期でもある。子どもの食への意欲を感じ取り，その意欲を尊重できるような配慮をしていきたい。手づかみ食べはその表現の一つである。子どもの状況を調理員と共有し，手づかみできる形態のものを取り入れてもらい，自分で食べようとする意欲を大切にしたい。自分で食べたい気持ちがあるものの，うまくつかむことができない，コップを傾けるタイミングがつかめずこぼしてしまうといったことも多くある。子どもの意欲を尊重しながら「さりげなく」手を添え，自分ができた達成感がもてるよう援助できるとよいだろう。食後・おやつともに食後の授乳量は100 mL 程度になるが，食事での栄養摂取の割合が高くなるため，嫌がるようなら無理に飲む必要はない。

⑤　おおよそ12か月から18か月頃

　この時期には大人の食事に近いものになるが，子どもの咀しゃく・嚥下の状況をみてかたさや大きさの調整が必要である。噛まずに飲み込む姿があれば，柔らかすぎて噛まずに飲み込んでしまっている，あるいは固すぎて噛むのが大変なため飲み込んでしまっている可能性がある。調理員と連携をとりながら，一人ひとりの子どもの状況に応じた形態で食事を提供できることが望ましい。また，食べるのを急かさないような雰囲気をつくり，「モグモグ」と保育者も一緒に口を動かすなどの配慮もあるとよい。スプーンで食べる意欲も出てくるため，子ども用のスプーンと保育者の介助用スプーンと2本用意するとよい（ツースプーン）。汁物はすくいやすいため，汁物からスプーンの使用をはじめるとよい。白飯は一口量にすくいにくいため，介助用スプーンで一口量を子ども用スプーンにさりげなくのせるなどし，まずは「すくう」ことよりも「スプーンを口に運ぶ」ことに重点を置き，「自分で食べた達成感」をもてるよう

●スプーンを口に運ぶ間隔

　保育者が子どもの口にスプーンを運ぶと，その次に食べるものをスプーンにのせて，子どもが食べ終わるのを見計らってスプーンを口に運ぶことが多いのではないだろうか。忙しいと保育者の援助のタイミングが早くなりがちで，子どもの口元でスプーンを用意して待つ場面もみられるが，子どもにとっては急き立てられているように感じられる。せわしい時間であっても，子どもにとっては食べることを幸せに感じる時間となるようにしたい。子どもと一緒に保育者も口を咀しゃくするように動かしてみると，子どものペースをつかみやすくなる。子どもに対して共感的にかかわろうとすることは，食事場面においても大切にすべきことである。また，食べることを急かすような援助は，噛まずに飲み込む（丸飲み）ことの原因になることもあるので注意したい。

　離乳期は，子どもの咀しゃくの発達や意欲に応じた食事形態に配慮して調理することが大切である。保育士が子どもの喫食状況や発達を調理員・栄養士に伝えることはもちろんのこと，調理員や栄養士に子どもの食べる姿を見てもらうことも大切なことである。日々の成長が著しい時期であるからこそ，一人ひとりに適した食事形態で提供できるよう，連携を密にとることを心がけたい。

　乳児3人につき保育士1人，1，2歳児6人につき保育士1人，3歳児20名につき保育士1人，4歳以上30人につき1人である。

にする。すくったものを口まで水平に安定して運べるためには，上にぎりが良い。無理に大人と同じにぎり方にしても，指先の発達が伴っていないと安定せず，うまくすくうことができず，うまくいかないことが続くとイライラしたり意欲を失ったりしがちである。食事後半は疲れてくるため，前半は子ども中心で，後半は援助のウエイトを増やしていくといった形にしても良いだろう。すくうことが難しいものなどは手づかみ食べでよい。食べる技術の習得よりも食べる意欲の育ちを大切にしたい時期である。

　1歳を過ぎたら牛乳を少量ずつすすめていく。保育所で始める前に，家庭で少しずつすすめてもらい，慣れてから保育所ではじめるようにする。牛乳を始める時期が近づいたら，ミルクをコップで飲むようにすると移行への抵抗が少ない。冷たいと嫌がるようならば，人肌程度に温めて出すとよい。

(2)　1，2歳児の食事

　離乳が完了すると，大人とほぼ同様の内容のものを食べることができるようになる。1，2歳児の保育士最低基準は子ども6名につき保育士1名であるが，一人ひとりの状況に応じて丁寧な食事援助が必要な時期である。特に保育所に入所したばかりの時期は，椅子に落ち着いて座って食べる，自分で食べるといったことが難しい場合もある。また，食事時間に眠くなってしまう子，登園時間が遅く食事時間に空腹ではない子など，家庭での生活リズムや体力の差もみられる。園での生活に慣れるまでは，丁寧な食事援助と子どもの生活リズムの保障といった両方の視点から，3〜4人ずつのグループに分け，食事開始時間に時間差をつけるなどの配慮ができるよう，フリーや主任等の保育者と連携をとりながら食事援助ができることがのぞましい。食事前後の挨拶，スプーンの使い方，良く噛んで食べるなど，一つずつを丁寧に伝えていくことが，その後の時期に子どもが自分で見通しをもって行動でき，食生活を営んでいくことの基盤になっていく。援助の際には指示ばかりにならないよう，「カミカミするとおいしい味がしてくるね」「お皿に手を添えると，上手に食べられるよ」など子どもが意欲をもち自分が主体であると感じられるような肯定的な言葉がけを心がけたい。

　自己主張が強くなるとともに，好き嫌いもはっきりとしてくる。嫌いな食べ物に関しては，無理強いされると余計に食べたくなくなり，食事自体が嫌いになってしまうこともある。食べない行動を食べる行動に変えることばかりにとらわれず，「食べよう」という気持ちになるような

さまざまなアプローチを考えることが大切である。野菜が苦手であれば，保育者がおいしそうに食べているところをみる，近所の畑の野菜の成長を通るたびに眺める，野菜がでてくる絵本を見るなど，子どもの食べる意欲を引き出すような配慮をしていきたい。

この時期は，友だちへの興味・関心が少しずつでてくる。ひとりが笑い始めると同じテーブルの子も一緒に笑い始めるといったほほえましい姿もでてくるだろう。食事は栄養摂取だけでなく楽しい雰囲気のなかで心の面も満たされることも大切である。集団で生活をする保育所という場だからこそ経験できる食卓の楽しさがあるだろう。「食べさせる」ことに固執せず，食事が幸せな時間と感じられるような配慮を考えていきたい。

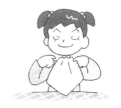

● 絵本で食を楽しむ

　たくさんの絵本を保育の中で読んでいきたい。食に関する絵本を，本棚に用意をしておくとよいだろう。

　遊びのなかで食に触れることは，食への興味や意欲を育むことにつながる。楽しみながら食に触れる経験を重ねていきたい（p.90表4-1参照）。

（3）　3歳以上児の食事

　3歳頃になると基本的な生活習慣がある程度自立できるようになり，ほとんどの子が保育者の援助なしで食べることができるようになる。4歳児クラスに進級する頃までには箸を使って食べるようになる。食事に必要な基本的な習慣や態度，マナーの習得は，身近な人の姿や関わりを通して学ぶところが大きい。しかしながら就労の長時間化により，子どもとゆっくり食事をする時間をとることや，家族そろっての食事が難しい家庭もあり，食への姿勢を育むうえでの保育所での経験は今後重要性を増すことであろう。保育者が食を楽しむ姿は子どもへの良きモデルとなるだろう。同時に，保育者自身の食に対する姿勢やマナーについて今一度見直しておきたい。

　3歳以降は友だちとの関わりが深まっていく時期でもある。保育所という場だからこその友だちや保育者と一緒に食べることの楽しさを経験したいものである。また，自然への興味，科学的知識の芽生えなど，発達とともに食への興味が多角的に深まるよう配慮したい。例えば5歳頃になれば3色食品群を「からだのもと（赤）」「ちからのもと（黄）」「げんきのもと（緑）」とわかりやすく伝え，身近な食材をグループ分けし，それぞれの食品のはたらきを知り，なぜその食品を食べることが必要なのか，食べることの意味も少しずつ伝える機会があってもよいだろう。また，さまざまな料理に出会うことや，行事食や地域の食文化に触れる機会も大切にしたい。例えば，地域で収穫された食材を使うことで地域への親しみをもつ，散歩で地域の生産者の畑にでかける，栽培・飼育活動などを通してすべてのいのちを大切にする心を育むなど，生活の場である保育所ならではの経験を重ねていきたい。地域への愛着，生産者への

● 食育計画

　旬の食材に触れることや，栽培活動など四季を通して経験してもらいたい事柄を考えるために，食育計画を立案する。家庭の食卓で旬を感じにくくなっている昨今，四季折々の食材を栽培し，旬を肌で感じることは大切な経験である。また，発達に応じて経験してもらいたいことを考え，地域との連携も大切に，食を営む力の基盤が育まれるように配慮していきたい。

感謝といった気持ちや，自らが大切に育ててきた作物を食すること，飼育活動を通した命のふれあいなどから，いのちの大切さを感じ，自分自身を大切にする気持ちの芽生えへとつなげていきたい。また，そうした気持ちの芽生えは他者に感謝し，いたわりの心をもつことにつながっていくだろう。食べることは，自分のいのちに直結することであり，身近な人・身近な環境を愛し慈しむことでもある。保育者自身が，食を通して子どもにはぐくんでもらいことは何であるのか，願いをもちながら食に向かい合うようにしていきたい。

参考文献

厚生労働省：授乳・離乳の支援ガイド（2007）
　　http：//www.mhlw.go.jp/shingi/2007/03/dl/s 0314-17a.pdf　最終アクセス 2016 年 3 月 31 日
厚生労働省：保育所における食事の提供ガイドライン（2012）
　　http：//www.mhlw.go.jp/bunya/kodomo/pdf/shokujiguide.pdf　最終アクセス 2016 年 6 月 2 日
全国保育協議会：（2012）全国の保育所実態調査報告書 2011
　　http：//www.zenhokyo.gr.jp/cyousa/201209.pdf　最終アクセス 2016 年 6 月 2 日

保育所における食事

保育所の食事提供の実践事例

　保育所で提供されている食事は，日々成長をしている子どもたちにとって，からだの健やかな発育・発達が重要な目的となる。発達に見合った食事の提供，栄養管理された食事，子どもたちが気持ち良く食べる環境を整えて提供することが求められている。

目的と役割

　子どもたちのからだを育てる役割と同時に，心も育てるという大切な役割も担っている。一緒に食事をする人がいることで人間関係をスムーズにし，そこでマナーを獲得することができる。また，おいしいものが食べられること，生き物の命をいただくことに気づくことで感謝の気持ちが育つ。

ポイント

＊保育所の食事は，栄養士が栄養管理に基づいた献立作成，栄養士を含めた調理担当者により調理されたものが提供されるが，食事に対する思いを保育士も共有できることが望ましい。

＊「どのくらいの量が良いのか」，「どのような食材の切り方や調理法が最善か」，「盛り付けのいろどり」などの提供の方法を考えて出された食事を子どもたちがどうやって食べているのか把握することも大切である。

＊喫食状況については，担当保育士から話を聞くだけでなく，栄養士・調理担当者も食べる様子を見に行くことが望まれる。

献立例

〈午前おやつ・未満児のみ〉　スティックきゅうり　牛乳

栄養量	未満児	以上児
エネルギー(kcal)	537	605
たんぱく質(g)	18.9	20.9
脂質(g)	19.5	21.4
カルシウム(mg)	269	244
鉄(mg)	2.2	2.8

〈昼食〉　菜の花ご飯　魚の照り焼き
　みそ汁　磯辺和え　果物

〈午後おやつ〉
　じゃがバター　牛乳

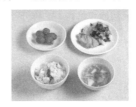
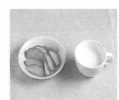

効　果

　提供された食事は，量的に十分満たされているか，子どもの咀しゃくや飲み込みに負担はないか，食具の提供は適切か，自分が描いていたイメージで食べられているか，またその食事が子どもたちにとってどのような効果をもたらしているのか検証することも必要になる。子どもの発育状態の把握，味覚体験を広げられているか，季節や食文化を感じているか，食べ方が上手になっているかなど職員間で話し合いができることが望ましい。

　子どもは信頼関係のある環境の中で安心した食事をすることで心身が安らぐ。

6章　特別な配慮を要する 子どもの食と栄養

Section 1　疾病および体調不良の子どもへの対応

保育所保育指針には，「体調不良，食物アレルギー，障害のある子どもなど，一人一人の子どもの心身の状態に応じ，嘱託医，かかりつけ医等の指示や協力の下に適切に対応すること。栄養士が配置されている場合は，専門性を生かした対応を図ること。」とある。

また保育所保育指針解説には，「子どもの体調不良時や回復期には，脱水予防のための水分補給に留意するとともに，一人ひとりの子どもの心身の状態と保育所の提供体制に応じて食材を選択し，調理形態を工夫して食事を提供するなど，保護者と相談し，また必要に応じて嘱託医やかかりつけ医の指導，指示に基づいて，適切に対応する。」とある。

"体調不良児"とは，「事業実施保育所に通園しており，保育中に微熱を出すなどの体調不良となった児童であって，保護者が迎えにくるまでの間，緊急的な対応を必要とする児童」と定義されている。症状としては，発熱，嘔吐，咳，食欲がない，元気がない，ぐずる，泣きやすい，ぐったりしているなどである。多くの保育所では，保育の継続に関する一律の基準を設定しており，その基準としては「発熱（37.5〜38.0℃以上）」が最も多く，その他「下痢」，「嘔吐」となっている。看護師が配属されている保育所では，対応は看護師が行っているが，実際には配属されていない保育所も多い。本来は，乳幼児の体調は急に変化する場合があるので，体調不良児への食事に関しても看護師，嘱託医の指示を受け，対応するのが望ましいが，そうではない場合は，保護者と相談のうえ，症状の悪化防止のために，食材の選択や調理形態を工夫した食事の提供，脱水予防のための水分補給を基本として対応することが望ましい。

次に発熱と下痢・嘔吐について述べる。しかし，それぞれの子どもについて，その場面，症状やバイタルサインの経過を考えて判断する。

● バイタルサイン

バイタル（生きている）サインは，人間の生命の基本的な徴候のことで，一般的には体温，呼吸，脈拍，血圧の4つを指す（意識を加えることもある）。正確なバイタルサインの把握は医療現場のみならず，一般家庭においてもきわめて重要である。

1.　発　　熱

正常の体温（腋窩（えきか）または鼓膜で測定）は，成人で36〜37℃であり，小児は成人より高く36.5〜37.4℃である。個人差，運動など個人の状態によっても変わってくる。また，体温は1日のうちで午前4〜6

時頃が最も低く，午後2〜7時頃が最も高くなる日内変動〈1℃以内〉がある。もちろん個人差もあり，元気なときの平熱を，できれば朝と夕方の2点で知っておくことが望ましい。発熱(感染症法などでは37.5℃以上)時には，水分摂取量(食欲)，機嫌，呼吸困難などの他の症状の有無など全身状態をよく観察する。水分喪失量が増えるので，水分は多めに摂らせるようにする。いつもの半分以下であれば受診を考える。

38.0℃未満(微熱)なら頭を冷やして様子をみる。解熱剤(アセトアミノフェン®)は38.5℃以上あり，元気がない，だるそう，頭が痛いなどと訴えた場合に使うこともある(3か月以内の乳児，呼吸困難を伴う，けいれんなどでは，すぐに受診する)。

食事の注意

幼児の場合，遊び疲れたり，興奮しすぎたりすると熱がでることがある。このようなときの食事は食欲があれば特に注意する必要はない。しかし，風邪のときの症状として熱が出た場合は，胃腸のはたらきが弱って食欲がなくなることがある。まず，水分補給を忘れないようにする。

食欲のないうちは無理に食べさせないようにして，食欲が出てきたら，さっぱりしたものを食べやすい形で与えるようにする。消化のよい卵や豆腐，白身魚などの良質なたんぱく質食品や，発熱のために消耗しやすいビタミンCを多く含む果物を食欲に合わせて徐々に増やしていく。

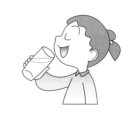

●水分補給の実際
乳幼児用のスポーツドリンク(脱水が少しでも疑われた場合は，電解質補充の点からもこれが良い)，ミネラルウオーター，水道水，果汁を水で薄めたもの(りんごが望ましい，柑橘系は避ける)などを与える。

2. 下痢，嘔吐

下痢とは，便の水分量が増して泥状〜水様になった状態をいう。多くの場合，排便の回数も増えてくる。原因の多くは急性の感染性(ノロウイルス，ロタウイルス，アデノウイルスなどが原因)胃腸炎である。嘔吐とは，胃の内容物が逆流して外に出ることである。食べたものや胃液(黄色)が主な内容物であるが，吐き気が強いときに胆汁が混ざって緑色のものを吐くこともある。下痢・嘔吐はいろいろな病気で起こる。ただし新生児期〜乳児期早期では病気ではないこともあり，程度や全身状態などから評価する。

食事の注意(乳幼児嘔吐下痢症，感染性胃腸炎)

まず大切なことは，頻回の嘔吐で経口からの治療では困難と思われたならば，すぐに病院を受診して輸液(点滴)をしてもらう必要があるという判断である。

　離乳期や幼児期の場合の軽症の下痢であれば，食事を急にやめたりしないで，子どもの機嫌や元気の具合をみながら，少しあと戻りしながら消化のよいものを与える。

　下痢のときに大切なことは，水分を補給することである。この水分とは，経口補水液（乳幼児用のスポーツドリンク）が良いと考えられており，通常のスポーツドリンクよりも，ナトリウム・カリウムの濃度が濃い。水道水では薄すぎで，一方，みそ汁の上澄みでは濃すぎである。症状が回復するにしたがっておもゆ，おかゆ，豆腐類，白身魚や鶏肉など，徐々に消化のよい食品を増やしていく。魚や肉などは柔らかく調理して，油を使った料理は控えるようにする。

　悪心（嘔気）～嘔吐を伴う場合も，大切なことは水分の補給で，脱水症に注意する。上記同様に経口補水液（赤ちゃん用のスポーツドリンク）を，少しずつ（スプーン１杯，キャップ１杯ずつなど）頻回に与える。

3. 代表的疾患に対する対応

　疾病には，感染症などの急性疾患と糖尿病などの慢性疾患があり，それぞれ代表的な疾患を表6-1に示す。フェニルケトン尿症などの先天性代謝異常症のように，特殊ミルクを用いる例もあるが，急性疾患では上記，発熱・嘔吐時の対応のように，脱水症の予防，すなわち水分摂取が重要となる。気管支喘息の発作時も同様に水分摂取が大切である。

　また，条件によっては出席停止の措置が必要と考えられる疾患として，表6-2に示した学校感染症と学校感染症以外では，溶連菌感染症，ウイルス性肝炎，手足口病，伝染性紅斑（りんご病），ヘルパンギーナ，マイコプラズマ感染症，ウイルス性胃腸炎，アタマジラミ，水いぼ（伝染性軟疣腫（でんせんせいなんぞくしゅ）），伝染性膿痂疹（でんせんせいのうかしん）（とびひ）などがある。

● A群溶血性連鎖球菌（溶連菌）咽頭炎
　突然の発熱・咽頭痛で始まり，のどは赤く腫れ，扁桃に膿をもつ疾患である。
　迅速検査で溶連菌が確認された場合，抗生物質を投与すると24時間以内に感染力はなくなる。合併症に糸球体腎炎がある。

表6-1　主な急性疾患と慢性疾患

急性疾患	感染症：麻疹，インフルエンザなどの学校感染症		
慢性疾患	アレルギー疾患：気管支ぜんそく，アトピー性皮膚炎，食物アレルギー		
	代謝・内分泌疾患：糖尿病（1型と2型），肥満症，メタボリックシンドローム　フェニルケトン尿症などの先天性代謝異常		
	慢性腎臓病		
	炎症性腸疾患：クローン病，潰瘍性大腸炎		

表6-2　学校感染症（学校保健安全法施行規則第18条）

第一種の感染症：エボラ出血熱，クリミア・コンゴ出血熱，痘瘡（とうそう），南米出血熱，ペスト，マールブルグ熱，ラッサ熱，ポリオ，ジフテリア，重症急性呼吸器症候群（病原体がSARS（サーズ）コロナウイルスであるものに限る），鳥インフルエンザ（病原体がインフルエンザウイルスA属インフルエンザAウイルスであってその血清亜型がH5N1であるものに限る） 上記の他，新型インフルエンザ等感染症，指定感染症及び新感染症
第二種の感染症：インフルエンザ（鳥インフルエンザ（H5N1）を除く），百日咳，麻疹，流行性耳下腺炎（おたふくかぜ），風疹，水痘（みずぼうそう），咽頭結膜熱（いんとうけつまくねつ）（プール熱），結核，髄膜炎菌性髄膜炎（ずいまくえんきんせいずいまくえん）
第三種の感染症：コレラ，細菌性赤痢，腸管出血性大腸菌感染症，腸チフス，パラチフス，流行性角結膜炎，急性出血性結膜炎その他の感染症

（1）　糖尿病

インスリン（膵臓のβ細胞から分泌されるホルモン）作用の低下あるいは欠如によって，糖代謝を中心とした種々の代謝異常をきたす疾患群であり，高血糖によって特徴づけられる（日本糖尿病学会）。大きく1型糖尿病と2型糖尿病に分けられる（表6-3）。2型糖尿病は生活習慣病の代表であり，成人では患者数も多い。

表6-3　糖尿病の分類

	1型	2型
原　因	膵臓のβ細胞の破壊	インスリン分泌の低下やインスリンの抵抗性をきたす遺伝因子に運動不足などの生活習慣が加わって発症する
家族歴	少ない	しばしば認める
発症年齢	15歳未満が多い	40歳以上が多い
肥満との関係	ない	多い

症状：口渇（異常に口が乾く），多尿（尿量が増える，夜間尿），体重減少などであるが，学校検尿では無症状で発見される場合もある。また，まれではあるが昏睡で発症することもある。糖尿病が恐ろしい点は，合併症である。自覚症状がないからと糖尿病を放置していると，高血糖により全身のさまざまな臓器に障害がでる。とくに冒されやすいのは，末梢神経と血管を中心とした臓器で，神経障害，眼球の網膜に出血する網膜症，腎臓の機能が低下する腎症の三つが起こりやすく，これを三大合併症とよぶ。

治療：1型糖尿病では，インスリン（補充）療法であり，2型糖尿病では，食事療法と運動療法である。

● ヘルパンギーナ

咽頭，口腔内粘膜に水疱，潰瘍を形成する熱性疾患である。乳幼児に多くみられる夏かぜの代表的な疾患である。

病原体は主にコクサッキーA群ウイルスで，潜伏期間は3〜6日である。ウイルスは呼吸器から1〜2週間，便からは数週〜数か月間排出される。感染経路は，飛沫感染，接触感染などで，4歳以下の乳幼児に多い。有効な治療薬はない。全身状態が安定している場合は登校（園）可能であるが，長期間，便からウイルスが排泄されるので，手洗いを励行する。

● 合併症の症状

神経障害では，足先や手先がしびれる，痛みなどがでる。網膜症は失明の主要原因である。腎症は，だるい，疲れる，足がむくむ，貧血になるなどの症状が現れ，人工透析が必要になる原因の第1位である。

① 1型糖尿病の食事療法

同年代の健康な子どもと同じ摂取エネルギーで，各栄養素をバランスよく摂取することであり制限食ではない。摂取してはいけない食品があるわけではないが，砂糖など吸収の速い糖を多く含む菓子類は，血糖値の上昇をきたすので，これまでの間食の内容・習慣については見直す必要がある。なおインスリン注射は必須であり，その唯一の問題点は，効果が出すぎることによる低血糖である。少しでも疑ったならば，直ちにぶどう糖（なければ砂糖）を摂取させる。

② 2型糖尿病の食事療法

治療の中心である。実際は，上記1型糖尿病の食事療法と大きく変わるものではない。ただし，肥満を伴うことが多いので，その場合は，摂取エネルギー量を健常児の90～95％程度に調整する。

（2）　肥満症

まず肥満は，脂肪が過剰に蓄積した状態と定義される。通常は体重が著しく増加していれば体脂肪が増えており，実際の判定には，体重を用いる。

肥満度：子ども（18歳未満）では，肥満度を用いる。その求め方は，肥満度（％）＝（現体重－標準体重）／標準体重×100である。ここで標準体重とは，性別，年齢別，身長別に決まっている。文部科学省は，表6-

●体格指数（Body Mass Index；BMI）

体重（kg）÷〔身長（m）×身長（m）〕で求め，標準値は22である。肥満判定基準は，BMI が18.5未満を低体重，18.5～25未満を普通体重，25以上を肥満とする（日本肥満学会）。成人の肥満の判定に用いる。

表6-4　標準体重を求めるための係数と計算式

係数 / 年齢	男		女	
	a	b	a	b
5	0.386	23.699	0.377	22.750
6	0.461	32.382	0.458	32.079
7	0.513	38.878	0.508	38.367
8	0.592	48.804	0.561	45.006
9	0.687	61.390	0.652	56.992
10	0.752	70.461	0.730	68.091
11	0.782	75.106	0.803	78.846
12	0.783	75.642	0.796	76.934
13	0.815	81.348	0.655	54.234
14	0.832	83.695	0.594	43.264
15	0.766	70.989	0.560	37.002
16	0.656	51.822	0.578	39.057
17	0.672	53.642	0.598	42.339

標準体重（kg）＝ a ×実測身長（cm）－ b

4を用いている。

判定：6歳から17歳までは，20%以上30%未満を軽度肥満，30%以上50%未満を中等度肥満，50%以上を高度肥満とする。幼児では，脇注に示したカウプ指数を用いることが多いが，実用的なものは，母子健康手帳にある発育曲線への測定値の記載である。

③ 肥満症

　成人では，肥満のなかで特に種々の病気の発症あるいは増悪に関わり，減量を必要とするものを「肥満症」とした（日本肥満学会）。5歳以降の子どもで，見た目が明らかに太っている，最近急激に体重が増えた，体脂肪が基準値を超えた場合に①高血圧，②睡眠時無呼吸，③糖尿病，④腹囲（へその高さ）が80cm以上のいずれかがあれば肥満症が疑われる。

④ 小児肥満（症）の食事療法

- 消費エネルギー（運動と基礎代謝量）より摂取エネルギー（食事）を少なくすることで，体脂肪の減量を図る。
- 成長期であるため摂取エネルギーを極端に制限することはしないで，栄養バランスを整える。ただし，摂取エネルギーの設定には性別，年齢別，身体活動レベル，肥満の程度により考える。
- 生活習慣や食事内容を把握して，食品の配分や適量を示し，良い食習慣が身につくように支援する。実際には，継続が困難であり，以下のような習慣づけをしていく。
- ゆっくりよく噛んで食べる。脳がお腹いっぱいと感じるまでに15分ぐらいかかるため，早食いをするとたくさん食べてしまう原因になる。血糖値を急上昇させ，余分な脂肪を増やす原因にもなるので，ゆっくり時間をかけて食べる習慣を身につけさせる。家族団らん，楽しくおしゃべりしながら食べるのが理想となる。
- 食は腹八分目にする。お腹が苦しくなるほど食べるのは，胃を大きくして太る原因になる。量をきちっと決め，腹八分目を心がける。食事と食事の間にお腹がすく場合は，野菜スティック，するめ，昆布など，食べ応えがあり，エネルギー量が少ないものを与えるとよい。
- 食物繊維を多くとる。野菜やきのこ，海藻類は低エネルギーでカサがあるので，腹もちがよく，食べすぎを防ぐことができる。脂質や糖質の吸収を妨げるはたらきもあり，内臓脂肪を防ぐ効果があるので，積極的に摂るようにする。
- 夜食は控える。夜遅い食事は，脂質として蓄積されやすいことがわかっている。甘いケーキやお菓子は減らすことが大切である。

● カウプ指数
　体重(g)を身長(cm)の2乗で割って10倍したものであり，乳幼児期で比較的年齢に関係なく安定した値を示す。幼児期では，標準的なカウプ指数は15と16の間である。乳児期では月齢によって異なり，生まれたばかりは13ぐらいで，6か月には17ぐらいまで上がる。

● 基礎代謝(basal metabolism；BM)
　生きていくために最低限必要なエネルギー。人はからだを横たえて何にもしなくても，呼吸や，心臓を動かす，体温を保つなど，いろいろなことにエネルギーを使っている。このエネルギー量のことを「基礎代謝量」とよぶ。
　基礎代謝量は，身長，体重，年齢，性別はもちろん生活環境などで大きく違ってくる。体内で消費エネルギーが最も大きいのが筋肉であり，同じ体重でも脂肪が少なく筋肉量が多い人のほうが基礎代謝量が多い。したがって，同じ年齢で，同じ体重であっても，基礎代謝量には差がある。

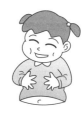

(3) メタボリックシンドローム

● メタボリックシンドローム
の成人での基準
　腹囲男性85cm,女性90cm
以上が必須で，以下の3項目
中2項目以上あることである。
①血圧130／85mmHg以上
②中性脂肪150mg／dL以上
または HDLc 40mg／dL未満
③空腹時血糖110mg／dL以
　上

　肥満症や高血圧症，脂質異常症，糖尿病などの生活習慣病は，それぞれが病気の一歩手前であっても，心臓死の危険性を増し，その原因は肥満，特に内臓に脂肪が蓄積した肥満(内臓脂肪型肥満という)であることがわかってきた。このように，内臓脂肪型肥満によって，さまざまな病気が引き起こされやすくなった状態をメタボリックシンドロームとして治療の対象として考えられるようになった。

① 子どもの基準

　腹囲の基準は，中学生80cm以上，小学生75cm以上ないし腹囲÷身長が0.5以上を満たした上で，以下のうち2つ以上を含む場合である。
● 中性脂肪120mg／dL以上ないし HDL コレステロール40mg／dL未満
● 収縮時血圧125mmHg以上ないし拡張期血圧70mmHg以上
● 空腹時血糖100mg／dL以上

② 治 療

　食事，運動(ウォーキング)を中心とした生活習慣の改善である。食事療法は，肥満症の食事療法と同様である。

(4) 慢性腎臓病

　腎障害が3か月以上継続する場合とされる。
食事療法は，成人で行われるようなたんぱく制限は行わない。摂取エネルギーと摂取たんぱく量については，健常児と同様日本人の食事摂取基準に従う。

● 潰瘍性大腸炎
　原因不明の慢性腸炎には，
クローン病ともう一つ潰瘍性
大腸炎がある。この病気は,
大腸粘膜が炎症を起こしてた
だれ，びらんや潰瘍を形成す
る。症状は粘血便(ねんけつ
べん)，下痢，腹痛などであり，
10～40代に多く発症する。
良くなったりわるくなったり
(緩解と再燃)を繰り返すこと
が多い。緩解期には厳しい食
事制限は必要ないが，症状の
あるときには，高脂肪食や繊
維質の多い食事を避け，アル
コールや香辛料をひかえるよ
うにする。

(5) クローン病

　原因不明の慢性腸炎で，主として若年者(10歳代～20歳代，男性に多い)にみられ，口腔にはじまり肛門にいたるまでの消化管のどの部位にも炎症や潰瘍(粘膜が欠損すること)が起こり得るが，小腸の末端部が好発部位である。それらの病変により腹痛や下痢，血便，体重減少，発熱などが生じる。栄養療法・食事療法，内科治療，外科治療が行われる。栄養療法として，腸管の安静と食事からの刺激を取り除くことで腹痛や下痢などの症状の改善と消化管病変の改善が認められる。

　栄養療法には経腸栄養と完全中心静脈栄養がある。経腸栄養療法は，抗原性を示さないアミノ酸を主体として脂肪をほとんど含まない成分栄養剤と少量のたんぱく質と脂肪含量がやや多い消化態栄養剤やカゼイン，大豆たんぱくなどを含む半消化態栄養剤がある。一般的には低脂肪・低残渣の食事が奨められている。

Section 2 食物アレルギーの子どもへの対応

1. 食物アレルギー

(1) 食物アレルギーの定義

「食物アレルギーとは，原因食物を摂取した後に免疫学的機序を介して生体にとって不利益な症状が惹起(じゃっき)される現象をいう」と定義されている(日本小児アレルギー学会)。例えば，細菌やウイルスなどの病原体が，生きたまま，からだの中に入ってきて増えるのであれば，異物(非自己)として排除しなくてはならない。ところが，栄養となるべき卵や牛乳などに対して，過剰な反応を起こし，からだに不利益な状態を起こす，これが食物アレルギーである。

(2) 食物アレルギーの子どもの頻度

食物アレルギーの子どもの割合は，乳児の5〜10％で，年齢が上がるとともに減少し，幼児で約5％，学童期以降は1.5〜4.5％である。幼児では約20人に1人となり1クラスに1人いることになる。

(3) 食物アレルギーの原因食物

鶏卵，牛乳，小麦は"3大アレルゲン"とよばれる。この他にも食物アレルギーの原因となる食物には，そばや落花生，えび・かになどの甲殻類，果物，豆類など幅広くあげられる。

どの食物がアレルギーの原因になることが多いのかは，年齢によって大きく異なる。乳幼児にとっての主な原因食物は3大アレルゲンである鶏卵，牛乳，小麦であるが，学童期以降になると甲殻類や果物類，小麦などが主な原因食物となる(表6−5)。

表6−5　食品表示法による表示義務食品

特定原材料(省令で定められたもの)	
特にアレルギーを起こしやすいとされる食品のうち，発症数，重篤度から考えて表示する必要が高いものとして表示が義務化された7品目	
えび，かに，卵，乳，小麦	症例数が多いもの
そば，落花生	症状が重篤であり，生命に関わるため特に留意が必要なもの
特定原材料に準ずるもの(通知で定められたもの)	

可能な限り表示することが推奨された21品目
アーモンド，あわび，いか，いくら，オレンジ，カシューナッツ，キウイフルーツ，牛肉，くるみ，ごま，さけ，さば，大豆，鶏肉，バナナ，豚肉，まつたけ，もも，やまいも，りんご，ゼラチン

● 保育所保育指針解説における記載

保育所における食物アレルギー対応は，安全，安心な生活を送ることができるよう，完全除去を基本として保育所全体で組織的に行う。限られた人材や資源を効率的に運用し，医師の診断及び指示に基づいて対応しなくてはならない。また，医師との連携，協力に当たっては，生活管理指導表を用いることが必須である。

保育所では，栄養士配置の有無に関わらず，除去食品の誤配や誤食などの事故防止および事故対策において，安全性を最優先として組織的に最善を尽くす必要があり，常に食物アレルギーに関する最新の正しい知識を全職員が共有していることが重要である。アナフィラキシーショックへの対応については，エピペン®の使用方法を含めて理解し，身に付けておく必要がある。また，食物アレルギー症状を誘発するリスクの高い食物の少ない，又はそうした食物を使わない献立を作成するなど，様々な配慮や工夫を行うことが重要である。さらに，食物アレルギーのある子ども及びその保護者への栄養指導や，地域の子どもとその保護者も含めた食育の取組を通じて，食物アレルギーへの理解を深めていくことが求められる。

（4）　食物アレルギーの症状

　食物アレルギーの症状は，表6-6のようにさまざまで複数の臓器にわたる。必ずしもすべての症状が同時に出現するわけではない。最も多いのが皮膚症状で，皮膚が赤くなったり，かゆくなったり，蕁麻疹が出たりする。目の症状では，目が赤くなったり，かゆくなったり，まぶたが腫れたりする。口の中がイガイガしたり，唇や口の中が腫れるなどの症状も出る。また外見的にはわからないが，のどの粘膜も腫れてくる可能性がある。この場合，気道が狭くなって，オットセイの鳴き声のようなせきや，声がれ，喘鳴，声が出なくなってくる。さらに進行すると窒息する可能性もあり，迅速な対応が必要となる。もちろん，腹痛や吐き気，嘔吐などの消化器症状が出る。以上のような複数の臓器症状が全身に出るものがアナフィラキシーである。このため多彩な症状が現れる。特に，血圧低下，それに伴って意識を失うなどの状態は，ショックと位置づけられ，命にかかわる危険な症状である。

●保育所における食事の提供ガイドラインにおける記載

　「保育所は入所している子どもの年齢や保育時間により，食事の種類（乳汁，離乳食，幼児食）や食事の回数（午前のおやつ，昼食，午後のおやつ，補食など）が多い。そのため，食物アレルギーの子どもへの対応については，事故予防と栄養管理の両面から完全除去または，解除を基本とする。

　近年，インターネット情報やさまざまな情報が氾濫しており，そのような情報で保護者の判断により勝手に食物を除去している場合がある。また，地域によってはアレルギーの専門医が少ない場合もあるので，その診断や対応について，確認が必要である。そのためには，生活管理指導表（表6-7）の活用により，保育所，保護者，主治医や嘱託医が子どもの状況を共通理解して対応することが求められる。また，乳幼児期は新規に発症したり，年齢が経つにつれ食べることが可能な食品も増えることから，主治医の定期的な診断をもとに対応の変更をする必要がある。」と述べられている。（厚生労働省）

表6-6　食物アレルギーの出現しやすい症状と部位

皮膚症状	掻痒感（そうようかん）（かゆみ），蕁麻疹（じんましん），発赤（皮膚が赤くなる），湿疹（しっしん）
眼の症状	結膜充血（けつまくじゅうけつ）（白目が赤くなる），掻痒感，流涙（りゅうるい），眼瞼浮腫（がんけんふしゅ）（まぶたの腫れ）
鼻の症状	（鼻汁（びじゅう））鼻水，鼻閉（びへい）（鼻づまり），くしゃみ
口の症状	口の中・唇・舌の違和感，腫張（しゅちょう）
呼吸器症状	喉頭絞扼感（こうとうこうやくかん）（のどがつまった感じ），嗄声（声がれ），喉の痒み・イガイガ感，咳嗽：がいそう（せき）時に犬吠様（けんばいよう）（犬の遠吠え様），喘鳴（ぜんめい）（ゼーゼー），呼吸困難（息が苦しい），顔色がわるい
消化器症状	飲み込みにくい，腹痛，悪心（吐き気），嘔吐（吐く），下痢，血便（便に血が混じる）
全　身	アナフィラキシー，アナフィラキシーショック（血圧低下）

（5）　食物アレルギーの症状を悪化させる因子

　食物アレルギーは，皮膚，呼吸器，消化器，循環器など，さまざまな臓器に症状が出現する。それぞれの臓器にすでに何らかの症状が存在すると，アレルギー症状がその臓器に強く出ることがある。後述するアトピー性皮膚炎が最も多いが，気管支ぜんそくの発作が重症化することもある。一方，下痢をしているときには，それまで何ともなかった食物に反応したり，今まで症状の出なかった摂取量で，症状が誘発されることがある。

　かぜをひいているときや，花粉症の症状が出ているときなど，体調不

良の日は注意が必要となる。また，原因食物を食べてしまった直後の激しい運動や入浴，鎮痛解熱薬の服用でも症状が出やすくなることがある。

(6)　食物アレルギーの診断

① 十分な問診，食物日誌（食事記録）を活用して症状と食物の因果関係を観察する。

② 皮膚テスト（プリックテスト）：皮膚に出血しない程度に微小な傷をつけてそのうえに原液の濃度の薬液を置いて浸透させて反応をみる。

③ 血液検査（血中抗原特異的IgE抗体検査）：血中抗原特異的IgE抗体陽性と食物アレルギー症状が出現することとは必ずしも一致しないことを念頭におく。

④ 食物除去試験：主に乳児アトピー性皮膚炎で食物アレルギーの関与を疑う場合に行う。疑わしい原因食物を1〜2週間完全に除去し，症状の改善が得られるかどうかを観察する。食物日誌により除去を行ったものと摂取したものの確認を行う。母乳栄養や混合栄養の場合，除去試験を行うときには母親の食事からの除去も必要である。

⑤ 食物経口負荷試験（専門の医師が誘発症状への緊急対応が十分可能な施設で行うべきである。原因抗原診断，耐性獲得（食べられるようになった）の判断を目的として行う。耐性獲得の判断のための負荷試験はできるだけ低年齢から施行し，食べられる食品を増やしたり，早期に除去解除ができるように計画する。結果に基づき具体的に食べられる食品を示し，生活の質の改善につとめる。

(7)　食物アレルギーの治療

食事療法：《原則》正しい診断に基づいた必要最小限の原因食物の除去を行う。ここで，必要最小限の除去とは，

① 食べると症状が誘発される食物だけを除去する。「念のため，心配だから」といって，必要以上に除去する食物を増やさない。

② 原因食物でも症状が誘発されない範囲までは食べることができる。食べられる範囲の量を除去する必要はなく，むしろ食べられる範囲までは積極的に食べるように指示することである。

除去の程度：食物経口負荷試験等の結果に基づいた患者ごとの個別対応である。

　食物日誌を活用し，その記録から除去ができていること，症状の出現がないこと，誤食時には症状が出現することを確認する。食物除去実施上の注意としては，母子健康手帳を利用して発育曲線を経過観察し，成

● 食品表示法による食品の表示（表6-5）

① 特定原材料
　　食物アレルギー症状を引き起こすことが明らかになった食品のうち，特に発症数，重篤度から勘案して表示する必要性の高いものを特定原材料として定め，3大アレルゲンなど7品目の表示を義務づけている。

② 特定原材料に準ずるもの
　　食物アレルギー症状を引き起こすことが明らかになった食品のうち，症例数や重篤な症状を呈する者の数が継続して相当数みられるが，特定原材料に比べると少ないものを特定原材料に準ずるものとして，20品目を可能な限り表示するよう求められている。

● IgE抗体
　ダニ，ほこり，食物，花粉などが微量でも人体に入ってきたときに，それらを異物と認識して排除するために免疫反応が起こり，血液中にIg（免疫グロブリン）E抗体がつくられる。

● 妊娠・授乳中の母親への指導
　妊娠中の母親の食物制限（卵，牛乳）は，生後12〜18か月の乳児アトピー性皮膚炎の発症への予防効果はない。それどころか，赤ちゃんの出生体重を約100g低下させてしまう。授乳中のお母さんの食事制限も同様に，乳児アトピーの予防効果はない。

長発達をモニターしていくこと。食物除去を中止できる可能性を常に考慮する。すでにアレルゲンとしてわかっている食物を初めて食べさせるときには，食物経口負荷試験に準じる注意が必要である。保育所・幼稚園・小学校入学前には，これまで未摂取の食品に関して食物経口負荷試験を行い，確定しておくことが望ましい。

なお，薬物療法は，あくまでも補助療法である。

(8)　初めての食物を与えるときの注意

患者の体調の良いときに，新鮮な食材を，十分に加熱し，少量から与える。平日の昼間に与えれば症状が出た場合に医師の診察を受けやすい。乳児期の原因食物は鶏卵，牛乳，小麦が90％を占める。離乳食開始時に利用されるこめ，いも類（じゃがいも，さつまいも），野菜類（だいこん，にんじん，かぼちゃなど）が原因食物となることは少ない。保護者の不安や自己判断により，念のために医師の指示以外の食物を除去しないようにする。

原因食物のたんぱく質の特徴を考慮し，選択できる食品の幅を広げる。原因食物の特徴を知り，医師から指示された食べられる範囲に合わせて，患者が食品選択の幅を広げられるようにする。原因食物のたんぱく質には，加工や調理によって抗原性が変化しやすいものと変化しにくいものがあるため，その特徴を考慮しながら，食べられる食品を具体的に示す。（例：鶏卵は加熱により抗原性が低下するが，牛乳は加熱・発酵などで抗原性は変化しにくいなど）食物除去によって栄養が偏らないよう，バランス良く食事をする。最小限の食物除去を行いながら，主食，主菜，副菜を組み合わせたバランスの良い献立から，十分な栄養素を摂取できるようにする。

牛乳アレルギーのカルシウムや，魚アレルギーのビタミンDなど，特定の食物の除去で不足しやすい栄養素がある場合は，それを補う食品を十分に摂取できるようにする。除去する食物を使わない調理方法や加工食品を活用し，食生活を豊かにする。除去する食物のために調味料や加工食品が利用できないと，食生活の負担が増大する。除去する食物を使わない調理方法や代替食材を活用して，生活の質（QOL）を維持する。

また，加工食品のアレルギー表示を正しく理解し，食品選択の幅を広げる。

●離乳の開始時期
牛乳や卵などの離乳食の開始を遅らせても，牛乳や卵の食物アレルギーの発症を予防する効果はない。逆に，離乳食の開始が遅いほど，アトピー性皮膚炎や気管支喘息の発症が多くなる。ただし，すでにアトピー性皮膚炎がある患者で皮膚症状が良くない場合は，改善してから離乳食を始めないと，食べた食物の皮膚症状への影響を判断しにくい。

●牛乳アレルギー用ミルク
牛乳のたんぱく質を加水分解し抗原性を低下させた「加水分解乳」や，ミルクの組成に近づけてアミノ酸を混合した「アミノ酸乳」などがある。製品によって分解たんぱく質の種類や分解度などの特徴が異なるため，主治医の指示のもとに利用する。「ミルクアレルゲン除去食品」の表示がないペプチドミルクは，牛乳アレルギー用ではないため注意する。

2. 保育所における対応

　保育所は，アレルギー疾患を有する子どもに対して，その子どもの最善の利益を考慮し，教育的及び福祉的な配慮を十分に行うよう努める責務があり，その保育に当たっては，医師の診断及び指示に基づいて行う必要がある。以下に，その対応についての基本原則を示す。

> 1　保育所におけるアレルギー対応の基本原則
>
> (1)　全職員を含めた関係者の共通理解の下で，組織的に対応する。
>
> (2)　医師の診断指示に基づき，保護者と連携し，適切に対応する。
>
> ①　生活管理指導表に基づく対応が必須
>
> 「生活管理指導表」は，保育所におけるアレルギー対応に関する，子どもを中心に据えた，医師と保護者，保育所の重要なコミュニケーションツール
>
> (3)　食物アレルギー対応においては安全・安心の確保を優先する。
>
> ②　完全除去対応(提供するか，しないか)
>
> ③　家庭で食べたことのない食物は，基本的に保育所では提供しない。

(1)　保育所における食事提供に当たっての原則

　保育所における食物アレルギー対応に当たっては，給食提供を前提としたうえで，生活管理指導表を活用し，組織的に対応することが重要となる。保育所の食物アレルギー対応における原因食品の除去は，完全除去を行うことが基本であり，子どもが初めて食べる食品は，家庭で安全に食べられることを確認してから，保育所での提供を行うことが重要となる。また，食物アレルギーの有症率は，乳幼児期が最も高いが，成長とともに治癒することが多いことから，除去については，定期的な見直しが必要になる。

(2)　生活管理指導表「病型・治療」欄の読み方(表6-7)

食物アレルギー・アナフィラキシー

A. 食物アレルギー病型

1. 食物アレルギーの関与する乳児アトピー性皮膚炎

　乳児アトピー性皮膚炎に合併して認められる食物アレルギーを指す。食物に対するIgE抗体の感作(アレルゲンに曝されることにより，アレルギーが生じる状態)が先行し，食物が湿疹の増悪に関与している場合や，原因食品の摂取によって即時型症状を誘発することもある。湿疹が

● 保育士の役割

①担当する子どもがアレルギー疾患を有しているか否かに関わらず共通で必要な事項

● 保育所全体のアレルギーを有する子どもの状況の把握・共有

● 給食提供の手順についての情報の把握・共有

● 緊急時の「エピペン®」の取扱いや職員間の役割について，把握し，状況に応じた対応の準備を行うことなど

②担当する子どもがアレルギー疾患を有する場合

● 子どもの日常の健康状態や生活上の配慮等に関する，保護者との情報共有

● 子どもの疾患状況や家庭での対応状況等に関する，関係職員と情報を共有

● 体調不良等が疑われる場合，速やかに施設長等へ報告し，対応を協議すること

● 疾患の特徴や状況を考慮した，安全な保育環境の構成や保育上の配慮

● 調理担当者と連携した，誤食防止の取組等

＜参考様式＞

表6-7　保育所におけるアレルギー疾患生活管理指導表（食物アレルギー・アナフィラキシー・気管支ぜん息）　提出日＿＿＿＿年＿＿月＿＿日

※「保育所におけるアレルギー対応ガイドライン」（2019年改訂版）

名前＿＿＿＿＿＿＿＿＿＿　男・女　＿＿年＿＿月＿＿日生（＿＿歳＿＿ヶ月）＿＿＿＿＿＿組

この生活管理指導表は、保育所の生活において特別な配慮や管理が必要となった子どもに関して、医師が作成するものです。

【緊急連絡先】
★保護者
　電話：
★連絡医療機関
　医療機関名：
　電話：

	病型・治療	保育所での生活上の留意点	
食物アレルギー（あり・なし）アナフィラキシー（あり・なし）	A. 食物アレルギー病型 1. 食物アレルギーの関与する乳児アトピー性皮膚炎 2. 即時型 3. その他（新生児・乳児消化管アレルギー・口腔アレルギー症候群・食物依存性運動誘発アナフィラキシー・その他：　） B. アナフィラキシー病型 1. 食物（原因：　） 2. その他（医薬品・食物依存性運動誘発アナフィラキシー・ラテックス・アレルギー・昆虫・動物のフケや毛） C. 原因食品・除去根拠 該当する食品の番号に○をし、かつ《　》内に除去根拠を記載 1. 鶏卵　《　》 2. 牛乳・乳製品　《　》 3. 小麦　《　》 4. ソバ　《　》 5. ピーナッツ　《　》 6. 大豆　《　》 7. ゴマ　《　》 8. ナッツ類*　《　》（すべて・クルミ・カシューナッツ・アーモンド・　） 9. 甲殻類*　《　》（すべて・エビ・カニ・　） 10. 軟体類・貝類*　《　》（すべて・イカ・タコ・ホタテ・アサリ・　） 11. 魚卵*　《　》（すべて・イクラ・タラコ・　） 12. 魚類*　《　》（すべて・サバ・サケ・　） 13. 肉類*　《　》（鶏肉・牛肉・豚肉・　） 14. 果物類*　《　》（キウイ・バナナ・　） 15. その他　《　》（　） [除去根拠]　該当するものすべてを《　》内に番号を記載 ①明らかな症状の既往 ②食物負荷試験陽性 ③IgE抗体等検査結果陽性 ④未摂取 D. 緊急時に備えた処方薬 1. 内服薬（抗ヒスタミン薬・ステロイド薬） 2. アドレナリン自己注射薬「エピペン®」 3. その他（　） *は（　）の中の該当する項目に○をするか具体的に記載すること	A. 給食・離乳食 1. 管理不要 2. 管理必要（管理内容については、病型・治療のC. 欄及び下記C. E欄を参照） B. アレルギー用調整粉乳 1. 不要 2. 必要　下記該当ミルクに○、又は（　）内に記入 ミルフィーHP・ニューMA-1・MA-mi・ペプディエット・エレメンタルフォーミュラ その他（　） C. 除去食品においてより厳しい除去が必要なもの 病型・治療のC. 欄で除去の際に、より厳しい除去が必要となるものにのみ○をつける ※本欄に○がついた場合、該当する食品を使用した料理については、給食対応が困難となる場合があります。 1. 鶏卵：　卵殻カルシウム 2. 牛乳・乳製品：　乳糖 3. 小麦：　醤油・酢・麦茶 6. 大豆：　大豆油・醤油・味噌 7. ゴマ：　ゴマ油 12. 魚類：　かつおだし・いりこだし 13. 肉類：　エキス D. 食物・食材を扱う活動 1. 管理不要 2. 原因食材を教材とする活動の制限（　） 3. 調理活動時の制限（　） 4. その他（　）	E. 特記事項 （その他に特別な配慮や管理が必要な事項がある場合には、医師が保護者と相談のうえ記載。対応内容は保育所が保護者と相談のうえ決定） 記載日 　　年　　月　　日 医師名 医療機関名 電話
気管支ぜん息（あり・なし）	A. 症状のコントロール状態 1. 良好 2. 比較的良好 3. 不良 B. 長期管理薬（短期追加治療薬を含む） 1. ステロイド吸入薬 　剤形： 　投与量（日）： 2. ロイコトリエン受容体拮抗薬 3. DSCG吸入薬 4. ベータ刺激薬（内服・貼付薬） 5. その他（　） C. 急性増悪（発作）治療薬 1. ベータ刺激薬吸入 2. ベータ刺激薬内服 3. その他（　） D. 急性増悪（発作）時の対応（自由記載） （　）	A. 寝具に関して 1. 管理不要 2. 防ダニシーツ等の使用 3. その他の管理が必要（　） B. 動物との接触 1. 管理不要 2. 動物への反応が強いため不可 　動物名（　） 3. 飼育活動等の制限（　） C. 外遊び、運動に対する配慮 1. 管理不要 2. 管理必要（　）	D. 特記事項 （その他に特別な配慮や管理が必要な事項がある場合には、医師が保護者と相談のうえ記載。対応内容は保育所が保護者と相談のうえ決定） 記載日 　　年　　月　　日 医師名 医療機関名 電話

● 保育所における日常の取り組み及び緊急時の対応に活用するため、本表に記載された内容を保育所の職員及び消防機関・医療機関等と共有することに同意しますか。
・同意する
・同意しない
　　　　　　　　　　　　　　　　　　　保護者氏名＿＿＿＿＿＿＿＿＿

管理された後には，即時型症状に移行することもある。ただし，すべての乳児アトピー性皮膚炎に食物が関与しているわけではない。

2. 即時型

　いわゆる典型的な食物アレルギーであり，原因食品を食べて2時間以内に症状が出現するものを指し，その症状として蕁麻疹，持続する咳，ゼーゼー，嘔吐などやアナフィラキシーショックに進行するものまでさまざまある。乳児期に発症した食物アレルギーの関与する乳児アトピー性皮膚炎からの移行例や即時型の原因は鶏卵が最も多く，牛乳，小麦と続く。原因食品にもよるが，乳幼児期発症例のうち鶏卵・牛乳・小麦などについては，小学校入学前までにかなりの割合の子どもが治っていくと考えられている。

3. その他

　上記の2タイプに比べると頻度は低いが，保育所に入所する乳児や幼児にみられるものとして下記の疾患があげられる。

新生児・乳児消化管アレルギー：新生児期および乳児期早期に乳児用調製粉乳等に対して血便，嘔吐，下痢などの症状が現れる。まれに生後3か月以降にも認められることがある。2歳までに9割は治る。

口腔アレルギー症候群：果物や野菜に対するアレルギーに多い病型で，食後数分以内に口唇・口腔内(口の中，のどなど)の症状(ヒリヒリする，イガイガする，腫れぼったいなど)が出現する。多くは粘膜の症状だけで回復に向かうが，キウイやももなどでは全身性の症状を伴うことがある。幼児では比較的少なく，学童期以上で増える。口の中の症状を訴えることができないので，気づかれにくいかもしれない。

食物依存性運動誘発アナフィラキシー：原因となる食物を摂取して2時間以内に運動をすることによりアナフィラキシー症状を起こす。一般的に，幼児期は運動の強度が低いので，学童期に比べると稀にしか認められない。わが国では原因食品としては小麦，甲殻類が多く，運動量が増加する中学生に最も多くみられる。それでも頻度としては中学生で6,000人に1人程度とまれである。発症した場合は呼吸困難やショック症状のような重篤な症状にいたることも多く，注意が必要となる。原因食品の摂取と運動の組み合わせで発症するため，食べただけ，運動しただけでは症状は起きず，気がつかずに誘発症状を繰りかえす例もある。

B. アナフィラキシー病型

　アナフィラキシーとは，アレルギー症状が複数の臓器において，同時かつ急激に出現した状態をいう。ショック症状を伴うものをアナフィラ

● 食物に関連するアレルギー疾患

　食物アレルギーとはいえないが，食物アレルゲン，または食品が発症に関係する疾患(食物アレルギー診療ガイドライン2016)

① 接触皮膚炎
　食物由来の成分を含む化粧品で感作され，その化粧品で接触皮膚炎を起こした場合

② 職業性喘息
　大豆の殻を含む粉塵を吸入して感作され，同じ粉塵を吸入して発症する喘息

③ 金属アレルギー
　金属アレルギー患者が，食物に含まれる金属によって，皮膚症状を発症または増悪する場合

④ oral mite allergy
　ダニに感作された人が，食品中で増殖したダニの経口摂取でアレルギーを発症する場合

⑤ 寄生虫アレルギー
　魚貝類に寄生したアニサキスによって感作され，その後の摂取で発症するアレルギー

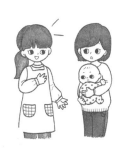

● アナフィラキシー

即時型アレルギーのなかでも一つの臓器にとどまらず，皮膚，呼吸器，消化器，循環器，神経など複数の臓器に現われる。

食物以外にも，薬物，ハチなどの原因でも起こる。意識障害，血圧の低下などのショック症状（アナフィラキシーショック）を伴う場合もある。

キシーショックといい，適切に対応しないと命に関わることもある。なかには，他の症状を伴わずにいきなりショック症状を起こすこともあるので，注意が必要となる。乳幼児期で起こるアナフィラキシーの原因のほとんどは食物アレルギーであり，過去にアナフィラキシーを起こしたことのある乳幼児について，その病型を知り，原因を除去し，緊急時の対応を保護者と取り決めておくことが大切である。また，保育所生活のなかで，初めてのアナフィラキシーを起こすことも稀ではない。過去にアナフィラキシーを起こしたことのある子どもが在籍していない保育所でも，アナフィラキシーに関する基礎知識，対処法などに習熟しておく必要がある。

1. 食物によるアナフィラキシー

即時型の食物アレルギーの最重症なタイプである。すべての即時型がアナフィラキシーに進展するわけではないが，通常は皮膚・消化器症状などに呼吸器症状を伴うものを指すことが多い。呼吸器症状の出現はアナフィラキシーショックへ進展する可能性が高まるので注意が必要となる。

2. その他

医薬品，ラテックス，動物のフケや毛がある。

C. 原因食品・除去根拠

保育所では最も早くて産休明けから預かる場合があり，食物アレルギー未発症，あるいは診断が確定していない例も多くある。食物アレルギーの関与する乳児アトピー性皮膚炎ではIgE抗体が陽性というだけで除去している場合が多く，診断根拠を書けない場合（未確定）も乳児期から幼児期早期には認められる。したがって，生活管理指導表では診断根拠とせずに除去根拠とした。アレルギー及びそれによるアナフィラキシーの原因食品を知ることは，保育所での対応を進めるうえで欠かせない情報である。保育所として，本欄の除去根拠を参考に，対応を決めていくことが望まれる。

原因食品：食物アレルギーはあらゆる食物が原因となり，頻度は年齢によって異なる。乳幼児期では，鶏卵，牛乳，小麦が主な3つのアレルゲンで，多くを占め，その他，ピーナッツ，果物類，魚卵，甲殻類，ナッツ類，ソバなどさまざまである。最近では，幼児のいくらやナッツ類アレルギーなどが増えている。

除去根拠：食物アレルギーを血液検査だけで正しく診断することはできない。実際に起きた症状と食物経口負荷試験などの専門的な検査結果を

組み合わせて医師が総合的に診断する。したがって，保育所の「食物アレルギーの生活管理指導表」にはアレルギー検査のデータなどは記載する必要はありません。食物の除去が必要な子どもであっても，その多くは除去品目が数品目以内にとどまる。あまりに除去品目数が多い場合には，不必要な除去を行っている可能性が高いとも考えられる。過度に除去品目数が多いと保育所での食物除去の対応が大変になるだけでなく，成長発達の著しい時期に栄養のバランスが偏ることにもなるので，そのような場合には除去根拠の欄を参考に，保護者やかかりつけ医などとも相談しながら適切な対応を促していくことが必要となる。

① 明らかな症状の既往

過去に，原因食品の摂取により明らかなアレルギー症状が起きている場合は，除去根拠としては高い位置づけになる。特に，鶏卵，牛乳，小麦，大豆などの主な原因食品は年齢を経るごとに耐性化（食べられるようになること）することが知られている。実際に乳幼児期早期に発症する子どもの食物アレルギーのうち，鶏卵，牛乳，小麦などについては，かなりの割合の子どもで就学前に耐性化すると考えられているので，直近の1～2年以上症状が出ていない場合には，その診断根拠は薄れてくる。耐性化の検証（食物経口負荷試験など）がしばらく行われていなければ，すでに食べられるようになっている可能性も考えられるため，かかりつけ医に相談する必要がある。

② 食物経口負荷試験陽性

食物経口負荷試験は，原因と考えられる食物を試験的に摂取して，それに伴う症状が現れるかどうかをみる試験である。この試験の結果は①に準じるため，診断根拠として高い位置づけになる。ただし，主な原因食品の1年以上前の負荷試験の結果は信頼性が高いとはいえないため，①の場合と同様に再度食べられるかどうか検討する必要がある。また，アナフィラキシー症状を起こす危険が高い場合や，直近の明らかな陽性症状，血液検査などの結果などによっては負荷試験の実施を省略して診断することもある。

③ IgE 抗体等検査結果陽性（血液検査／皮膚テスト）

食物アレルギーの関与する乳児アトピー性皮膚炎では IgE 抗体の感作だけで除去している場合が多くみられる。まだ食物経口負荷試験も行えないような状況では，③が診断根拠とならざるを得ない。幼児期に鶏卵や牛乳などに対する IgE 抗体価がよほど高値の場合には，③だけを根拠に診断する場合もあるが，一般的には血液や皮膚の検査結果だけで食物アレルギーを正しく診断することはできない。IgE 抗体検査が陽性で

● **食物アレルギーの予知と予防**

① 食物アレルギーの発症リスクに影響する因子として，家族歴，遺伝的素因，皮膚バリア機能，出生季節などが検討されているが，なかでもアトピー性皮膚炎の存在が重要である。

② 食物アレルギーの発症予防のため，妊娠中や授乳中に母親が特定の食物を除去することは，効果が否定されているうえに母親の栄養状態に対して有害であり，推奨されない。

③ ハイリスク乳児に対して特定の食物の摂取開始時期を遅らせることは，発症リスクを低下させることにはつながらず，推奨されない。

④ 完全母乳栄養がアレルギー疾患の予防という点において，優れているという十分なエビデンスはない。

⑤ ハイリスク乳児への新生児期からの保湿スキンケアがアトピー性皮膚炎発症を予防する可能性が報告されたが，食物アレルギーの発症予防効果は証明されていない。

あっても，実際はその食品を食べられる子どもが多いのも事実である。したがって，生活管理指導表においてIgE抗体検査の結果を記載することは意味が少ないので記載を求めない。多くの食物アレルギーを有する子どもの場合，除去しなければならない品目数は数種類にとどまる。このため，年齢が進んでも除去品目数が多く，①や②という根拠なしに，③だけが根拠の場合には，保護者と面談し状況を確認することも必要となる。

④　未摂取

乳児期から幼児期の早期には，低年齢児ではまだ与えないような食物に対しては，診断が確定できず，診断根拠を書けない場合もある。それらの子どもに対して離乳食等を進めていく場合，単に食べたことがないものをすべて未摂取として記述する必要はなく，アレルギーの関与が疑われる，未摂食のものに関して，除去根拠は未摂食として記載される。未摂取のものが家で食べられるようになった場合や，食物経口負荷試験を行って症状が出ないことが確認され摂取可能になったのであれば，保護者からの書面の申請により除去食品の解除を行うものとする。

D.　緊急時に備えた処方薬

緊急時に備え処方される医薬品としては，抗ヒスタミン薬やステロイド薬など皮膚症状などの軽い症状に対する内服薬とアナフィラキシーショック等に対して用いられるアドレナリンの自己注射薬である「エピペン®」がある。アナフィラキシーショックに対しては，適切なタイミングでのアドレナリンの投与が非常に有効で，重篤な症状への対処という意味では作用する時間（5分以内）を考えると同薬のみが有効といえる。

A.　給食・離乳食

保育所における給食は，子どもの発育発達段階を考慮し，安全・安心に，必要な栄養素が確保されるとともに，おいしく・楽しく食べるための配慮等，食育の推進の観点でも重要であり，このために，保育所特有の工夫や注意点がある。アレルギー食対応においても，給食を提供することが前提となるが，その際の対応は，出来るだけ単純化し，アレルギーの原因となる食品について，"完全除去"か"解除"の両極で対応を進めるべきである。

1.　保育所給食の特徴と対応のポイント

①　数は少ないが，提供回数や種類が多い

保育所は，学校に比べて給食一回あたりに提供する食数は少ない一方

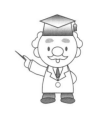

で，年間給食提供日が300日程度と多いことが特徴であり，また1日に提供する食事（午前のおやつ，昼食，午後のおやつ，補食など）の回数が多く，離乳食から幼児食まで種類が多くある。

このため，提供する食事や，離乳食を含めた種類ごとに食材を確認する必要がある。

② 対象となる年齢が低く，年齢の幅が広いため，事故予防管理や栄養管理がより重要

対象が0～6歳児であり，アレルギーや除去について理解できないことがほとんどで，このため誤食防止のために，周囲の管理者による配慮や監視，環境整備が必要となる。また保育時間が長いことから，給食の給与栄養目標量は食事摂取基準に対して占める比率が高く，発達・発育が著しい乳幼児の栄養素が不足しないように栄養管理が重要である。

③ 経過中に耐性の獲得（原因食品除去の解除）がすすむ。

主要原因食品である鶏卵，牛乳，小麦は年齢を経るうちに食べられるようになる子どもが多く，3歳までに約5割，6歳までに約8～9割で解除が進む。このため子どもたちは，定期的（6～12か月ごと）に医療機関を受診し，負荷試験を実施するなかで，解除が可能か確認してもらうこととなる。保育所では子どもたちの除去食生活の変化を逐次追って，施設での対応も変化させていく必要がある。

④ 保育所において新規の発症がある

食物アレルギーの発症は乳児が最も多く，その後2歳までに全食物アレルギー患者の80％が発症してくる。このため，保育所で提供される給食等において，食物アレルギーの経過中に新たな発症が起こりやすい傾向がある。また，これまでに食物アレルギーの診断がなされていない子どもにおいても，保育所で初めて食物アレルギーの発症が起こることもある。こうしたことを踏まえ，食物アレルギーを有する子どもがいない場合でも，皮膚症状や呼吸器症状など，食物アレルギーの症状についての理解をしておくことが重要となる。

⑤ 保護者との相互理解が必要

保育所での食物アレルギー対応について，保護者から，家庭で行っている場合と同様に，個別性の高い除去や代替食対応を求められる場合もある。保護者と連携したアレルギー対応を行うに当たっては，保護者の気持ちを受け止め，状況を理解するとともに，安全・安心を最優先にした保育所におけるアレルギー対応の基本原則について，保護者に対して丁寧に説明を行い，相互理解を図ることが重要である。

2. 保育所の給食・離乳食の工夫・注意点

保育所の給食・離乳食については，以下の工夫や注意点があげられる。しかし，調理室の環境が整備されていたり，対応人員に余裕がある，また栄養士・調理員の対応能力が高ければ，個別に対応することを本ガイドラインによって，制限するものではない。離乳食は，「授乳・離乳の支援ガイド」（平成31年3月厚生労働省）を参考にして，保育所で"初めて食べる"食物を基本的に避けるように保護者と連携することが重要となる。

① 献立を作成する際の対応

除去を意識した献立：主要原因食品である鶏卵，牛乳，小麦は安価で重要な栄養源であるため，給食で利用しやすく，献立に組み込まれる傾向がある。主菜として献立を立てる時は，除去を必要とする子どもがいる場合は代替献立を意識し，納品や調理が可能であるかを検討したうえで取り入れることが重要となる。

新規に症状を誘発するリスクの高い食物の少ない献立：魚　卵，果物，ナッツ類，ピーナッツ，甲殻類は幼児期以降に新規発症する傾向がある。特にそば，ピーナッツ，ナッツ類は誘発症状が重篤になる傾向があり，注意を要する。これら食物は主要原因食品と違い，献立として他のものに代替可能な場合が多く，敢えて給食で利用しないことも症状誘発の予防対策の一つである。

調理室における調理作業を意識した献立：一般的に保育所の調理室は小規模であり，衛生区分ごとの部屋分けは難しく，また，調理作業や配膳スペースも狭いため，混入（コンタミネーション）を避けるための作業動線や作業工程の工夫を献立の時点で考慮します。また，アレルギー食を全く別献立で作るよりも，一般食の調理過程で流用できるような献立にしたほうが，作業効率がよくなる。

② 保育所で"初めて食べる"ことを避ける

保育所において食物アレルギー症状の誘発を最小限に抑制するためには，原因となる食品の除去に加え，新規に食物アレルギー症状を誘発させない工夫が求められる。

この考えのもとに保育所特有の対策として，保育所においては食物アレルギーを有する子どもに"初めて食べる"ことを避けることが重要となる。新規の食物にアレルギー反応が起きるか否かは食べてみないとわからないことから，家庭において可能であれば2回以上，保育所で提供する量程度，もしくはそれ以上の量を食べてなんら症状が誘発されないことを確認したうえで，その食物を給食で食べることが理想的です。特に給食に使用している高リスク食品については必ず確認する。このため，

●保育所の給食・離乳食について

本文中の「献立作成の注意点」，誤食予防の体制づくり」などにあげられる内容は，調理室の環境が整備されていたり，対応人員に余裕がある，また栄養士・調理員の能力が高ければ，個別に対応することを本ガイドラインによって，制限するものではないとされている。

保護者と事前に連携し，全入所児のこれまでの家庭における代表的な個々の食物の摂食状況を調査把握することが前提となる。また，保育所は事前に献立を提供し，これまで食べたことのない食物が給食にないか家庭でもチェックしてもらうよう依頼し，事故を未然に防ぐ工夫をする。ただし，これまで食物アレルギーの診断がされていない子どもが，保育所で初めて食物アレルギーを発症することもあることから，症状発現時に慌てることがないよう，体制を整えておくことが必要である。

③ アレルギー食対応の単純化

原因食品の除去といっても，その除去のレベルは患者によってさまざまである。例えば，牛乳アレルギー一つをとっても，"完全除去"指導から，"混入程度はよい"，"25 mL までならよい"，"100 mL までならよい"など千差万別である。さらに，"パン程度の使用ならよい"など曖昧な指示しかないこともある。こうした個々の家庭での対応レベルをそのまま給食に適応しようとすると，調理や管理が煩雑となるだけでなく，誤食発生の遠因にもなる。また，即時型の食物アレルギーが治っていく過程において感冒・胃腸炎などの体調の変化などでも普段は食べられている量でも症状が誘発されることがしばしば認められる。このため，保育所における食物アレルギー対応の基本は，子どもが安全に保育所生活を送るという観点から"完全除去"か"解除"の両極で対応を進めるべきである（表6-8）。つまり，保育所においては一つずつの原因食品に関して，医師の指導の下で，家庭での摂取により，安全が確認された後に，除去していた食物の解除を進める。

④ 加工食品の原材料表示をよく確認する

加工食品を使用する際は，主要原因食品の含有量がなるべく少なく，味，価格が妥当なものを検討する。原材料の確認のとれないものは使用するべきではない。製造業者，納品業者に対して食物アレルギーについて問題意識の共有を行い，各個の納品に対してアレルギー物質に関する詳細報告を求め，書類で保管する。この情報は症状誘発時にも有用となる。納品物の原材料が変更される際は，それぞれに改めて原材料を記載した書類を提出させて保管する。同じ製品であっても途中で使用材料が変わる場合もあるので，納入のたびに確認する。

⑤ 調理室において効率的で混入（コンタミネーション）のない調理と搬送

アレルギー対応食の作業スペースと専任の調理員が確保できることが理想であるが，一般的に保育所の調理室は小規模であり，人員も不足していることが少なくない。そのため，混入（コンタミネーション）による事故予防のために，作業動線や作業工程の工夫や声出し確認が求められ

● 除去食とは

原因食を含まない調理をすること。例えば，小麦粉であればでん粉や米粉を使用するなど食材の変更，天ぷらであれば焼き物にするなど調理方法の変更など，対応方法はその時によって可能なものとなる。

● 代替食とは

代替食とは，例えば鯖が原因食で，鯖の代わりに原因食を含まない他の食材（例えば肉など）を用意することで，大きな違いはない。除去食と代替食の違いはアレルゲンとなる食品を除去するだけなのか，代わりに何かで補うのかという違いだけである。

表6-8　一般的に除去が不要な食品　（海老澤元宏2018）

	除去不要の食品
鶏卵アレルギー	卵殻カルシウム，鶏肉，魚卵
牛乳アレルギー	乳糖，牛肉
小麦アレルギー	しょうゆ，みそ，穀物酢，麦茶
大豆アレルギー	しょうゆ，みそ，大豆油，緑豆もやし
魚アレルギー	だし汁

注）重症者では上記食品の一部で症状がみられたという報告もある。

る。また，調理器具や食品の収納保管場所の確保を工夫する必要がある。調理されたアレルギー食の混入予防や保育室へ運ぶまでの間に誤配がないように食事に目印を付けたり，声出し確認を調理担当者間，調理担当者－保育士間など繰り返し行うことを怠らないようにする。

⑥保育所職員による誤食防止の体制作り（知識の習熟，意識改革，役割分担と連携など）

事故防止の見地から，最も重要なことは，施設長をはじめとして保育士，看護師，栄養士，調理員，用務員，臨時職員等も含めた職員全体の食物アレルギー及びアナフィラキシーに対する知識の啓発と習熟，当事者意識の向上と維持，そしてアレルギー疾患を有する子どもの状況把握である。それぞれの職員で役割分担を行い，効率的に対応漏れのないように注意し，また職員間での連携を密にする。保育所は開所日が多く，開所時間も長いため，職員の勤務体制は振替休日・時間差出勤などでスタッフ・職員の入れ替わりが多く，体制が頻繁に変化する。このため職員間の連絡調整の不備から，配膳や喫食時の取り違えなどの誤食の発生に繋がりやすいので，施設全体で日々の情報共有と対応のマニュアル化，パターン化することが必要となる。

誤食の主な発生要因となる人的エラーを防ぐためには，保育所の職員全員で認識を共有し，対策を行うことが必要である。保育所における食育は，子どもが成長していくうえで非常に重要であるが，誤食はさまざまな場面で起こりうることを認識し，体制を整えたうえで行うことが必要である。

保育所における子どもの誤食は，食事だけでなく，遊びの場面においても発生する。誤食リスクを減らすためには職員全体で発生要因を認識することが重要である。人的エラーの対策としては，食事内容を記載した配膳カードを作成し，食物アレルギーを有する子どもの調理，配膳，食事の提供までの間に二重，三重のチェック体制をとること，食器の色などを変えて注意喚起することなどがあげられる。煩雑で細分化されすぎた食物除去の対応は誤食の誘因となるため，安全な保育所生活を送る観点から，できるだけ単純化された対応（完全除去か解除）を行うことを基本とする。また，食事提供の際には，誤配・誤食が起こらないよう，安全確保に必要な人員を配置し，管理を行うことが必要となる。誤食は食物を扱うさまざまな場面において起こりうることから，安全性を最優先するとともに，事故が起こらない環境，および体制を整えることが必要である。また，誤食を恐れるあまり，食物アレルギーを有する子どもに対する過剰な対応をすることがないよう，正しい知識をもつことも重

● 誤食の主な発生要因
① 人的エラー（いわゆる配膳ミス（誤配）原材料の見落とし，伝達漏れなど）
② ①を誘発する原因として，煩雑で細分化された食物除去の対応
③ 保育所に在籍する子どもが幼少のために自己管理できないことなど。

● 非アレルギーの子どもに対する対応
言葉が理解できる年齢に達したら，食物アレルギーについて教える。好き嫌いではなく，病気なので食べたくても食べられないことを知らせる。「○○ちゃんはね，これを食べると痒くなっちゃうんだ」，「おなかが痛くなっちゃうんだ」などやさしい言葉を用いて繰り返し話す。かわいそうだからといって，アレルギーの子に原因食物をあげてはいけない（卵焼きだけでなく，ビスケットなど二次製品も要注意）ように話しておく。アレルゲン（パンなど）を触った手で，友達を触らないように話しておく。食べられないからといって，からかわないように話しておく。

要である。

　まず，配膳時アレルギー食を食べる子のそれぞれの名前，何のアレルギーかを記入したお盆やトレーに配膳する。指さし，声出し確認する。次に，食事中は，隣の子との間を少しあけて保育者が入り，目を離さないようにする。食べ終わった子は，着ている物に食べこぼしがないか良く見て，保育室全体に散らばらないようにする。確認し掃除を行う。アレルギー児が他の園児の食事に手を伸ばして誤食しないように注意する。おかわりをする場合には，他の園児のものと間違わないよう十分確認する。食事中の不用意な誤食がないように，他の子どもたちにも食物アレルギーに関する理解や協力を求める。食事中は，アレルギー症状が出現していないか十分に観察するとともに，本児の訴えを聴き，早期発見に努める。配膳時または食事中，園児から離れるときは，必ず他の職員に声をかけ次の行動に移る。

⑦　食材を使用するイベントの管理

　給食時は日常的に注意を払う一方で，食事以外での食材を使用するとき（小麦粉粘土などを使った遊び，おやつづくり，豆まきなど）は注意が散漫になる傾向がある。また，誤食は，非日常的なイベント時（遠足，運動会など）に起こる傾向が強い。職員がイベントの準備や手順に追われ，つい食物アレルギー対応に関する手順を抜いたり，忘れたり，間違えたりして事故が起こる例が多く，注意が必要である。

⑧　保護者との連携

　家庭における食生活は，乳幼児期の子どもにとって特に重要である。まずは，家庭における食生活があり，その延長線上に保育所の給食があるという認識のもとで，子どもの生活の連続性を考慮し，アレルギー対応について，献立を毎月保護者と確認したり，面談の際に家庭での様子を聞き取ったりするなど，保護者との連携を図ることが求められる。また，保護者は子どもの食物アレルギーの状況に関連して，育児に不安を抱くこともある。面談等を通じて，日頃から保護者の声に耳を傾けるよう努める必要がある。

⑨　除去していたものを解除するときの注意

　保育所に在籍する乳幼児が除去していたものを解除するときには，次の2つのパターンがある。
a)　未摂取なものを除去していて解除するとき
b)　食べて症状を経験したために除去していたものを食物経口負荷試験などの結果で解除するとき，a)の保育所での解除については，除去していた食物は，もともと食べても症状がでなかった可能性があるので，そ

● 重篤な食物アレルギーを有する子どもにとって危険な場面
① 小麦粘土を使った遊び・製作
　小麦が含まれた粘土を触ることにより，アレルギー症状がでる子どもがいる。小麦が含まれていない粘土を使用する方が望ましい。
② 調理体験（おやつ作りなど）
　用いる食材に対してアレルギーをもっていないかどうかの確認が必要である。
③ 豆まき
　大豆は加熱処理してもアレルゲン性は低くならず，発酵（みそ，しょうゆなど）によってアレルゲン性が低くなると知られている。節分などの豆まきの時は大豆アレルギーの子どもが誤食しないよう，見守りなど配慮が必要である。また，豆まきは大豆のほかにピーナッツを使用することもある。ピーナッツは，アナフィラキシーを起こす子どももいるため使用は控えた方がよい。アレルギーとは別に3歳未満では，気道異物にも注意する。
④ 牛乳パックのリサイクル体験
　使用後の牛乳パックを解体，洗浄，回収する活動において，牛乳パックに残った牛乳が周囲に飛び散り，その微量の牛乳に触れたことにより，アナフィラキシー症状を起こす子どもがいる。そのような子どもがいる場合，ほかの子どもたちと変わらない活動体験ができるよう，活動内容を変更するなど検討が必要となる。

● 食物アレルギーの耐性獲得

鶏卵，牛乳，小麦アレルギー患児を3歳まで観察した報告によれば，鶏卵，牛乳，小麦のすべてで，耐性が獲得され除去率が低下していた。各食物抗原の3歳時点での食物除去解除率は小麦63％，牛乳60％，卵黄51％，卵白31％であった。

● 経口免疫療法

この治療の定義は「自然経過では早期に耐性獲得が期待できない症例に対して，事前の食物経口負荷試験で症状誘発閾値を確認した後に原因食物を医師の指導のもとで継続的に経口摂取させ，閾値上昇，または脱感作状態や持続的無反応の状態としたうえで，究極的には耐性獲得を目指す治療法」である。なお，食物アレルギー診療ガイドライン2021では，食物アレルギーの一般診療として推奨していない。

のリスクは決して高くはない。一方，b)の場合，保育所での解除に注意を要する。例えば，牛乳アレルギーを有する子どもが牛乳25 mLを飲めても，それは200 mLも飲めることを示唆するものではない。さらに，鶏卵は加熱することで低アレルゲン化（食べられやすくなる）することが知られており，鶏卵1/4個食べられたとしても，加熱の程度によって同量であっても症状は誘発される可能性がある。このため，b)の場合の解除においては，特に，③アレルギー食対応の単純化でも記述したように，原因食品の部分解除は推奨せず，完全除去か解除の両極で対応するべきである。また，負荷試験の結果，食べられるという医師からの診断があっても，家庭において複数回，保育所での最大摂取量を食べても症状が誘発されないことを確認したうえで，保育所での解除をすすめるべきである。なお，本ガイドラインにおいて，解除指示は，生活管理指導表や医師の診断書の提出を求めないことになっている。しかし，解除指示は口頭のやり取りみで済ますことはせず，必ず保護者と保育所の間で，所定の書類を作成して対応することが必要となる。

B. アレルギー用調製粉乳

牛乳アレルギーを有する子ども向けにアレルギー用調製粉乳があり，乳幼児の多くは，保育所においてアレルギー用調製粉乳を授乳させることになる。牛乳は豊富にカルシウムを含むため，牛乳除去を行うとカルシウム摂取不足に陥る傾向がある。このため，離乳が完了した後も乳製品の位置づけで引き続きアレルギー用調製粉乳を利用していくことも必要となる。アレルギー用調製粉乳にはいくつか種類があるが，重症な牛乳アレルギーでなければどのアレルギー用調製粉乳を使っても問題はない。このため保育所で特定のアレルギー用調製粉乳を統一して使うことも可能である。しかし逆にどうしても特定のアレルギー用調製粉乳しか利用できない乳幼児がおり，この場合には個別に対応していく必要がある。

C. 除去食品においてより厳しい除去が必要なもの

ある原因食品の除去が必要であっても，少量であれば摂取できることがよくある。保育所において，個々の摂取量上限に個別に対応していくことは実質不可能であり，保育所における対応の基本は完全除去とするべきである。しかし，調味料や油脂などにごく少量含まれているだけの場合，それらが給食で利用できるか否かは，調理上における負担に大きく関係する。下記に示す食品は，当該アレルギーがあっても，摂取可能な場合が多いため，除去を必要とする場合には，生活管理指導表「病

型・治療」欄の「C. 原因食品・除去根拠」の記載とは別に，本欄への記載により確認する。また，下記に示す食品について除去が必要な場合，当該原因食品に対して重篤なアレルギーがあり，除去が多品目にわたって，誤食の際にアナフィラキシーを発症するリスクが高まったりするなど，安全な給食提供が困難になる場合がある。こうした場合には，当該食品が含まれる料理については，弁当対応も検討する。

以下の各食品の前に記載の番号は，「C. 原因食品・除去根拠」のものに対応している。

1. 鶏卵：卵殻カルシウム

卵殻カルシウムは，卵殻を主原料とするもので，その成分は酸化カルシウムである。焼成（高熱で焼くこと）でも未焼成であっても鶏卵タンパクの混入はほぼなく，鶏卵アレルギーを有する子どもにとって除去する必要は基本的にない。

2. 牛乳・乳製品：乳糖

乳糖（ラクトース）は牛乳に限らず，哺乳類の乳汁に含まれる糖類である。乳という漢字が使われているが，牛乳との直接的な関連はなく，牛乳アレルギーであっても摂取できる。しかし「食品表示法」（平成25年法律第70号）において，アレルギー物質を含む食品の表示については，乳糖の表記は拡大表記として認められており，その加工食品に乳タンパクが含有されていることを示唆するので注意が必要である。

3. 小麦：しょうゆ・酢・麦茶

しょうゆ：原材料に小麦が使用されているが，醤油が生成される発酵過程で小麦タンパクは完全に分解され，基本的に小麦アレルギーであっても醤油を摂取することはできる。

酢：正確には食酢，このうちの穀物酢（米酢，大麦黒酢を除く）に小麦が使用されている可能性がある。単に酢だけでは小麦が含まれているか否かはわからない。しかし，酢に含まれるタンパク量は非常に少なく（0.1g/100mL），また一回摂取量も非常に少ないため，基本的には摂取することができる。

麦茶：大麦の種子を煎じて作った飲み物であり，小麦と直接関係はない。しかし，小麦アレルギーのなかに麦類全般に除去指導されている場合があり，この場合稀に麦茶の除去が必要な場合がある。

4. 大豆：大豆油・しょうゆ・みそ

大豆油：食物アレルギーは原因食品の特定のたんぱく質によって誘発されるものであり，基本的に油脂成分が原因とはならない。大豆油中のたんぱく質は0g/100mLであり，ほとんどが除去する必要はない。

● 鶏卵アレルギー

「除去食物」鶏卵，鶏卵を含む加工食品：マヨネーズ，洋菓子（クッキー，ケーキ，アイスクリームなど），練り製品（かまぼこ，はんぺんなど），肉類加工品（ハム，ウインナーなど），「エッグ」と表示された加工品，オムレツ，オムライス，かに玉，親子丼など。

● 牛乳アレルギー

「除去食物」牛乳，牛乳を含む加工食品：ヨーグルト，チーズ，バター，生クリーム，全粉乳，脱脂粉乳，一般の調製粉乳，練乳，乳酸菌飲料，はっ酵乳，乳糖，アイスクリーム，パン，パン粉，洋菓子類（チョコレートなど），バターや乳製品を使用した調味料（コンソメの素，カレールウなど）

● 小麦アレルギー

「除去食物」小麦粉，小麦を含む加工品：パン，うどん，マカロニ，スパゲッティ，麩，餃子の皮，市販のルウ，一部の酢などの調味料

しょうゆ：大豆タンパクは生成の発酵過程で，小麦タンパクと同ように分解が進む。しょうゆのタンパク質含有量は7.7 g/100 mLですが，調理に利用する量は少ないこともあり，重篤な大豆アレルギーでなければしょうゆは利用できることが多い。

みそ：本来，その生成過程で小麦は使用しないため，純粋な製品には小麦の表記はなく，小麦アレルギーでも使用できる。大豆タンパクに関してもしょうゆと同様に考えることができる。なお，みそのタンパク質含有量は9.7 – 12.5 g/100 gである。

5．ごま：ごま油

ごま油も大豆油と同様除去の必要がないことが多いが，大豆油と違って精製度の低いごま油はごまタンパク混入の可能性があり，稀に除去対象となることがある。

6．魚類：かつおだし

魚類の出汁（だし）：タンパク質量は，かつおだしで0.5 g/100 mLである。このため，ほとんどの魚類アレルギーは出汁を摂取することができる。

7．肉類：エキス

肉エキス：肉から熱水で抽出された抽出液を濃縮したもので，通常調味料として用いられ，一般的に加工食品に使用される量は非常に少量なので，肉エキスは摂取できる。

※食品成分に関しては，「日本食品標準成分表2015年版（七訂）（文部科学省）」による。

D．食物・食材を扱う活動

稀ではあるが，ごく少量の原因物質に触れるだけでもアレルギー症状を起こす子どもがいる。このような子どもは，原因物質を食べるだけでなく，吸い込むことや触れることも発症の原因となるため，個々の子どもに応じた配慮が必要となる。具体的には，生活管理指導表に記載された，かかりつけ医からの指示を参考に，保護者と十分な協議をして個別の対応をとる必要がある。

E．特記事項

食物アレルギーに関連して，その他に保育所での生活において特別な配慮や管理が必要な事項がある場合には，本欄に医師が保護者と相談して診断・指示した内容を付随的に記載することが可能である。当該記載がある場合の保育所における具体的な対応については，保育所の職員が保護者と相談して決定し，決定した内容については記録に残し，子ども

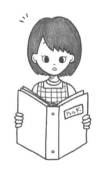

のアレルギー対応に係る実施計画書等に反映させる。なお，食物アレルギーに対する食事管理については，現在，医療現場においてもさまざまな考え方があり，臨床研究などを通して，より良い管理方法の検討も進んでいるため，本欄には，原因食品について，食物経口負荷試験等の結果を基に医師が食事の指導をしている場合などに，子どもの家庭における喫食状況を記載することも可能である。このように本欄に原因食品に関する記載がある場合にも，保育所においては，「C.原因食品・除去根拠」で記載された食品に関し，その完全除去を基本として対応することが必要であるが，子どもの体調の変化等を観察する際の参考とする。

(3) 誤食時（アナフィラキシー）：重症度と対処法

① 他のスタッフの応援を仰ぐ〜マニュアルの作成をしておく。

② 救急車の要請と保護者への連絡

③ 救急蘇生の実行〜エピペンの使用：疑ったらすぐに行う。

〈グレード1〉

アレルギー症状としては軽症といえ，経過中に症状が速やかに消失するのであれば，慌てて医療機関を受診しないで済むこともある。しかし，症状が進行する可能性があるので，最低1時間は経過観察を行う。理想的には4時間の経過観察が必要である。

ただし，過去にアナフィラキシーショックを経験している子どもの場合は他の子どもよりリスクが高いため，症状の軽重に関わらず，速やかに医療機関を受診する。

〈グレード2〉

じんましんが広範囲にみられ，それに伴ないかゆみが強くなったり，咳がひどくなってきたりする。全身的にも明らかに元気がないなどの症状の悪化がみられたら，主治医や園医・校医と連絡をとりながら，基本的には医療機関へ搬送すべきである。必要に応じて，救急車を要請する。

〈グレード3〉

いわゆるアナフィラキシーショック（血圧低下）もしくはそれに近い状態にある（表6-9）。さまざまな症状（呼吸困難や強い腹痛，繰り返す嘔吐など）が強く起こり，全身状態も悪化する。すぐに救急車を呼ぶと同時に，エピペンが手元にあれば速やかに接種する（表6-9）。アナフィラキシーショックで生命が危険な状態にある子どもが自ら接種できない場合，学校教職員は，本人に代わって接種することが必要な場合もある。

誤食時に主治医から内服するように指示されている薬剤（抗ヒスタミン薬やステロイド薬）は，グレード1から必要に応じて内服する。しか

● 気道異物

子どもが誤って食べ物などをのどに詰まらせて窒息してしまうこと。さらに，もう少し小さいサイズの食べ物やおもちゃを気管に吸い込んで，激しいせき込みや呼吸困難を引き起こし，緊急で取り除く手術が必要になることもある。

注意事項として，3歳になるまで，ピーナッツなどのナッツ類は与えない。家族が自宅で食べる際にも十分に気をつける必要がある。

● エピペン

アナフィラキシー発現時の治療に用いられる。

エピネフリン：アドレナリン（薬液）と注射針が内蔵されており，アナフィラキシーが発現した際の補助治療を目的とした自己注射製剤。注射器の先端を太ももの前外側に押しつけるだけで，注射針が出て筋肉内注射ができるようになっている。

あくまで緊急用であり，効果は10〜15分しか続かず，注射後にそのまま放置すれば症状がぶり返すことが考えられる。救急搬送し病院で，ステロイド療法などの治療を行う。

し，内服薬は即効性に欠け，また治療効果も症状が重ければ限定的なので注意する。グレード3では即効性のあるエピペンが唯一の症状改善効果を期待できる薬剤といえる。なおエピペンの効果は一時的なものであり，救急搬送が必要である。

　救急蘇生を行いつつ救急車を待つ。

表6-9　一般向けエピペンの適応

エピペンが処方されている患者でアナフィラキシーショックを疑う場合，
下記の症状が一つでもあれば使用すべきである。

消化器の症状	・繰り返し吐き続ける	・持続する強い（がまんできない）おなかの痛み	
呼吸器の症状	・のどや胸が締めつけられる ・持続する強い咳込み	・声がかすれる ・ゼーゼーする呼吸	・犬が吠えるような咳 ・息がしにくい
全身の症状	・唇や爪が青白い ・意識がもうろうとしている	・脈を触れにくい，不規則 ・ぐったりしている	・尿や便を漏らす

日本小児アレルギー学会

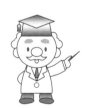

Column

ヒヤリ・ハット
　ヒヤリ・ハットとは，重大な事故には至らないものの，直結してもおかしくない一歩手前の事例の発見をいう。
　文字通り「突発的な事象やミスにヒヤリとしたり，ハッとしたりするもの」である。ヒヤリ・ハットは，結果として事故に至らなかったものであるので，見過ごされてしまうことが多い。すなわち「ああよかった」と，直ぐに忘れがちになってしまうものである。しかし，重大な事故が発生した際には，その前に多くのヒヤリ・ハットが潜んでいる可能性があり，ヒヤリ・ハットの事例を集めることで重大な災害や事故を予防することができる。そこで，職場や作業現場などではあえて各個人が経験したヒヤリ・ハットの情報を公開し蓄積または共有することによって，重大な災害や事故の発生を未然に防止する活動が行われている。

　ハインリッヒの法則は，「重大事故の陰に29倍の軽度事故と，300倍のニアミスが存在する」ということを示したもので，この活動の根拠となっている。

　一件の重大なトラブル・災害の裏には，29件の軽微なミス，そして300件のヒヤリ・ハットがあるとされる。
　食物アレルギーに関するヒヤリ・ハット報告集はいくつかある。
　例えば，①卵アレルギー：納入前は卵使用の記載のなかったパン，納品の外袋の記載に気づいた。②牛乳乳アレルギー：近くにいた友だちがヨーグルトを食べ，くしゃみをした。間に保育士がおり直接浴びることはなかった。

1　1件の重大な事故・災害
29　29件の軽微な事故・災害
300　300件の
ヒヤリ・ハット

ハインリッヒの法則

Section 3　障害のある子どもへの対応

1. 「障害者基本法」で障害の定義と「保育所保育指針解説」での障害のある子どもに対する食事

　障害のある子どもに対して，他の子どもと異なる食事を提供する場合がある。食事の摂取に際して介助の必要な場合には，児童発達支援センター等や医療機関の専門職による指導，指示を受けて，一人ひとりの子どもの心身の状態，特に，咀しゃくや嚥下の摂食機能や手指の運動機能などの状態に応じた配慮が必要である。また，誤飲をはじめとする事故の防止にも留意しなければならない。さらに，他の子どもや保護者が，障害のある子どもの食生活について理解できるような配慮が求められる。

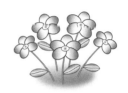

2. 障害の種類

　障害の種類は，知的障害と身体障害に大きく分けられる。さらに，身体障害は，肢体不自由，視覚障害，聴覚障害，心臓・腎臓等内臓能障害に分けられる。さらに障害のある子どもは，障害の部位やその程度によって日常生活動作（ADL）も異なり，したがって，食事に対する対応，援助の方法も異なることになる。

3. 障害のある子どもの食事

　上記のように，障害の種類は多く，障害の程度もさまざまであるため，健常児のように年齢ごとの画一的な内容では対応できない。表6－10に各種の障害の食事についての対応を示す。しかし，実際には，一人ひとりの状態，ADLを評価・設定し，さらに日々と状態によって変更し対応していく。

　作業療法士（p.133参照）などの協力を得ながら，より安全に，自立の方向へ進めるように援助する。本人の意欲も考え合わせ，自分で食べられる機能を使って少しでも食べやすくなるよう援助する。その際，楽しいはずの食事が本人にとって苦痛とならないようにすることが大切である。

● 日常生活動作（Activities of Daily Living：ADL）
　日常生活を営むうえで，普通に行っている行為・行動のこと。具体的には，食事や排泄，整容（洗顔，歯磨き，整髪，爪切り，耳かき，ひげそりなど），移動，入浴などの基本的な行動をさす。
　リハビリテーションや介護の世界で一般的に使われている用語の一つで，障害者が，どの程度自立的な生活が可能かを評価する指標としても使われる。自立，一部介助，全介助など表現される。

（1）　摂食機能に障害（咀しゃく・嚥下）がある子どもの食事の介助

　咀しゃく機能は出生後，学習によって獲得される機能であり，離乳の大きな目的は食べる機能の獲得である。したがって，離乳の進行に伴う調理形態や食べさせ方が，咀しゃく機能の発達には重要になってくる。離乳完了から3歳頃までには，乳歯の奥歯が生えそろうに従ってかたい食べ物や食物繊維の多い食べ物を噛みくだくことができるようになるが，咀しゃく力の発達は個人差があるので，一人ひとりの子どもに合った形態の食べ物を与えるようにすることが大切である。

　また，離乳の進め方が早すぎる，必要以上に遅すぎるなど離乳の不適切な進め方が，幼児期の咀しゃく・嚥下に問題が発生する原因となることが多い。3〜4歳になっても，咀しゃくがうまくできない場合は，離乳期につまずいている点をみつけて，やり直すのが良いとされている。表6−10にその対応例を示す。

表6-10　咀しゃくがうまくできない子どもへの対応

問題点	対　　応
噛まない，飲み込まない	・食事時間に空腹になるよう生活リズムをつくる ・子どもの食欲にあった量をあたる
飲み込みがうまくできない	・咀しゃく力が未熟でむせてしまうときには，唇を閉じて嚥下する，舌でつぶす，はぐきでつぶすという摂食機能の発達過程をやり直す ・口いっぱいにしてむせる場合は，一口の量を教えていく
よくかまずに丸呑みする	・摂食機能にみあった調理形態にする ・自立している（一人で食べられる）場合は，1回量を覚えさせる ・介助食べの場合は，飲み込みを確認してから次の食物を与える

（2）　障害のある子どもの食事介助の基本

　障害のある子どもの食事介助の基本は，本人ができないことのみを支援することである。食形態の3要素は，大きさ・かたさ・とろみである。小さくすれば食べやすくなるわけではない。一般に，サラサラした液体（お茶，みそ汁など）は誤嚥（ごえん）しやすい。とろみをつけることで，誤嚥しにくくなる。とろみをつける場合にはでん粉が使用される。とろみ調整食品は種類が多くあり，粘度の性質，味の違いがある。原料の違いで，飲み込みやすさ，使いやすさに改良が進められている。かたく歯ごたえのあるもの，パサパサしたもの，弾力性のあるものなどは誤嚥されやすいので，細かく刻んであんかけにしたり，ミキサーでペースト状にしたり，とろみをつけたりすると食べやすくなる。なお，誤嚥しやすい食品は，こんにゃく，ピーナッツ，いか・たこ，海苔，酸味の強い柑橘類などである。左脇に嚥下食の条件を示した。

●嚥下食の条件
① 適度な粘度（ねばねばする感じ）があり，塊を形成しやすい。
② 口腔や咽頭（のど）を変形しながらなめらかに通過する。
③ べたつかずのどごしがよい。
④ 密度が均一である。
⑤ 残留したり誤嚥（誤って気管などに入ってしまう）しても，吸引や咳で喀出しやすい。

（3）　摂食時の姿勢

①　障害のある子どもの食事介助時の姿勢

　基本的には仰臥位（あおむけ）ではなく，体が床面に対して30°〜45°程度に起こした状態が良い。頭を後方に反らすと咀しゃくや嚥下に必要な筋肉が緊張し，咀しゃくや嚥下がしにくくなるため，首の筋肉がリラックスするように，頭が少し前かがみになるようにする。片まひがある場合には，まひのない側を下，まひのある側を上にした半側臥位（横向きに寝た状態）をとり，まひのない側（下側）のほうに食べ物を入れる。

②　食物を与えるときは声かけをして

　食事をみせながら口に運ぶようにする。食べる速度，1回あたりの摂取量にも配慮する。緊張性咬反射のためにスプーンを強く噛んでしまう場合には，無理して抜こうとしないで，指で軽く口唇周囲に触れるなどして緊張がとれるまで待つ。食後の口腔ケアでは，お茶や水を飲ませたり，歯磨きをする。

③　食事用自助具とよばれものが工夫されている

　食事用自助具とは，障害があるために食事に時間がかかってしまったり，人に助けてもらわなければ食事ができない場合に，この自助具を使うことでできるだけ自立した生活ができるよう，工夫や改良が加えられた生活を補助する道具のことであり，障害のある生活に密着した道具である。

　容易に取り扱える大きさで，単純な操作で利用できる配慮がなされている。

　例えば，スプーンであれば，口唇での取り込みの力が弱い間は，ボール部が浅く平たく，口の幅より小さいものが使いやすい。咬反射のために噛んでしまう場合は，金属製ではなくシリコン製のスプーンが良い。握りが不安な場合は，グリップに厚みがあって柄が太いスプーンが安定する。皿の形は傾斜があり，スプーンがさし込みやすくなっているもの，ふちにくぼみがあり，すくいやすくなっているものなどがある。コップは，吸い口やホルダーつきなどがある。

● ベッド，座位保持いすなどで食べさせる場合

　背の角度は体の状態によって起こす。あごを少し引き，舌の面が口を開けたとき，床と平行になるようにする。姿勢が安定しない場合はタオルやクッションを使い，骨盤，胴体，首，頭の位置を調節する。

● 座って食べる場合

　テーブルの高さは腕をのせたときに，肘が直角に曲がるくらい。いすの高さは深く腰かけて股関節と膝が垂直に曲がり，足の裏が床（補助板）にしっかり着くものが良い。

4.　知的障害児の食生活

　知的障害とは，先天的，または出生後早期の原因で脳障害が生じ，知的機能を中心とする発達の遅れをもつ障害である。すなわち，知的障害

児は知的機能の遅れだけでなく情緒面の問題や運動能力の遅れ，内臓機能障害を伴っていることも多い。例えば，染色体の異常で起こるダウン症候群では，顔貌や体格に特徴があり，先天性心疾患の合併も多い。

（1）　重度知的障害児の食事に求められるもの

① 咀しゃくがなくても楽に飲み込める料理
② 口の中でバラつかずまとまりがある料理
③ 安全でおいしく，視覚的にも多種多様で季節感のあるものと考えられる。

（2）　自閉症スペクトラム障害を合併している場合

特有の食志向や食行動を示すこともあり，適切な食生活の支援にはそれぞれに個別的な対応が必要となる。

① 色や形へのこだわりがあり，「赤い食べ物はよくてその他はだめ」や，「冷たいものはよくて暖かいものはだめ」，あるいは「しっとりしているものはよくてパサパサしているものはだめ」，また「初めてのものもだめ」などが多い。
② 環境は，「静かだとよくて，テレビがついているなど他の音があるとだめ」なことが多い。

これらの対応は，まず食べられる食材・調理形態・環境などと，食べられない食材・調理形態・環境などとに分ける。それらを把握したら，できるだけ食べられる物や環境をつくるように工夫していく。その他，食事時間におなかがすくような生活リズムになっているか，集団という環境の活用もできるとよい。

●自閉症スペクトラム障害への対応
　細長いものが好きなら食べてほしい食材を全部細長く切ったり，パリパリした食感が好きならパリッと揚げ物にしたりする。大きく切ったり，ひと口サイズに小さく切ったりするのも良い，緑のピーマンを赤いピーマンに変えたりして食べられるかどうかを試す。

参考文献
奈良間美保ら：「小児看護学概論」，「小児臨床看護総論（第13版）」，医学書院（2015）
肥満症診療ガイドライン（2016），日本肥満学会，ライフサイエンス出版（2016）
厚生労働省：保育所におけるアレルギー対応ガイドライン（2019改訂版）
　　　　　　https://www.mhlw.go.jp/stf/seisakunitsuite/bunya/kodomo/kodomo_kosodate/hoiku/index.htmlf
食物アレルギー診療ガイドライン（2016），協和企画，日本小児アレルギー学会（2016）
岡田義厚編：「重症心身障害療育マニュアル」，医歯薬出版（2015）

日本人の食事摂取基準(2020年版)

 1

1. 策定の目的

　日本人の食事摂取基準は，健康増進法(平成14年法律第103号)第16条の2の規定に基づき厚生労働大臣が定めるものとされ，国民の健康の保持・増進を図る上で摂取することが望ましいエネルギー及び栄養素の量の基準を示すものである。

2. 使用期間

　使用期間は，令和2(2020)年度から令和6(2024)年度の5年間である。

3. 策定方針(図−1)

- 日本人の食事摂取基準(2020年版)では，策定の方向性として，栄養に関連した身体・代謝機能の低下の回避の観点から，健康の保持・増進，生活習慣病の発症予防および重症化予防とともに，高齢者の低栄養予防やフレイル予防の観点が加えられた。
- 対象は，健康な個人および健康な者を中心として構成されている集団とする。ただし，生活習慣病等に関する危険因子を有していたり，また，高齢者においてはフレイルに関する危険因子を有していたりしても，おおむね自立した日常生活を営んでいる者およびこのような者を中心として構成されている集団を含む。
- 科学的根拠に基づく策定を行うことを基本とし，現時点で根拠は十分ではないが，重要な課題については，研究課題の整理も行うこととした。

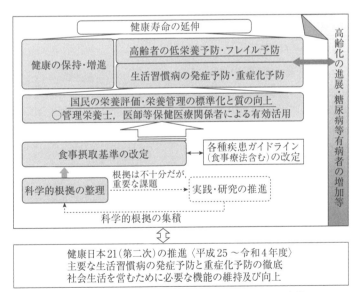

図-1　日本人の食事摂取基準(2020年版)策定の方向性

4. 活用に関する基本的事項

　健康な個人または集団を対象として，健康の保持・増進，生活習慣病の発症および重症化予防のための食事改善に，食事摂取基準を活用する場合は，PDCAサイクルに基づく活用を基本とする(図-2)。

　まず，食事摂取状況のアセスメントにより，エネルギー・栄養素の摂取量が適切かどうかを評価する。この食事評価に基づき，食事改善計画の立案，食事改善を実施し，それらの検証を行う。検証を行う際には，食事評価を行う。そして，検証結果を踏まえて計画や実施の内容を改善する。

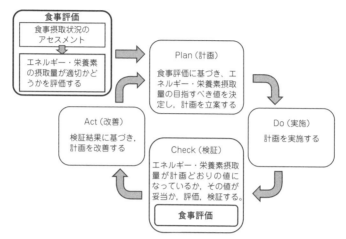

図-2　食事摂取基準の活用と PDCA サイクル

5. 年齢区分

　性別により，①乳児(0～5か月，6～11か月)，②小児(1～2歳，3～5歳，6～7歳，8～9歳，10～11歳，12～14歳，15～17歳)，③成人(18～29歳，30～49歳，50～64歳)，④高齢者65～74歳，75歳以上で区分している。エネルギーおよびたんぱく質のみ，0～5か月，6～8か月，9～11か月の3区分である。また，妊婦，授乳婦については付加量が設定されている。

6. エネルギー，各栄養素の食事摂取基準

　エネルギーは1つの指標で示されている。

　エネルギーは，エネルギー摂取量と消費量のバランス(エネルギー収支バランス)を維持する指標として「体格(BMI：Body mass index)」が用いられる(表-1)。参考資料として推定エネルギー必要量(表-2)が示されている。

表-1　目標とするBMIの範囲(18歳以上)[1, 2]

年齢(歳)	目標とする BMI (kg/m²)
18～49	18.5～24.9
50～64	20.0～24.9
65～74[3]	21.5～24.9
75以上[3]	21.5～24.9

[1]　男女共通。あくまでも参考として使用すべきである。
[2]　観察疫学研究において報告された総死亡率が最も低かったBMIを基に，疾患別の発症率とBMIとの関連，死因とBMIとの関連，喫煙や疾患の合併によるBMIや死亡リスクへの影響，日本人のBMIの実態に配慮し，総合的に判断し目標とする範囲を設定。
[3]　高齢者では，フレイルの予防および生活習慣病の予防の両者に配慮する必要があることも踏まえ，当面目標とするBMIの範囲を21.5～24.9kg/m²とした。

表-2 推定エネルギー必要量(kcal/日)

性　別	男　性			女　性		
身体活動レベル[1]	Ⅰ	Ⅱ	Ⅲ	Ⅰ	Ⅱ	Ⅲ
0～5(月)	－	550	－	－	500	－
6～8(月)	－	650	－	－	600	－
9～11(月)	－	700	－	－	650	－
1～2(歳)	－	950	－	－	900	－
3～5(歳)	－	1,300	－	－	1,250	－
6～7(歳)	1,350	1,550	1,750	1,250	1,450	1,650
8～9(歳)	1,600	1,850	2,100	1,500	1,700	1,900
10～11(歳)	1,950	2,250	2,500	1,850	2,100	2,350
12～14(歳)	2,300	2,600	2,900	2,150	2,400	2,700
15～17(歳)	2,500	2,800	3,150	2,050	2,300	2,550
18～29(歳)	2,300	2,650	3,050	1,700	2,000	2,300
30～49(歳)	2,300	2,700	3,050	1,750	2,050	2,350
50～64(歳)	2,200	2,600	2,950	1,650	1,950	2,250
65～74(歳)	2,050	2,400	2,750	1,550	1,850	2,100
75以上(歳)[2]	1,800	2,100	－	1,400	1,650	－
妊婦(付加量)[3]　初期				＋50	＋50	＋50
中期				＋250	＋250	＋250
後期				＋450	＋450	＋450
授乳婦(付加量)				＋350	＋350	＋350

[1]　身体活動レベルは，低い，ふつう，高いの3つのレベルとして，それぞれⅠ，Ⅱ，Ⅲで示した。
[2]　レベルⅡは自立している者，レベルⅠは自宅にいてほとんど外出しない者に相当する。レベルⅠは高齢者施設で自立に近い状態で過ごしている者にも適用できる値である。
[3]　妊婦個々の体格や妊娠中の体重増加量，および胎児の発育状況の評価を行うことが必要である。
注1：活用に当たっては，食事摂取状況のアセスメント，体重およびBMIの把握を行い，エネルギーの過不足は，体重の変化またはBMIを用いて評価すること。
注2：身体活動レベルⅠの場合，少ないエネルギー消費量に見合った少ないエネルギー摂取量を維持することになるため，健康の保持・増進の観点からは，身体活動量を増加させる必要がある。

7. 栄養素(表－3～15)

　栄養素は，3つの目的からなる5つの指標で示されている。①摂取不足の回避を目的とした「推定平均必要量」「推奨量」(推定平均必要量と推奨量が設定できない場合には「目安量」で示されている)，②過剰摂取による健康障害の回避を目的とした「耐容上限量」，③生活習慣病の発症予防を目的とした「目標量」を設定した。各指標を理解するための概念図(図-3)を示した。

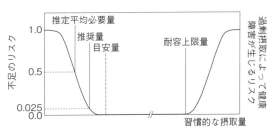

図-3　栄養素の指標を理解するための概念図 90

　出生後6か月未満の乳児では推定平均必要量や推奨量を算出するための実験はできないため，乳児では「目安量」で設定されている。6～11か月の乳児は乳汁に加えて通常の食品を摂取するが，この集団の知見は乏しい。そのため，0～5か月の乳児および(または)1～2歳の小児の値から外挿して算出されている。また，小児の知見も乏しいため，成人の値から外挿して算出された。

① 推定平均必要量

　ある対象集団に属する50%の人が必要量を満たす(同時に50%の人が必要量を満たさない)と推定される摂取量

② 推奨量

　ある対象集団のほとんど(97～98%)の人が充足している量。理論的には「推定平均必要量の平均値＋2×推定平均必要量の標準偏差」として算出される。

③　目安量

　十分な科学的根拠が得られず，推定平均必要量を算出できない場合に算定する。特定の集団において，ある一定の栄養状態を維持するのに十分な量

④　耐容上限量

　ある集団に属するほとんどすべての人が健康障害をもたらすリスクがないとみなされる習慣的な摂取量の上限を与える量

⑤　目標量

　生活習慣病の発症予防を目的として，現在の日本人が当面の目標とすべき摂取量。①〜④とは別の概念と方法により算出するため，図示できない。

■ たんぱく質

表-3　たんぱく質の食事摂取基準(g/日)

(推定平均必要量，推奨量，目安量：g/日，目標量：%エネルギー)

性　別	男　性				女　性			
年齢等	推定平均必要量	推奨量	目安量	目標量[1]	推定平均必要量	推奨量	目安量	目標量[1]
0〜5(月)	−	−	10	−	−	−	10	−
6〜8(月)	−	−	15	−	−	−	15	−
9〜11(月)	−	−	25	−	−	−	25	−
1〜2(歳)	15	20	−	13〜20	15	20	−	13〜20
3〜5(歳)	20	25	−	13〜20	20	25	−	13〜20
6〜7(歳)	25	30	−	13〜20	25	30	−	13〜20
8〜9(歳)	30	40	−	13〜20	30	40	−	13〜20
10〜11(歳)	40	45	−	13〜20	40	50	−	13〜20
12〜14(歳)	50	60	−	13〜20	45	55	−	13〜20
15〜17(歳)	50	65	−	13〜20	45	55	−	13〜20
18〜29(歳)	50	65	−	13〜20	40	50	−	13〜20
30〜49(歳)	50	65	−	13〜20	40	50	−	13〜20
50〜64(歳)	50	65	−	14〜20	40	50	−	14〜20
65〜74(歳)[2]	50	60	−	15〜20	40	50	−	15〜20
75以上(歳)[2]	50	60	−	15〜20	40	50	−	15〜20
妊婦(付加量)　初期					+ 0	+ 0	−	− [3]
中期					+ 5	+ 10		− [3]
後期					+ 20	+ 25		− [4]
授乳婦(付加量)					+ 15	+ 20	−	− [4]

[1]　範囲に関しては，おおむねの値を示したものであり，弾力的に運用すること。
[2]　65歳以上の高齢者について，フレイル予防を目的とした量を定めることは難しいが，身長・体重が参照体位に比べて小さい者や，特に75歳以上であって加齢に伴い身体活動量が大きく低下した者など，必要エネルギー摂取量が低い者では，下限が推奨量を下回る場合があり得る。この場合でも，下限は推奨量以上とすることが望ましい。
[3]　妊婦(初期・中期)の目安量は，13〜20%エネルギーとした。
[4]　妊婦(後期)および授乳婦の目標量は，15〜20%エネルギーとした。

■ 脂　質

表-4　脂質の食事摂取基準(％エネルギー)

性　別	男　性		女　性	
年齢等	目安量	目標量[1]	目安量	目標量[1]
0 ～ 5 (月)	50	－	50	－
6 ～11 (月)	40	－	40	－
1 ～ 2 (歳)	－	20～30	－	20～30
3 ～ 5 (歳)	－	20～30	－	20～30
6 ～ 7 (歳)	－	20～30	－	20～30
8 ～ 9 (歳)	－	20～30	－	20～30
10～11 (歳)	－	20～30	－	20～30
12～14 (歳)	－	20～30	－	20～30
15～17 (歳)	－	20～30	－	20～30
18～29 (歳)	－	20～30	－	20～30
30～49 (歳)	－	20～30	－	20～30
50～64 (歳)	－	20～30	－	20～30
65～74 (歳)	－	20～30	－	20～30
75以上 (歳)	－	20～30	－	20～30
妊　婦			－	－
授乳婦			－	－

[1]　範囲については，おおむねの値を示したものである。

■ 炭水化物

表-5　炭水化物の食事摂取基準(％エネルギー)

性　別	男　性	女　性
年齢等	目標量[1,2]	目標量[1,2]
0 ～ 5 (月)	－	－
6 ～11 (月)	－	－
1 ～ 2 (歳)	50～65	50～65
3 ～ 5 (歳)	50～65	50～65
6 ～ 7 (歳)	50～65	50～65
8 ～ 9 (歳)	50～65	50～65
10～11 (歳)	50～65	50～65
12～14 (歳)	50～65	50～65
15～17 (歳)	50～65	50～65
18～29 (歳)	50～65	50～65
30～49 (歳)	50～65	50～65
50～64 (歳)	50～65	50～65
65～74 (歳)	50～65	50～65
75以上 (歳)	50～65	50～65
妊　婦		50～65
授乳婦		50～65

[1]　範囲に関しては，おおむねの値を示したものである。
[2]　アルコールを含む。ただし，アルコールの摂取を勧める
ものではない。

表-6　食物繊維の食事摂取基準(g/日)

性　別	男　性	女　性
年齢等	目標量	目標量
0 ～ 5 (月)	－	－
6 ～11 (月)	－	－
1 ～ 2 (歳)	－	－
3 ～ 5 (歳)	8以上	8以上
6 ～ 7 (歳)	10以上	10以上
8 ～ 9 (歳)	11以上	11以上
10～11 (歳)	13以上	13以上
12～14 (歳)	17以上	17以上
15～17 (歳)	19以上	18以上
18～29 (歳)	21以上	18以上
30～49 (歳)	21以上	18以上
50～64 (歳)	21以上	18以上
65～74 (歳)	20以上	17以上
75以上 (歳)	20以上	17以上
妊　婦		18以上
授乳婦		18以上

■ エネルギー産生栄養素バランス

表-7 エネルギー産生栄養素バランス（％エネルギー）

性　別	男　性				女　性			
	目標量[1),2)]				目標量[1),2)]			
年齢等	たんぱく質[3)]	脂　質[4)]		炭水化物[5),6)]	たんぱく質[3)]	脂　質[4)]		炭水化物[5),6)]
		脂　質	飽和脂肪酸			脂　質	飽和脂肪酸	
0 ～11(月)	―	―	―	―	―	―	―	―
1 ～ 2 (歳)	13～20	20～30	―	50～65	13～20	20～30	―	50～65
3 ～ 5 (歳)	13～20	20～30	10以下	50～65	13～20	20～30	10以下	50～65
6 ～ 7 (歳)	13～20	20～30	10以下	50～65	13～20	20～30	10以下	50～65
8 ～ 9 (歳)	13～20	20～30	10以下	50～65	13～20	20～30	10以下	50～65
10～11(歳)	13～20	20～30	10以下	50～65	13～20	20～30	10以下	50～65
12～14(歳)	13～20	20～30	10以下	50～65	13～20	20～30	10以下	50～65
15～17(歳)	13～20	20～30	8以下	50～65	13～20	20～30	8以下	50～65
18～29(歳)	13～20	20～30	7以下	50～65	13～20	20～30	7以下	50～65
30～49(歳)	13～20	20～30	7以下	50～65	13～20	20～30	7以下	50～65
50～64(歳)	14～20	20～30	7以下	50～65	14～20	20～30	7以下	50～65
65～74(歳)	15～20	20～30	7以下	50～65	15～20	20～30	7以下	50～65
75以上 (歳)	15～20	20～30	7以下	50～65	15～20	20～30	7以下	50～65
妊婦　　初期					13～20	20～30	7以下	50～65
中期					13～20			
後期					15～20			
授乳婦					15～20			

1) 必要なエネルギー量を確保したうえでのバランスとすること。
2) 範囲に関しては，おおむねの値を示したものであり，弾力的に運用すること。
3) 65歳以上の高齢者について，フレイル予防を目的とした量を定めることは難しいが，身長・体重が参照体位に比べて小さい者や，特に75歳以上であって加齢に伴い身体活動量が大きく低下した者など，必要エネルギー摂取量が低い者では，下限が推奨量を下回る場合があり得る。この場合でも，下限は推奨量以上とすることが望ましい。
4) 脂質については，その構成成分である飽和脂肪酸など，質への配慮を十分に行う必要がある。
5) アルコールを含む。ただし，アルコールの摂取を勧めるものではない。
6) 食物繊維の目標量を十分に注意すること。

■ 脂溶性ビタミン

表-8　ビタミンAの食事摂取基準(μgRAE/日)[1]

性　別	男　性				女　性			
年齢等	推定平均 必要量[2]	推奨量[2]	目安量[3]	耐容 上限量[3]	推定平均 必要量[2]	推奨量[2]	目安量[3]	耐容 上限量[3]
0～5（月）	－	－	300	600	－	－	300	600
6～11（月）	－	－	400	600	－	－	400	600
1～2（歳）	300	400	－	600	250	350	－	600
3～5（歳）	350	450	－	700	350	500	－	850
6～7（歳）	300	400	－	950	300	400	－	1,200
8～9（歳）	350	500	－	1,200	350	500	－	1,500
10～11（歳）	450	600	－	1,500	400	600	－	1,900
12～14（歳）	550	800	－	2,100	500	700	－	2,500
15～17（歳）	650	900	－	2,500	500	650	－	2,800
18～29（歳）	600	850	－	2,700	450	650	－	2,700
30～49（歳）	650	900	－	2,700	500	700	－	2,700
50～64（歳）	650	900	－	2,700	500	700	－	2,700
65～74（歳）	600	850	－	2,700	500	700	－	2,700
75以上（歳）	550	800	－	2,700	450	650	－	2,700
妊婦（付加量） 　　初期 　　中期 　　後期					+ 0 + 0 + 60	+ 0 + 0 + 80	－ － －	－ － －
授乳婦（付加量）					+ 300	+ 450	－	－

1) レチノール活性当量（μgRAE）
  ＝レチノール（μg）＋β-カロテン（μg）×1/12 ＋ α-カロテン（μg）×1/24
  ＋β-クリプトキサンチン（μg）×1/24 ＋その他のプロビタミンAカロテノイド（μg）×1/24
2) プロビタミンAカロテノイドを含む。
3) プロビタミンAカロテノイドを含まない。

■ 水溶性ビタミン

表-9　ビタミンB$_1$の食事摂取基準（mg/日）[1],[2]

性　別	男　性			女　性		
年齢等	推定平均 必要量	推奨量	目安量	推定平均 必要量	推奨量	目安量
0～5（月）	－	－	0.1	－	－	0.1
6～11（月）	－	－	0.2	－	－	0.2
1～2（歳）	0.4	0.5	－	0.4	0.5	－
3～5（歳）	0.6	0.7	－	0.6	0.7	－
6～7（歳）	0.7	0.8	－	0.7	0.8	－
8～9（歳）	0.8	1.0	－	0.8	0.9	－
10～11（歳）	1.0	1.2	－	0.9	1.1	－
12～14（歳）	1.2	1.4	－	1.1	1.3	－
15～17（歳）	1.3	1.5	－	1.0	1.2	－
18～29（歳）	1.2	1.4	－	0.9	1.1	－
30～49（歳）	1.2	1.4	－	0.9	1.1	－
50～64（歳）	1.1	1.3	－	0.9	1.1	－
65～74（歳）	1.1	1.3	－	0.9	1.1	－
75以上（歳）	1.0	1.2	－	0.8	0.9	－
妊　婦（付加量）				+ 0.2	+ 0.2	－
授乳婦（付加量）				+ 0.2	+ 0.2	－

1) チアミン塩化物塩酸塩（分子量337.3）の重量として示した。
2) 身体活動レベルⅡの推定エネルギー必要量を用いて算定した。
  特記事項：推定平均必要量は，ビタミンB$_1$の欠乏症である脚気を予防するに足る最小必要量からではなく，尿中にビタミン
  B$_1$の排泄量が増大し始める摂取量（体内飽和量）から算定

表-10　ビタミンB₂の食事摂取基準(mg/日)[1]

性　別	男　性			女　性		
年齢等	推定平均 必要量	推奨量	目安量	推定平均 必要量	推奨量	目安量
0〜5（月）	−	−	0.3	−	−	0.3
6〜11（月）	−	−	0.4	−	−	0.4
1〜2（歳）	0.5	0.6	−	0.5	0.5	−
3〜5（歳）	0.7	0.8	−	0.6	0.8	−
6〜7（歳）	0.8	0.9	−	0.7	0.9	−
8〜9（歳）	0.9	1.1	−	0.9	1.0	−
10〜11（歳）	1.1	1.4	−	1.0	1.3	−
12〜14（歳）	1.3	1.6	−	1.2	1.4	−
15〜17（歳）	1.4	1.7	−	1.2	1.4	−
18〜29（歳）	1.3	1.6	−	1.0	1.2	−
30〜49（歳）	1.3	1.6	−	1.0	1.2	−
50〜64（歳）	1.2	1.5	−	1.0	1.2	−
65〜74（歳）	1.2	1.5	−	1.0	1.2	−
75以上（歳）	1.1	1.3	−	0.9	1.0	−
妊　婦（付加量）				＋0.2	＋0.3	−
授乳婦（付加量）				＋0.5	＋0.6	−

[1]　身体活動レベルⅡの推定エネルギー必要量を用いて算定した。
特記事項：推定平均必要量は，ビタミンB2の欠乏症である口唇炎，口角炎，舌炎などの皮膚炎を予防するに足る最小必要量からではなく，尿中にビタミンB2の排泄量が増大し始める摂取量（体内飽和量）から算定

表-11　ビタミンCの食事摂取基準(mg/日)[1]

性　別	男　性			女　性		
年齢等	推定平均 必要量	推奨量	目安量	推定平均 必要量	推奨量	目安量
0〜5（月）	−	−	40	−	−	40
6〜11（月）	−	−	40	−	−	40
1〜2（歳）	35	40	−	35	40	−
3〜5（歳）	40	50	−	40	50	−
6〜7（歳）	50	60	−	50	60	−
8〜9（歳）	60	70	−	60	70	−
10〜11（歳）	70	85	−	70	85	−
12〜14（歳）	85	100	−	85	100	−
15〜17（歳）	85	100	−	85	100	−
18〜29（歳）	85	100	−	85	100	−
30〜49（歳）	85	100	−	85	100	−
50〜64（歳）	85	100	−	85	100	−
65〜74（歳）	80	100	−	80	100	−
75以上（歳）	80	100	−	80	100	−
妊　婦（付加量）				＋10	＋10	−
授乳婦（付加量）				＋40	＋45	−

[1]　L-アスコルビン酸（分子量＝176.12）の重量で示した。
特記事項毛推定平均必要量は，ビタミンCの欠乏症である壊血病を予防するに足る最小量からではなく，心臓血管系の疾病予防効果，および抗酸化作用の観点から算定

表-12　葉酸の食事摂取基準（μg/日）[1]

性　別	男　性				女　性			
年齢等	推定平均必要量	推奨量	目安量	耐容上限量[2]	推定平均必要量	推奨量	目安量	耐容上限量[2]
0 ～ 5（月）	－	－	40	－	－	－	40	－
6 ～11（月）	－	－	60	－	－	－	60	－
1 ～ 2（歳）	80	90	－	200	90	90	－	200
3 ～ 5（歳）	90	110	－	300	90	110	－	300
6 ～ 7（歳）	110	140	－	400	110	140	－	400
8 ～ 9（歳）	130	160	－	500	130	160	－	500
10～11（歳）	160	190	－	700	160	190	－	700
12～14（歳）	200	240	－	900	200	240	－	900
15～17（歳）	220	240	－	900	200	240	－	900
18～29（歳）	200	240	－	900	200	240	－	900
30～49（歳）	200	240	－	1,000	200	240	－	1,000
50～64（歳）	200	240	－	1,000	200	240	－	1,000
65～74（歳）	200	240	－	900	200	240	－	900
75以上（歳）	200	240	－	900	200	240	－	900
妊婦（付加量）[3,4]					＋200	＋240	－	－
授乳婦（付加量）					＋80	＋100	－	－

[1]　プテロイルモノグルタミン酸（分子量＝441.40）の重量として示した。
[2]　通常の食品以外の食品に含まれる葉酸（狭義の葉酸）に適用する。
[3]　妊娠を計画している女性，妊娠の可能性がある女性，および妊娠初期の妊婦は，胎児の神経管閉鎖障害のリスク低減のために，通常の食品以外の食品に含まれる葉酸（狭義の葉酸）を400μg/日摂取することが望まれる。
[4]　付加量は，中期，および後期にのみ設定した。

■ 多量ミネラル

表-13　ナトリウムの食事摂取基準（mg/日）　　（　）は食塩相当量［g／日］[1]

性　別	男　性			女　性		
年齢等	推定平均必要量	目安量	目標量	推定平均必要量	目安量	目標量
0 ～ 5（月）	－	100（0.3）		－	100（0.3）	－
6 ～11（月）	－	600（1.5）		－	600（1.5）	－
1 ～ 2（歳）	－	－	（3.0未満）	－	－	（3.0未満）
3 ～ 5（歳）	－	－	（3.5未満）	－	－	（3.5未満）
6 ～ 7（歳）	－	－	（4.5未満）	－	－	（4.5未満）
8 ～ 9（歳）	－	－	（5.0未満）	－	－	（5.0未満）
10～11（歳）	－	－	（6.0未満）	－	－	（6.0未満）
12～14（歳）	－	－	（7.0未満）	－	－	（6.5未満）
15～17（歳）	－	－	（7.5未満）	－	－	（6.5未満）
18～29（歳）	600（1.5）	－	（7.5未満）	600（1.5）	－	（6.5未満）
30～49（歳）	600（1.5）	－	（7.5未満）	600（1.5）	－	（6.5未満）
50～64（歳）	600（1.5）	－	（7.5未満）	600（1.5）	－	（6.5未満）
65～74（歳）	600（1.5）	－	（7.5未満）	600（1.5）	－	（6.5未満）
75以上（歳）	600（1.5）	－	（7.5未満）	600（1.5）	－	（6.5未満）
妊　婦				600（1.5）		（6.5未満）
授乳婦				600（1.5）		（6.5未満）

[1]　高血圧および慢性腎臓病（CKD）の重症化予防のための食品相当量の量は，男女とも6.0g/日未満とした。

表-14 カルシウムの食事摂取基準(mg/日)

性 別	男 性				女 性			
年齢等	推定平均必要量	推奨量	目安量	耐容上限量	推定平均必要量	推奨量	目安量	耐容上限量
0〜5（月）	–	–	200	–	–	–	200	–
6〜11（月）	–	–	250	–	–	–	250	–
1〜2（歳）	350	450	–	–	350	400	–	–
3〜5（歳）	500	600	–	–	450	550	–	–
6〜7（歳）	500	600	–	–	450	550	–	–
8〜9（歳）	550	650	–	–	600	750	–	–
10〜11（歳）	600	700	–	–	600	750	–	–
12〜14（歳）	850	1,000	–	–	700	800	–	–
15〜17（歳）	650	800	–	–	550	650	–	–
18〜29（歳）	650	800	–	2,500	550	650	–	2,500
30〜49（歳）	600	750	–	2,500	550	650	–	2,500
50〜64（歳）	600	750	–	2,500	550	650	–	2,500
65〜74（歳）	600	750	–	2,500	550	650	–	2,500
75以上（歳）	600	700	–	2,500	500	600	–	2,500
妊 婦					＋0	＋0	–	–
授乳婦					＋0	＋0	–	–

■ 微量ミネラル

表-15 鉄の食事摂取基準(mg/日)

性 別	男 性				女 性					
年齢等	推定平均必要量	推奨量	目安量	耐容上限量	月経なし		月経あり		目安量	耐容上限量
					推定平均必要量	推奨量	推定平均必要量	推奨量		
0〜5（月）	–	–	0.5	–	–	–	–	–	0.5	–
6〜11（月）	3.5	5.0	–	–	3.5	4.5	–	–	–	–
1〜2（歳）	3.0	4.5	–	25	3.0	4.5	–	–	–	20
3〜5（歳）	4.0	5.5	–	25	4.0	5.5	–	–	–	25
6〜7（歳）	5.0	5.5	–	30	4.5	5.5	–	–	–	30
8〜9（歳）	6.0	7.0	–	35	6.0	7.5	–	–	–	35
10〜11（歳）	7.0	8.5	–	35	7.0	8.5	10.0	12.0	–	35
12〜14（歳）	8.0	10.0	–	40	7.0	8.5	10.0	12.0	–	40
15〜17（歳）	8.0	10.0	–	50	5.5	7.0	8.5	10.5	–	40
18〜29（歳）	6.5	7.5	–	50	5.5	6.5	8.5	10.5	–	40
30〜49（歳）	6.5	7.5	–	50	5.5	6.5	9.0	10.5	–	40
50〜64（歳）	6.5	7.5	–	50	5.5	6.5	9.0	11.0	–	40
65〜74（歳）	6.0	7.5	–	50	5.0	6.0	–	–	–	40
75以上（歳）	6.0	7.0	–	50	5.0	6.0	–	–	–	40
妊 婦（付加量）　初期					＋2.0	＋2.5	–	–	–	–
中期・後期					＋8.0	＋9.5	–	–	–	–
授乳婦（付加量）					＋2.0	＋2.5	–		–

食育のねらい及び内容

「保育所における食育に関する指針」 厚生労働省(2004)より抜粋

 2

〈6か月未満児〉

ねらい	内　　容	配慮事項
①お腹がすき，乳(母乳・ミルク)を飲みたい時，飲みたいだけゆったりと飲む ②安定した人間関係の中で，乳を吸い，心地よい生活を送る	①よく遊び，よく眠る ②お腹がすいたら，泣く ③保育士にゆったり抱かれて，乳(母乳・ミルク)を飲む ④授乳してくれる人に関心を持つ	①一人一人の子どもの安定した生活のリズムを大切にしながら，心と体の発達を促すよう配慮すること ②お腹がすき，泣くことが生きていくことの欲求の表出につながることを踏まえ，食欲を育むよう配慮すること ③一人一人の子どもの発育・発達状態を適切に把握し，家庭と連携をとりながら，個人差に配慮すること ④母乳育児を希望する保護者のために冷凍母乳による栄養法などの配慮を行う。冷凍母乳による授乳を行うときには，十分に清潔で衛生的に処置をすること ⑤食欲と人間関係が密接な関係にあることを踏まえ，愛情豊かな特定の大人との継続的で応答的な授乳中のかかわりが，子どもの人間への信頼，愛情の基盤となるように配慮すること

〈6か月～1歳3か月未満児〉

ねらい	内　　容	配慮事項
①お腹がすき，乳を吸い，離乳食を喜んで食べ，心地よい生活を味わう ②いろいろな食べものを見る，触る，味わう経験を通して自分で進んで食べようとする	①よく遊び，よく眠り，満足するまで乳を吸う ②お腹がすいたら，泣く，または，喃語によって，乳や食べものを催促する ③いろいろな食べものに関心を持ち，自分で進んで食べものを持って食べようとする ④ゆったりとした雰囲気の中で，食べさせてくれる人に関心を持つ	①一人一人の子どもの安定した生活のリズムを大切にしながら，心と体の発達を促すよう配慮すること ②お腹がすき，乳や食べものを催促することが生きていくことの欲求の表出につながることを踏まえ，いろいろな食べものに接して楽しむ機会を持ち，食欲を育むよう配慮すること ③一人一人の子どもの発育・発達状態を適切に把握し，家庭と連携をとりながら，個人差に配慮すること ④子どもの咀嚼や嚥下機能の発達に応じて，食品の種類，量，大きさ，固さなどの調理形態に配慮すること ⑤食欲と人間関係が密接な関係にあることを踏まえ，愛情豊かな特定の大人との継続的で応答的な授乳及び食事でのかかわりが，子どもの人間への信頼，愛情の基盤となるように配慮すること

〈1歳3か月～2歳未満児〉

ねらい	内　容	配慮事項
①お腹がすき，食事を喜んで食べ，心地よい生活を味わう ②いろいろな食べものを見る，触る，噛んで味わう経験を通して自分で進んで食べようとする	①よく遊び，よく眠り，食事を楽しむ ②いろいろな食べものに関心を持ち，手づかみ，または，スプーン，フォークなどを使って自分から意欲的に食べようとする ③食事の前後や汚れたときは，顔や手を拭き，きれいになった快さを感じる ④楽しい雰囲気の中で，一緒に食べる人に関心を持つ	①一人一人の子どもの安定した生活のリズムを大切にしながら，心と体の発達を促すよう配慮すること ②子どもが食べものに興味を持って自ら意欲的に食べようとする姿を受けとめ，自立心の芽生えを尊重すること ③食事のときには，一緒に噛むまねをして見せたりして，噛むことの大切さが身につくように配慮すること。また，少しずついろいろな食べ物に接することができるよう配慮すること ④子どもの咀嚼や嚥下機能の発達に応じて，食品の種類，量，大きさ，固さなどの調理形態に配慮すること ⑤清潔の習慣については，子どもの食べる意欲を損なわぬよう，一人一人の状態に応じてかかわること ⑥子どもが一緒に食べたい人を見つけ，選ぼうとする姿を受けとめ，人への関心の広がりに配慮すること

〈2歳児〉

ねらい	内　容	配慮事項
①いろいろな種類の食べ物や料理を味わう ②食生活に必要な基本的な習慣や態度に関心を持つ ③保育士を仲立ちとして，友達とともに食事を進め，一緒に食べる楽しさを味わう	①よく遊び，よく眠り，食事を楽しむ ②食べものに関心を持ち，自分で進んでスプーン，フォーク，箸などを使って食べようとする ③いろいろな食べものを進んで食べる ④保育士の手助けによって，うがい，手洗いなど，身の回りを清潔にし，食生活に必要な活動を自分でする ⑤身近な動植物をはじめ，自然事象をよく見たり，触れたりする ⑥保育士を仲立ちとして，友達とともに食事を進めることの喜びを味わう ⑦楽しい雰囲気の中で，一緒に食べる人，調理をする人に関心を持つ	①一人一人の子どもの安定した生活のリズムを大切にしながら，心と体の発達を促すよう配慮すること ②食べものに興味を持ち，自主的に食べようとする姿を尊重すること。また，いろいろな食べものに接することができるよう配慮すること ③食事においては個人差に応じて，食品の種類，量，大きさ，固さなどの調理形態に配慮すること ④清潔の習慣については，一人一人の状態に応じてかかわること ⑤自然や身近な事物などへの触れ合いにおいては，安全や衛生面に留意する。また，保育士がまず親しみや愛情を持ってかかわるようにして，子どもが自らしてみようと思う気持ちを大切にすること ⑥子どもが一緒に食べたい人を見つけ，選ぼうとする姿を受けとめ，人への関心の広がりに配慮すること。また，子ども同士のいざこざも多くなるので，保育士はお互いの気持ちを受容し，他の子どもとのかかわり方を知らせていく ⑦友達や大人とテーブルを囲んで，食事をすすめる雰囲気づくりに配慮すること。また，楽しい食事のすすめ方を気づかせていく

〈3歳以上児〉

ねらい	内　　容	配慮事項
「食と健康」 ①できるだけ多くの種類の食べものや料理を味わう ②自分の体に必要な食品の種類や働きに気づき，栄養バランスを考慮した食事をとろうとする ③健康，安全など食生活に必要な基本的な習慣や態度を身につける	①好きな食べものをおいしく食べる ②様々な食べものを進んで食べる ③慣れない食べものや嫌いな食べものにも挑戦する ④自分の健康に関心を持ち，必要な食品を進んでとろうとする ⑤健康と食べものの関係について関心を持つ ⑥健康な生活リズムを身につける ⑦うがい，手洗いなど，身の回りを清潔にし，食生活に必要な活動を自分でする ⑧保育所生活における食事の仕方を知り，自分たちで場を整える ⑨食事の際には，安全に気をつけて行動する	①食事と心身の健康とが，相互に密接な関連があるものであることを踏まえ，子どもが保育士や他の子どもとの暖かな触れ合いの中で楽しい食事をすることが，しなやかな心と体の発達を促すよう配慮すること ②食欲が調理法の工夫だけでなく，生活全体の充実によって増進されることを踏まえ，食事はもちろんのこと，子どもが遊びや睡眠，排泄などの諸活動をバランスよく展開し，食欲を育むよう配慮すること ③健康と食べものの関係について関心を促すに当たっては，子どもの興味・関心を踏まえ，全職員が連携のもと，子どもの発達に応じた内容に配慮すること ④食習慣の形成に当たっては，子どもの自立心を育て，子どもが他の子どもとかかわりながら，主体的な活動を展開する中で，食生活に必要な習慣を身につけるように配慮すること
「食と人間関係」 ①自分で食事ができること，身近な人と一緒に食べる楽しさを味わう ②様々な人々との会食を通して，愛情や信頼感を持つ ③食事に必要な基本的な習慣や態度を身につける	①身近な大人や友達とともに，食事をする喜びを味わう ②同じ料理を食べたり，分け合って食事することを喜ぶ ③食生活に必要なことを，友達とともに協力して進める ④食の場を共有する中で，友達との関わりを深め，思いやりを持つ ⑤調理をしている人に関心を持ち，感謝の気持ちを持つ ⑥地域のお年寄りや外国の人など様々な人々と食事を共にする中で，親しみを持つ ⑦楽しく食事をするために，必要なきまりに気づき，守ろうとする	①大人との信頼関係に支えられて自分自身の生活を確立していくことが人とかかわる基盤となることを考慮し，子どもと共に食事をする機会を大切にする。また，子どもが他者と食事を共にする中で，多様な感情を体験し，試行錯誤しながら自分の力で行うことの充実感を味わうことができるよう，子どもの行動を見守りながら適切な援助を行うように配慮すること ②食に関する主体的な活動は，他の子どもとのかかわりの中で深まり，豊かになるものであることを踏まえ，食を通して，一人一人を生かした集団を形成しながら，人とかかわる力を育てていくように配慮する。また，子どもたちと話し合いながら，自分たちのきまりを考え，それを守ろうとすることが，楽しい食事につながっていくことを大切にすること ③思いやりの気持ちを培うに当たっては，子どもが他の子どもとのかかわりの中で他者の存在に気付き，相手を尊重する気持ちを持って行動できるようにする。特に，葛藤やつまずきの体験を重視し，それらを乗り越えることにより，次第に芽生える姿を大切にすること ④子どもの食生活と関係の深い人々と触れ合い，自分の感情や意志を表現しながら共に食を楽しみ，共感し合う体験を通して，高齢者をはじめ地域，外国の人々などと親しみを持ち，人とかかわることの楽しさや人の役に立つ喜びを味わうことができるようにする。また，生活を通して親の愛情に気づき，親を大切にしようとする気持ちが育つようにすること
「食と文化」 ①いろいろな料理に出会い，発見を楽しんだり，考えたりし，様々な文化に気づく	①食材にも旬があることを知り，季節感を感じる ②地域の産物を生かした料理を味わい，郷土への親しみを持つ	①子どもが，生活の中で様々な食文化とかかわり，次第に周囲の世界に好奇心を抱き，その文化に関心を持ち，自分なりに受け止めることができるようになる過程を大切にすること

ねらい	内　　容	配慮事項
②地域で培われた食文化を体験し，郷土への関心を持つ ③食習慣，マナーを身につける	③様々な伝統的な日本特有の食事を体験する ④外国の人々など，自分と異なる食文化に興味や関心を持つ ⑤伝統的な食品加工に出会い，味わう ⑥食事にあった食具(スプーンや箸など)の使い方を身につける ⑦挨拶や姿勢など，気持ちよく食事をするためのマナーを身につける	②地域・郷土の食文化などに関しては，日常と非日常いわゆる「ケとハレ」のバランスを踏まえ，子ども自身が季節の恵み，旬を実感することを通して，文化の伝え手となるよう配慮すること ③様々な文化があることを踏まえ，子どもの人権に十分配慮するとともに，その文化の違いを認め，互いに尊重する心を育てるよう配慮すること。また，必要に応じて一人一人に応じた食事内容を工夫するようにすること ④文化に見合った習慣やマナーの形成に当たっては，子どもの自立心を育て，子どもが積極的にその文化にかかわろうとする中で身につけるように配慮すること
「いのちの育ちと食」 ①自然の恵みと働くことの大切さを知り，感謝の気持ちを持って食事を味わう ②栽培，飼育，食事などを通して，身近な存在に親しみを持ち，すべてのいのちを大切にする心を持つ ③身近な自然にかかわり，世話をしたりする中で，料理との関係を考え，食材に対する感覚を豊かにする	①身近な動植物に関心を持つ ②動植物に触れ合うことで，いのちの美しさ，不思議さなどに気づく ③自分たちで野菜を育てる ④収穫の時期に気づく ⑤自分たちで育てた野菜を食べる ⑥小動物を飼い，世話をする ⑦卵や乳など，身近な動物からの恵みに，感謝の気持ちを持つ ⑧食べ物を皆で分け，食べる喜びを味わう	①幼児期において自然のもつ意味は大きく，その美しさ，不思議さ，恵みなどに直接触れる体験を通して，いのちの大切に気づくことを踏まえ，子どもが自然とのかかわりを深めることができるよう工夫すること ②身近な動植物に対する感動を伝え合い，共感し合うことなどを通して自からかかわろうとする意欲を育てるとともに，様々なかかわり方を通してそれらに対する親しみ，いのちを育む自然の摂理の偉大さに畏敬の念を持ち，いのちを大切にする気持ちなどが養われるようにすること ③飼育・栽培に関しては，日常生活の中で子ども自身が生活の一部として捉え，体験できるように環境を整えること。また，大人の仕事の意味が分かり，手伝いなどを通して，子どもが積極的に取り組めるように配慮すること ④身近な動植物，また飼育・栽培物の中から保健・安全面に留意しつつ，食材につながるものを選び，積極的に食する体験を通して，自然と食事，いのちと食事のつながりに気づくように配慮すること ⑤小動物の飼育に当たってはアレルギー症状などを悪化させないように十分な配慮をすること
「料理と食」 ①身近な食材を使って，調理を楽しむ ②食事の準備から後片付けまでの食事づくりに自らかかわり，味や盛りつけなどを考えたり，それを生活に取り入れようとする ③食事にふさわしい環境を考えて，ゆとりある落ち着いた雰囲気で食事をする	①身近な大人の調理を見る ②食事づくりの過程の中で，大人の援助を受けながら，自分でできることを増やす ③食べたいものを考える ④食材の色，形，香りなどに興味を持つ ⑤調理器具の使い方を学び，安全で衛生的な使用法を身につける ⑥身近な大人や友達と協力し合って，調理することを楽しむ ⑦おいしそうな盛り付けを考える ⑧食事が楽しくなるような雰囲気を考え，おいしく食べる	①自ら調理し，食べる体験を通して，食欲や主体性が育まれることを踏まえ，子どもが食事づくりに取り組むことができるように工夫すること ②一人一人の子どもの興味や自発性を大切にし，自ら調理しようとする意欲を育てるとともに，様々な料理を通して素材に目を向け，素材への関心などが養われるようにすること ③安全・衛生面に配慮しながら，扱いやすい食材，調理器具などを日常的に用意し，子どもの興味・関心に応じて子どもが自分で調理することができるように配慮すること。そのため，保育所の全職員が連携し，栄養士や調理員が食事をつくる場面を見たり，手伝う機会を大切にすること

索　引

著 者 紹 介

編著者

小野　友紀（おの　ゆき）

　　　　大妻女子大学短期大学部家政科食物栄養専攻，専任講師
　　　　目白大学人間学部子ども学科講師，聖徳大学短期大学部講師，武蔵野短期大学准教授（同附属保育園管理栄養士）を経て現職
　　　　大妻女子大学短期大学部家政科食物栄養専攻卒業
　　　　米国 Fresno City College にて幼児教育を学ぶ
　　　　大妻女子大学大学院人間文化研究科人間生活学専攻博士後期課程修了　博士（生活科学）
　　　　慈愛会保育園で19年間栄養士（管理栄養士）として勤務，ハワイ州で現地法人幼児関連業に従事

　　　　主要著書：
　　　　「保育園の食事 – 離乳食から幼児食まで」芽ばえ社
　　　　「自信がもてる！育ちを支える食事の基本」中央法規出版　他

島本　和恵（しまもと　かずえ）

　　　　江戸川区委託栄養士（管理栄養士），昭和学院短期大学人間生活学科キャリア創造専攻准教授
　　　　大妻女子大学家政学部児童学科児童学専攻卒業
　　　　大妻女子大学大学院人間文化研究科人間生活科学専攻修士課程修了
　　　　和洋女子大学短期大学部食物栄養学科卒業
　　　　お茶の水女子大学大学院人間文化創成科学研究科博士後期課程修了　博士（生活科学）

　　　　主要著書：
　　　　「子どもの食と栄養」保育出版社
　　　　「新時代の保育双書　新版子どもの食と栄養」株式会社みらい　他

分担執筆者

池谷　真梨子（いけや　まりこ）　　和洋女子大学家政学部助教
岩﨑　淳子（いわさき　じゅんこ）　　大東文化大学文学部講師
遠藤　純子（えんどう　じゅんこ）　　昭和女子大学人間社会学部准教授
小笠原　憲子（おがさわら　のりこ）　　特定非営利活動法人ながのこどもの城いきいきプロジェクト理事
岡林　一枝（おかばやし　かず え）　　公益財団法人児童育成協会発行月刊誌「こどもの栄養」編集担当
塩﨑　麻里子（しおざき　まりこ）　　武蔵野短期大学幼児教育学科専任講師
祓川　摩有（はらいかわ　まゆ）　　聖徳大学教育学部准教授，愛育クリニック非常勤管理栄養士
宮本　茂樹（みやもと　しげき）　　聖徳大学短期大学部教授

五十音順

保育の現場で役立つ　子どもの食と栄養

初版発行　　2023年4月1日

編著者©　　小野　友紀
　　　　　　島本　和恵

発行者　　　森田　富子
発行所　　　株式会社 アイ・ケイ コーポレーション
　　　　　　東京都葛飾区西新小岩 4 - 37 - 16
　　　　　　メゾンドール I&K ／〒124 - 0025
　　　　　　　Tel 03 - 5654 - 3722（営業）
　　　　　　　Fax 03 - 5654 - 3720

表紙デザイン　㈱エナグ　渡部晶子
イラスト　　須藤裕子／橋本伊純
組　　版　　㈲ぷりんてぃあ第二／印刷所　モリモト印刷（株）

ISBN978-4-87492-382-5　C3077

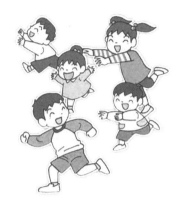
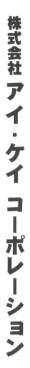
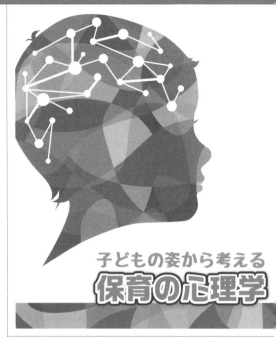